实用妇产科护理实践

韩晓莉 ◎著

吉林科学技术出版社

图书在版编目（CIP）数据

实用妇产科护理实践 / 韩晓莉著. -- 长春 :吉林
科学技术出版社, 2019.5
ISBN 978-7-5578-5608-3

Ⅰ.①实… Ⅱ.①韩… Ⅲ.①妇产科学–护理学
Ⅳ.①R473.71

中国版本图书馆CIP数据核字(2019)第108572号

实用妇产科护理实践
SHIYONG FUCHANKE HULI SHIJIAN

出 版 人	李 梁
责任编辑	李 征 李红梅
书籍装帧	山东道克图文快印有限公司
封面设计	山东道克图文快印有限公司
开 本	787mm×1092mm 1/16
字 数	348千字
印 张	14.75
印 数	3000册
版 次	2019年5月第1版
印 次	2020年6月第2次印刷

出 版 吉林科学技术出版社
发 行 吉林科学技术出版社
地 址 长春市福祉大路5788号出版集团A座
邮 编 130000
发行部电话/传真 0431-81629529 81629530 81629531
　　　　　　　　　 81629532 81629533 81629534
储运部电话 0431-86059116
编辑部电话 0431-81629508
网 址 http://www.jlstp.net
印 刷 北京市兴怀印刷厂

书 号 ISBN 978-7-5578-5608-3
定 价 98.00元

前　言

　　随着科学技术的不断发展,先进的医疗设备层出不穷,医疗设备在一定程度上代表着医院的水平。在医疗实践中,妇产科护理处于非常重要的地位,它是确保患者以及母婴身体健康的重要保障。

　　本书共十一章,主要介绍了临床妇产科常见疾病的诊断治疗与护理知识,包括妊娠期妇女的护理、分娩期妇女的护理、产褥期妇女的护理、异常分娩的护理、分娩期并发症的护理、异常产褥的护理、女性生殖系统炎症的护理、妊娠滋养细胞疾病的护理、妇科内分泌疾病的护理、子宫内膜异位症和子宫腺肌病的护理、女性盆底功能障碍性疾病的护理等内容。内容翔实,结构安排严谨,可作为妇产科临床护理人员参考使用。

　　由于编者的能力和水平有限,书中定有不完善之处,敬请专家、同行和读者提出宝贵意见和建议,以求改进。

编　者

目 录

第一章　妊娠期妇女的护理 …………………………………………………………………………（1）

　　第一节　妊娠生理 ……………………………………………………………………………（1）

　　第二节　妊娠期母体变化 ………………………………………………………………………（10）

　　第三节　妊娠诊断 ………………………………………………………………………………（16）

　　第四节　产前护理评估 …………………………………………………………………………（21）

　　第五节　妊娠期健康指导 ………………………………………………………………………（28）

　　第六节　分娩准备 ………………………………………………………………………………（36）

第二章　分娩期妇女的护理 …………………………………………………………………………（41）

　　第一节　决定分娩的因素 ………………………………………………………………………（41）

　　第二节　分娩机制 ………………………………………………………………………………（48）

　　第三节　产程的分期及护理 ……………………………………………………………………（51）

　　第四节　产程对母亲及胎儿的影响 ……………………………………………………………（64）

第三章　产褥期妇女的护理 …………………………………………………………………………（67）

　　第一节　产褥期妇女及家庭调适 ………………………………………………………………（67）

　　第二节　产褥期妇女的护理 ……………………………………………………………………（74）

　　第三节　母乳喂养 ………………………………………………………………………………（78）

第四章　异常分娩的护理 ……………………………………………………………………………（84）

　　第一节　产力异常 ………………………………………………………………………………（84）

　　第二节　产道异常 ………………………………………………………………………………（90）

　　第三节　胎儿异常 ………………………………………………………………………………（93）

第五章　分娩期并发症的护理 ………………………………………………………………………（97）

　　第一节　胎膜早破 ………………………………………………………………………………（97）

　　第二节　子宫破裂 ………………………………………………………………………………（99）

　　第三节　胎儿窘迫 ………………………………………………………………………………（102）

　　第四节　羊水栓塞 ………………………………………………………………………………（105）

　　第五节　产后出血 ………………………………………………………………………………（108）

第六章　异常产褥的护理 ……………………………………………………………………………（112）

　　第一节　产褥感染 ………………………………………………………………………………（112）

第二节　晚期产后出血 …………………………………………………………… (116)

第三节　产褥期抑郁症 …………………………………………………………… (119)

第七章　女性生殖系统炎症的护理 …………………………………………… (123)

第一节　概述 ……………………………………………………………………… (123)

第二节　外阴炎 …………………………………………………………………… (125)

第三节　阴道炎 …………………………………………………………………… (129)

第四节　子宫颈炎 ………………………………………………………………… (138)

第五节　盆腔炎性疾病 …………………………………………………………… (144)

第六节　生殖器结核 ……………………………………………………………… (151)

第七节　淋病与尖锐湿疣 ………………………………………………………… (156)

第八节　梅毒 ……………………………………………………………………… (162)

第九节　获得性免疫缺陷综合征 ………………………………………………… (165)

第八章　妊娠滋养细胞疾病的护理 …………………………………………… (169)

第一节　葡萄胎 …………………………………………………………………… (169)

第二节　侵蚀性葡萄胎与绒毛膜癌 ……………………………………………… (174)

第九章　妇科内分泌疾病的护理 ……………………………………………… (188)

第一节　功能失调性子宫出血 …………………………………………………… (188)

第二节　经前期综合征 …………………………………………………………… (193)

第三节　闭经 ……………………………………………………………………… (196)

第四节　围绝经期综合征 ………………………………………………………… (200)

第十章　子宫内膜异位症和子宫腺肌病的护理 ……………………………… (206)

第一节　子宫内膜异位症 ………………………………………………………… (206)

第二节　子宫腺肌病 ……………………………………………………………… (212)

第十一章　女性盆底功能障碍性疾病的护理 ………………………………… (214)

第一节　盆腔器官脱垂 …………………………………………………………… (214)

第二节　压力性尿失禁 …………………………………………………………… (220)

第三节　生殖道瘘 ………………………………………………………………… (223)

参考文献 ………………………………………………………………………… (229)

第一章　妊娠期妇女的护理

第一节　妊娠生理

一、胚胎的形成

（一）受精

受精指精子和卵子结合形成受精卵的过程，多发生在排卵后 12 小时内。

精液射入阴道内，精子离开精液，经宫颈管进入子宫腔，与子宫内膜接触后，受子宫内膜产生的 α 淀粉酶与 β 淀粉酶的作用，精子顶体酶上的"去获能因子"被解除，精子获能，具有受精能力。精子获能的主要部位是子宫及输卵管。

成熟卵子从卵巢排出后，经输卵管伞端的"拾卵"作用，进入输卵管，停留在壶腹部和峡部连接处，等待受精。

卵子与精子相遇后，精子发生顶体反应，精子头部的外膜和顶体前膜融合、破裂，释放顶体酶。凭借顶体酶的作用，精子穿过卵子的放射冠和透明带。一旦精子穿越透明带后，卵子细胞质内的皮质颗粒释放溶酶体酶，引起透明带结构改变，精子受体分子变性，从而阻止其他精子进入透明带，这个过程称透明带反应。穿越透明带的精子，与卵子表面接触，开始受精。逐渐地，精原核与卵原核相融合，完成整个受精过程。

受精过程以精子穿过次级卵母细胞的透明带为开始，以卵原核和精原核结合形成受精卵为结束，整个过程约需 24 小时。受精卵的形成标志着新生命的诞生。

（二）受精卵的发育、输送与着床

受精后，受精卵借助输卵管蠕动和输卵管上皮纤毛推动，向子宫腔方向移动，同时进行有丝分裂。由于透明带的限制，子细胞数量虽然增多，但总体积并没有增加，适宜受精卵在狭小的输卵管腔中移动。约在受精后的 72 小时，受精卵分裂成由 16 个细胞组成的实心细胞团，称为桑葚胚，也称早期囊胚。受精后第 4 日，早期囊胚进入子宫腔。然后，透明带消失，胚泡体积迅速增大，在受精 11～12 日时形成晚期囊胚。晚期囊胚侵入子宫内膜的过程称为受精卵着床（图 1-1）。

受精卵着床经过定位、黏附和穿透三个阶段。完成着床的必备条件是：①透明带消失；②囊胚滋养层细胞分化出合体滋养细胞；③囊胚和子宫内膜同步发育并相互配合；④孕妇体内有足够的黄体酮，子宫有一个极短的敏感期允许受精卵着床。

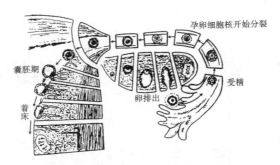

图 1-1　卵子受精与精子植入

　　孕卵着床以后滋养细胞复制、增大，内细胞团的大小和数目也急剧增加，并发生结构变化。内细胞团先分化出原始内、外胚层，此时为二胚层期。二胚层间有一层基膜称为胚盘。原始外胚层与滋养细胞之间形成羊膜腔。外胚层为羊膜腔的底部，滋养细胞分化成羊膜细胞，构成羊膜腔的顶部。以后外胚层再分化出胚内中胚层，即三胚层期。此三胚层进一步分化，发育为各种器官。

　　外胚层主要分化成：皮肤及附属物、唾液腺、乳腺、鼻通道、外耳道、眼晶状体、结膜、角膜、肛门及神经系统等。

　　中胚层主要分化成：泌尿生殖器官、骨骼、肌肉、结缔组织、循环系统。

　　内胚层主要分化成：消化道、胸腺、甲状腺、肝、肺、胰腺、膀胱、各种小腺体、管道等。

　　（三）蜕膜

　　受精卵着床后，子宫内膜发生蜕膜样改变。蜕膜具有保护及营养胚胎的功能。按蜕膜与受精卵的位置关系可将蜕膜分为三部分（图 1-2）。

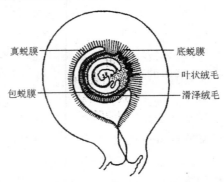

图 1-2　早期妊娠的子宫蜕膜与绒毛的关系

　　1.底蜕膜

　　与囊胚极滋养层接触的蜕膜。以后与滋养细胞一起形成胎盘的母体部分。

　　2.包蜕膜

　　覆盖在囊胚表面的蜕膜。随妊娠进展，包蜕膜和真蜕膜相贴近逐渐相互融合，至分娩时已无法分开。

　　3.真蜕膜

　　底蜕膜及包蜕膜以外，覆盖子宫腔表面的蜕膜，也称为壁蜕膜。

二、胎儿附属物的形成与功能

胎儿附属物是指胎儿以外的组织,包括胎盘、胎膜、脐带和羊水。

(一)胎盘

胎盘是胎儿与母体间进行物质交换的重要器官,是胚胎与母体组织的结合体,由羊膜、叶状绒毛膜和底蜕膜组成。

足月的胎盘呈圆形或椭圆形,重量受胎儿和母体影响较大,为 450～650g,占足月儿体重的 1/6,直径为 16～20cm,厚 1～4cm,中间厚、边缘薄。胎盘分为母体面和胎儿面,母体面呈暗红色、粗糙,由 15～20 个小叶组成;胎儿面呈灰蓝色、光滑、半透明,表面覆盖着羊膜,中央或稍偏处有脐带附着。

1.胎盘的形成与结构

(1)羊膜:羊膜是胚胎期羊膜囊扩大的囊壁而附着于绒毛膜板表面的透明薄膜,是胎盘的最内层,构成胎盘的胎儿部分。羊膜表面光滑,无血管、神经和淋巴。

(2)叶状绒毛膜:绒毛膜由滋养层细胞与滋养层内面的胚外中胚层共同组成。胚胎发育 13～21 日时,是绒毛膜分化发育最旺盛的时期,此时绒毛逐渐形成。绒毛的形成共经历 3 个阶段,即一级绒毛、二级绒毛和三级绒毛。①一级绒毛:指绒毛膜周围长出不规则突起的合体滋养细胞小梁,逐渐呈放射状排列,绒毛膜深部增生活跃的滋养细胞也伸入,形成合体滋养细胞小梁的细胞中心索,初具绒毛形态;②二级绒毛:指一级绒毛继续生长,其细胞中心索伸展至合体滋养细胞内层,胚外中胚层也长入细胞中心索,形成间质中心索;③三级绒毛:指胚胎血管长入间质中心索(图1-3)。随着绒毛不断分支并于其中长出血管,约在受精后第 3 周末开始建立胎儿循环。

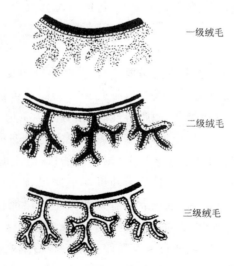

一级绒毛

二级绒毛

三级绒毛

图 1-3　绒毛发育三个阶段模式图

叶状绒毛膜是与底蜕膜相接触的绒毛膜,由于营养丰富、发育良好,构成胎盘的胎儿部分,是胎盘的主要部分。绒毛滋养层合体细胞溶解周围的蜕膜形成绒毛间隙。从绒毛膜板伸出的绒毛干逐渐分支,形成初级绒毛干、次级绒毛干和三级绒毛干,向绒毛间隙伸展,形成终末绒毛网。绒毛末端悬浮于绒毛间隙中进行物质交换的绒毛,称为游离绒毛;长入底蜕膜中起固定作用的绒毛,称为固定绒毛。每个绒毛干中均有脐动脉和脐静脉,随绒毛干再分支,脐血管越来越细,最终形成毛细血管,进入绒毛末端(图1-4)。

当子宫内膜螺旋动脉在滋养细胞的侵袭下破裂时,由于子宫内膜螺旋动脉血压为60～80mmHg,而绒毛间隙的血流压力为10～50mmHg,依靠血压差,母体血液进入绒毛间隙进行物质交换,然后再经子宫蜕膜静脉回流至子宫肌层。

母儿间的物质交换是在绒毛间隙进行的,胎儿血液经脐动脉直至绒毛毛细血管壁,与绒毛间隙中的母血进行物质交换,两者血液并不直接相通。随着妊娠的进展,绒毛数目增多,每个绒毛体积发生变化,母儿血液接触的表面积越来越大,更有利于物质交换,满足胎儿的需要。绒毛间隙约能容纳150ml血液,在子宫胎盘循环中,每分钟血流量为500～700ml。

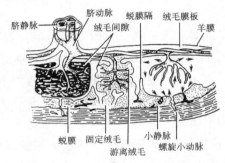

图1-4 胎盘模式图

(3)底蜕膜:构成胎盘的母体部分,占足月胎盘很小的一部分。底蜕膜表面覆盖一层来自固定绒毛的滋养层细胞与底蜕膜共同形成的绒毛间隙的底,称为蜕膜板。由此板向绒毛膜方向伸出一些蜕膜间隔,约达绒毛间隙的2/3高度,将胎盘母体面分成肉眼可见的15～20个母体叶。

2.胎盘的功能

胎盘是维持胎儿在子宫内生长发育的重要器官,其功能极为复杂。

通过胎盘进行物质交换及转运的方式有以下几种。①简单扩散:指物质通过细胞质膜从高浓度区扩散至低浓度区,不消耗能量,如脂溶性高、相对分子质量<250、不带电荷的物质(如O_2、CO_2、水、钠、钾电解质等)。②异化扩散:指细胞质膜上有单一的载体用于扩散,虽然物质也是通过细胞质膜从高浓度区向低浓度区扩散,不消耗能量,但速度比简单扩散快。由于细胞质膜上载体数量有限,当达到一定浓度时,扩散速度明显减慢,此时扩散速度与浓度差不呈正相关,如葡萄糖的转运。③主动运输:指依靠细胞代谢产生的热能作为动力,物质通过细胞质膜从低浓度区逆方向扩散至高浓度区,如氨基酸、钙、铁及水溶性维生素的转运。④其他:较大的物质可以通过细胞质膜的裂隙,或通过细胞质膜内陷吞噬后继之膜融合,形成的小泡向细胞内转移等方式转运,如大分子蛋白质、免疫球蛋白等的转运。

胎盘的功能包括气体交换、营养物质供应、排出胎儿代谢产物、防御功能及合成功能等。

(1)气体交换维:持胎儿生命最重要的物质是O_2。在母体与胎儿之间,O_2及CO_2是以简单扩散方式进行交换,可以替代胎儿呼吸系统的功能。

1)氧交换母体子宫动脉血氧分压(PO_2)为95～100mmHg,绒毛间隙中的血PO_2为40～

50mmHg,而胎儿脐动脉血 PO_2 在交换前为 20mmHg,通过简单扩散方式与绒毛间隙的母血进行交换后,胎儿脐静脉血 PO_2 上升为 30mmHg 以上,氧饱和度达 70%～80%。虽然交换后的胎儿血 PO_2 升高不多,但胎儿红细胞的血红蛋白含量高,对氧的亲和力强,能从母血中获得充足的 O_2。

2)二氧化碳交换母体子宫动脉血二氧化碳分压(PCO_2)为 32mmHg,绒毛膜间隙中的 PCO_2 为 38～42mmHg,胎儿脐动脉血 PCO_2 为 48mmHg。因 CO_2 的扩散速度比 O_2 快 20 倍,因此胎儿 CO_2 容易通过绒毛膜间隙直接向母体扩散。

(2)营养物质供应可以替代胎儿消化系统的功能。葡萄糖是胎儿热能的主要来源,其以易化扩散的方式通过胎盘,胎儿体内的葡萄糖均来自母体。胎儿血中的氨基酸浓度高于母血,其以主动运输的方式通过胎盘。胎儿的脂质则是由胎儿利用糖及乙酸自行合成,或是母体自由脂肪酸以简单扩散的方式通过胎盘。电解质及维生素多数以主动运输的方式通过胎盘。此外,胎盘中含有多种酶(如氧化酶、还原酶、水解酶等),可将复杂化合物分解为简单物质(如蛋白质分解为氨基酸、脂质分解为非酯化脂肪酸等),也能将简单物质合成后供给胎儿(如葡萄糖合成糖原、氨基酸合成蛋白质等)。IgG 分子量较大,却也可通过胎盘,可能与血管合体膜表面有专一受体有关。

(3)排出胎儿代谢产物:胎儿的代谢产物,如尿素、尿酸、肌酐、肌酸等,经胎盘送入母血,由母体排出体外。故胎盘可以替代胎儿泌尿系统的功能。

(4)防御功能:胎盘虽能阻止母血中的某些有害物质进入胎儿血中,但胎盘的屏障作用极为有限。各种病毒(如风疹病毒、巨细胞病毒、流感病毒等)、相对分子质量小且对胚胎及胎儿有害的药物,均可通过胎盘导致胎儿畸形、流产及死胎。一般细菌、弓形虫、衣原体、支原体、螺旋体等虽不能通过胎盘,但可在胎盘部位形成病灶,破坏绒毛结构后进入胎儿体内,引起感染。但母体中的免疫抗体,如 IgG 可以通过胎盘,使胎儿从母体处获得抗体,从而得到被动免疫。

(5)合成功能胎盘:具有合成物质的能力,包括蛋白激素、类固醇激素、某些酶及细胞因子与生长因子等,对维持正常妊娠有重要作用。

1)蛋白激素:包括人绒毛膜促性腺激素、人胎盘生乳素妊娠特异性蛋白等。

人绒毛膜促性腺激素(hCG):由合体滋养细胞产生。于受精后第 6 日受精卵滋养层形成时开始少量分泌。妊娠早期分泌量迅速增加,约 2 日增长一倍。妊娠 8～10 周时血清浓度达最高峰,持续 1～2 周后逐渐下降,至妊娠中、晚期时浓度仅为峰值的 10%,持续至分娩。约产后 2 周内完全消失。hCG 分子同尿促卵泡素(FSH)、黄体生成素(LH)和促甲状腺激素(TSH)一样,由 α、β 亚基组成,α 亚基几乎相同,但 β-hCG 亚基羧基端最后的 24 个氨基酸片段为其所特有,可在受精 10 日后在母血中测出,是诊断早孕的敏感方法之一。已知的 hCG 的主要功能有:①维持黄体,使月经黄体增大发育成为妊娠黄体,增加类固醇激素的分泌,使种植后的内膜维持分泌期变化以维持妊娠;②β 亚基刺激雄激素芳香化转化为雌激素,同时刺激黄体酮的形成;③抑制植物凝集素对淋巴细胞的刺激作用,吸附于滋养细胞表面,以避免胚胎滋养层被母体淋巴细胞攻击;④刺激胎儿的睾丸分泌睾酮,促进男性性分化;⑤与母体甲状腺细胞 TSH 受体结合,刺激甲状腺的活性。

人胎盘生乳素(HPL):由合体滋养细胞合成。于妊娠 5～6 周可在母血中测出,随妊娠进展和胎盘逐渐增大,其分泌量持续增加,至妊娠 34～36 周达高峰,维持至分娩。产后迅速下降,约在产后 7 小时即测不出。妊娠期连续测定 HPL 可了解胎盘功能。HPL 的功能有:①与胰岛素、肾上腺皮质激素共同作用于乳腺腺泡,刺激乳腺发育,合成乳白蛋白、乳酪蛋白及乳珠蛋白,为产后泌乳做准备;②促进胰岛素生成,使母血胰岛素值升高,蛋白合成增加;③通过脂解作用使游离脂肪酸、甘油浓度升高,以游离脂肪酸作为能源,抑制母体对葡萄糖的摄取利用,使多余的葡萄糖运送给胎儿,作为胎儿的主要能源,同时也增加了母体血糖浓度;④抑制母体对于胎儿的排斥反应。因此可以认为,HPL 是通过母体促进胎儿发育的"代谢调节因子"。

妊娠特异性蛋白:由合体滋养细胞分泌,包括妊娠相关血浆蛋白 A(pregnancyassociated plasma protein A,PAPP-A)、妊娠相关血浆蛋白 B(pregnancy associated plasma protein B,PAPP-B)及妊娠相关血浆蛋白 C(pregnancy associated plasma protein C,PAPPC)。其中较重要的是 PAPP-C,也称妊娠特异性 β1 糖蛋白(pregnancy-specific β1glycoprotein,SP1)。受精卵着床后,SP1 值逐渐上升,至妊娠足月时达高峰,为 200mg/L。正常妊娠母血、羊水、脐血及乳汁中均能检测出 SP1,可用于预测早孕,并能间接了解胎儿情况。

2)类固醇激素:包括雌激素和孕激素。

雌激素:孕妇血中雌激素随妊娠进展而增加。妊娠早期主要由卵巢黄体产生,妊娠 10 周后主要由胎盘合成。妊娠末期,雌三醇(E3)值为非孕妇女的 1000 倍,雌二醇(E2)、雌酮(E1)为非孕妇女的 100 倍,产后下降。雌激素可促进子宫平滑肌细胞的增生肥大,使子宫平滑肌对缩宫素的敏感性增强。同时与孕激素、胎盘生乳素共同作用,促进乳腺发育以准备泌乳。雌激素对代谢的影响主要表现在水、钠潴留方面。

孕激素:正常妊娠期孕激素逐渐增加。妊娠早期,主要来自卵巢妊娠黄体;自妊娠 8～10 周开始,主要来自胎盘合体滋养细胞。孕激素的代谢产物为孕二醇,通过尿液排出。孕激素的主要功能是减少肌张力及肌肉收缩性,降低子宫的敏感性,利于胚胎的植入与发育。但由于孕激素使平滑肌松弛,可造成胃排空慢、胃内容物逆流、胃灼热、便秘等症状。孕激素还可影响中枢神经系统,引起不安、困倦、过度换气等症状;并影响体内电解质平衡,造成钠、氯排出增加。此外孕激素可以造成基础体温的上升。上述症状都应引起护理人员的重视,帮助孕产妇更好地应对。

3)酶:胎盘还可以合成某些酶,包括缩宫素酶、耐热性碱性磷酸酶等,其生物学意义尚不明确。其中缩宫素酶可能使缩宫素灭活,起到维持妊娠的作用。耐热性碱性磷酸酶可作为胎盘功能检查的一项指标。

4)细胞因子与生长因子:包括表皮生长因子(epidermal growth factor,EGF)、神经生长因子、胰岛素样生长因子(insulin like growth factor,IGF)、肿瘤坏死因子-α(tumornecrosis factor-α,TNF-α)、白细胞介素 1(interleukin 1,IL1)、IL2、IL6、IL8 等。这些因子对胚胎及胎儿的营养和免疫保护均有一定的作用。

(二)胎膜

胎膜由绒毛膜和羊膜组成。胎膜外层为绒毛膜,在发育过程中因缺乏营养逐渐退化萎缩成为平滑绒毛膜,至妊娠末期与内层的羊膜紧密相贴,但尚能完全分开。胎膜内层为羊膜。羊膜为无血管的半透明薄膜,能转运溶质和水,维持羊水的平衡。胎膜含有多种与类固醇激素代谢有关的酶,还可能在分娩发动上起一定作用。

(三)脐带

脐带是连接胎儿与胎盘的条索状组织,一端连于胎儿脐轮,另一端附着于胎盘的胎儿面,多为偏性。足月胎儿脐带长30～100cm,平均55cm,直径0.8～2.0cm。脐带表面有羊膜覆盖,成灰白色,内有一条脐静脉,两条脐动脉,周围有含水量丰富的胚胎结缔组织,称为华通胶,有保护脐带血管的作用。胎儿通过脐带血循环与母体进行营养和代谢物质的交换。脐带受压致血流受阻时,可危及胎儿生命。

(四)羊水

羊膜腔内含有的液体称为羊水。

羊水量在妊娠36～38周时达高峰,可达1000ml,此后羊水量逐渐下降,妊娠40周时约为800ml。在妊娠的任何时期,如果羊水量超过2000ml,可诊断为羊水过多;在妊娠晚期,如果羊水量少于300ml,可诊断为羊水过少。

妊娠早期的羊水主要是母体血清经胎膜进入羊膜腔的透析液,也有极少量是通过脐带华通胶和胎盘表面羊膜的透析液,以及经尚未角化的胎儿皮肤漏出的水分子和小分子物质。此时的羊水为无色澄清液体,与母体血清及其他部位组织液相似。妊娠中期后胎儿尿液为羊水的主要来源,胎儿尿液排至羊膜腔中,使羊水渗透压逐渐降低,肌酐、尿素、尿酸值升高。妊娠晚期胎儿肺参与羊水的生成,每日600～800ml从肺泡分泌至羊膜腔。妊娠足月时,羊水略显混浊,不透明,可见悬有小片状物,包括胎脂、胎儿脱落的上皮细胞、毳毛、少量白细胞、清蛋白、尿酸盐、各种激素和酶等。

羊水的吸收主要通过胎膜和脐带的吸收,以及胎儿的吞咽完成。胎儿皮肤角化前,皮肤也有吸收羊水的功能,但量很少。

羊水并非静止不动,而是不断进行液体交换,以保持羊水量的相对恒定。母儿间的液体交换主要通过胎盘进行交换,每小时约3600ml。母体与羊水间的交换,主要通过胎膜,每小时约400ml。羊水与胎儿间主要通过消化道、呼吸道、泌尿道及角化前的皮肤等进行交换,但量很少。

羊水有保护胎儿和母体的作用。胎儿可在羊水中自由活动,避免胎肢的粘连;同时,羊水可以保持羊膜腔内温度恒定;当妊娠期母体腹部受到一定的外力撞击,或临产后子宫收缩时,羊水可直接承受压力,使子宫腔内压力均匀,避免胎儿局部受压,避免脐带被压迫造成胎儿窘迫;此外,羊水还有利于胎儿体液平衡,胎儿可以胎尿的方式将过多的水分排至羊水中。对于母体,羊水可减少妊娠期因胎动所致的不适感;临产时,前羊膜囊形成的楔形水压利于子宫颈口和阴道的扩张;破膜后,羊水有冲洗阴道、防止感染的作用。

三、胎儿发育

妊娠8周以内的胎体称为胚胎,是主要器官结构完成分化的时期。妊娠第9周起的胎体成为胎儿,是各器官进一步发育成熟的时期。

(一)胎儿发育特征

描述胎儿的发育,以4周(28日)为一个孕龄单位。

4周末:可辨认出胎盘与体蒂。

8 周末:胚胎已初具人形,头占整个胎体近一半。面部已能分辨出口、鼻、外耳、眼睑、眼球等。四肢增大,有关节、手指及脚趾形成。B 超可见胎心搏动。

12 周末:胎儿身长约 9cm,体重约 20g。外生殖器已分化。四肢可活动。

16 周末:胎儿身长约 16cm,体重约 100g。胎儿已开始出现呼吸运动,并开始长出头发,可确定胎儿性别,皮肤菲薄,皮下无脂肪,部分孕妇能自觉胎动。

20 周末:胎儿身长约 25cm,体重约 300g。皮肤暗红,出现胎脂,全身有毳毛,开始出现吞咽、排尿功能,可听诊到胎心音,出生后可有心跳及呼吸。

24 周末:胎儿身长约 30cm,体重约 700g。各脏器均已发育。皮下脂肪开始沉积,但因量不多,皮肤皱褶。

28 周末:胎儿身长约 35cm,体重 1000g。可以有呼吸运动,但肺泡Ⅱ型细胞产生的表面活性物质含量较少,出生后易患新生儿肺透明膜病。若加强护理则可存活。

32 周末:胎儿身长约 40cm,体重约 1700g。面部毳毛易脱落。出生后如注意护理可以存活。

36 周末:胎儿身长约 45cm,体重约 2500g。皮下脂肪沉积较多,面部皱纹消失。出生后能哭,有吸吮能力,肺表面活性物质已成熟,生活能力良好。

40 周末:胎儿身长约 50cm,体重约 3000g。胎儿成熟,指(趾)甲超过指(趾)端,皮肤粉红色,胎脂消失,肠内含胎粪,出生后哭声响亮,吸吮能力强,能很好存活。女性胎儿外生殖器发育良好,男性胎儿双侧睾丸下降至阴囊内。

(二)胎儿生理特点

1.循环系统

(1)解剖学特点:①脐静脉一条,来自胎盘的含氧量较高、营养丰富的血液经脐静脉进入胎儿肝脏及下腔静脉。出生后胎盘循环停止,脐静脉闭锁成肝圆韧带,脐静脉的末支——静脉导管闭锁成静脉韧带。②脐动脉两条,来自胎儿的含氧量较低的混合血经脐动脉注入胎盘与母血进行物质交换,生后脐动脉闭锁与相连的闭锁的腹下动脉形成腹下韧带。③动脉导管,位于肺动脉及主动脉弓之间,生后肺循环建立后,肺动脉血液不再流入动脉导管,动脉导管闭锁成动脉韧带。④卵圆孔位于左右心房之间,右心房的血液经卵圆孔直接入左心房,生后出现自主呼吸,肺循环建立,胎盘循环停止,左心房压力增高,右心房压力下降,卵圆孔于出生后数分钟开始关闭,多在生后 6 个月完全闭锁,极少终生不闭锁,但很少有临床症状。

(2)血循环特点:来自胎盘的血液沿胎儿腹前壁进入体内分为 3 支:一支直接入肝;一支与门静脉汇合入肝,此两支的血液经肝静脉入下腔静脉;另一支为静脉导管直接入下腔静脉。可见进入右心房的下腔静脉血是混合血,有来自脐静脉含氧量较高的血液,也有来自胎儿身体下部含氧量较低的血液。

卵圆孔开口处正对着下腔静脉入口,下腔静脉进入右心房的血液,绝大部分经卵圆孔入左心房。而上腔静脉进入右心房的血液,很少甚或不通过卵圆孔流向右心室,随后进入肺动脉。由于肺循环阻力较大,肺动脉血液大部分经动脉导管流入主动脉,仅约 1/3 血液经肺静脉入左心房。左心室小部分血液进入降主动脉至全身后,经腹下动脉再经脐动脉进入胎盘,与母血进行气体交换。可见胎儿体内无纯动脉血,而是动、静脉混合血,各部位血氧含量只有程度上的差异。进入肝、心、头部及上肢的血液,含氧量较高且营养较丰富,以适应需要。注入肺及身体下部的血液,含氧量及营养较少(图1-5)。

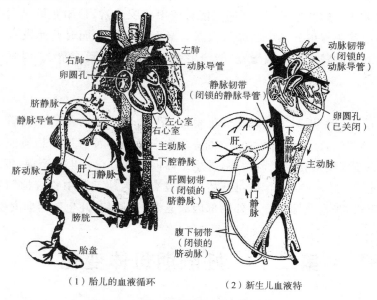

（1）胎儿的血液循环　　　　　（2）新生儿血液特

图 1-5　胎盘、胎儿及新生儿的血液循环

2.血液系统

(1)红细胞生成:妊娠早期,红细胞主要来自卵黄囊;10周时来自肝脏;以后骨髓、脾逐渐有造血功能。无论是早产儿还是妊娠足月儿,红细胞数量均较多,但胎儿的红细胞生命周期短,仅为80日。

(2)血红蛋白生成:血红蛋白包括原始血红蛋白、胎儿血红蛋白和成人血红蛋白三种。妊娠前半期,血红蛋白均为胎儿型;妊娠32~34周时,开始产生成人型血红蛋白,临产时胎儿型血红蛋白仅占25%。

(3)白细胞生成:妊娠8周,胎儿出现粒细胞;12周,胸腺、脾产生淋巴细胞;妊娠足月时,白细胞计数可达$(15~20)\times10^9/L$。

3.呼吸系统

母儿血液在胎盘进行气体交换,但在出生前胎儿的呼吸道、肺循环及呼吸肌均已发育。孕11周B超可看到胎儿胸壁运动,孕16周胎儿呼吸时能使羊水进出呼吸道。正常胎儿呼吸运动是阵发性和不规则的,频率为30~70次/分。

4.消化系统

孕11周小肠已有蠕动,至孕16周胃肠功能基本建立。胎儿可吞咽羊水,吸收水分、氨基酸、葡萄糖及其他可溶性营养物质,但对脂肪吸收能力较差。胎儿肝脏缺乏许多酶,不能结合红细胞破坏产生的大量游离胆红素。胆红素在小肠内被氧化成胆绿素,胆绿素代谢产物使胎粪呈黑绿色。

5.泌尿系统

孕11~14周时,胎儿肾脏已有功能;孕14周时,膀胱内已有尿液。胎儿通过排泄参与羊水的循环。

6.内分泌系统

胎儿甲状腺于孕 6 周开始发育,12 周时能合成甲状腺激素,是胎儿最早发育的内分泌腺。孕 12 周时,胎儿甲状旁腺可分泌甲状旁腺激素。肾上腺于孕 4 周时开始发育,孕 7 周时可合成肾上腺素,孕 20 周时肾上腺皮质增宽,能产生大量类固醇激素。孕 12 周时,胎儿胰腺分泌胰岛素。

7.生殖系统

(1)男性胎儿:在孕 9 周时睾丸开始分化发育,孕 14～18 周时形成细精管。睾丸形成后,刺激间质细胞分泌睾酮,促进中肾管发育,支持细胞产生副中肾管抑制物质使副中肾管退化。外阴部 5α-还原酶使睾酮衍化为二氢睾酮,外生殖器向男性分化。于临产前,睾丸降至阴囊中。

(2)女性胎儿:孕 11～12 周时,卵巢开始分化发育。因缺乏副中肾管抑制物质,副中肾管系统发育,形成阴道、子宫及输卵管。外阴部因缺乏 5α-还原酶,外生殖器向女性分化发育。

第二节　妊娠期母体变化

妊娠后,孕妇全身各系统均发生一系列生理变化,以适应不断增加的生理负担,这些变化会持续整个妊娠期。分娩后约 6 周,这些生理改变才逐渐恢复到妊娠前的状态,但乳房除外,因哺乳的需要,乳房会分泌乳汁。同时,由于妊娠期胎儿的生长发育和母体的生理改变,妊娠期妇女会出现心理上的变化,这些心理变化又可以影响胎儿及母体的生理状态。

一、妊娠期母体的生理变化

(一)生殖系统

1.子宫

妊娠期,生殖系统的变化最大,其中以子宫的变化最为明显。

(1)子宫体:妊娠期子宫逐渐增大变软。非孕时,子宫的大小为 7cm×5cm×3cm,足月时子宫的大小为 35cm×22cm×25cm。妊娠早期,子宫呈不规则球形,受精卵着床部位的子宫壁突出明显。妊娠晚期,子宫呈不同程度的右旋,这与盆腔左侧为乙状结肠占据有关。

非孕时,子宫的容量为 5～10ml,重量为 50～70g,足月时子宫的容量约为 5000ml,重量约为 1100g,容量增加约 1000 倍,重量增加约 20 倍。子宫的增大主要是由于肌细胞的肥大。肌细胞由非孕时长 20μm、宽 2μm 增长至妊娠足月时长 500μm、宽 10μm,同时胞质内充满有收缩功能的肌动蛋白和肌球蛋白,为临产子宫收缩提供物质基础。同时,子宫肌壁厚度逐渐增加,从非孕时的约 1cm,至孕中期达到 2.0～2.5cm,至妊娠末期又逐渐变薄为 0.5～1.0cm。妊娠前半期,子宫的增大主要是由于雌激素、孕激素及绒毛人体催乳素刺激的结果;妊娠中期,子宫的增大则是激素和机械性两方面作用的结果;妊娠最后两个月,子宫的增大主要是由于机械性扩张所致,此时胎儿发育较快,使子宫壁拉长变薄。

子宫各部位的增长速度不同。宫底于妊娠后期增长速度最快,宫体含肌纤维最多,子宫下段次之,宫颈最少,以适应临产后子宫阵缩由宫底向下递减,促使胎儿娩出。自妊娠 12～14 周起,子宫出现不规律、不对称、无痛性收缩,腹部检查可以触及,有时孕妇也可以感觉到。宫缩的幅度和频率随妊娠进展而逐渐增加,直至妊娠晚期。这种无痛性宫缩称为 Braxton Hicks 收缩。

由于子宫的增大以及胎盘和胎儿的发育,妊娠期子宫的血液供应量增加 20～40 倍。妊娠前子宫血流量为 15～20ml/min,足月时血流量为 500～700ml/min,全身血流量的 1/6 循环至子宫,其中 75% 流入胎盘。子宫动脉由非孕时屈曲至足月时变直且增粗,是主要的供血来源。宫缩时,子宫血流量明显减少。

(2)子宫峡部:未孕时子宫峡部长约 1cm,妊娠后变软。妊娠 12 周以后,子宫峡部逐渐伸展拉长变薄,扩展为子宫腔的一部分,称为子宫下段,到妊娠足月时可长达 7～10cm。

(3)子宫颈:妊娠后,宫颈血管增多,组织水肿、着色、变软。子宫颈腺体肥大、增生,宫颈黏液分泌增多,形成黏稠的黏液栓,可封闭宫颈口,防止感染。接近临产时,宫颈管变短并出现轻度扩张。由于宫颈鳞柱状上皮交界处外移,宫颈表面出现糜烂面,称假性糜烂。

2.卵巢

妊娠期卵巢略增大,新的卵泡发育和排卵均停止,月经也停止。妊娠早期,卵巢可见妊娠黄体,产生雌激素及孕激素,以维持妊娠。妊娠 10 周以后,黄体功能完全被胎盘取代,开始萎缩。

3.输卵管

妊娠期输卵管伸长,但肌层不增厚。黏膜层上皮细胞稍扁平,在基质中可见蜕膜细胞。有时,黏膜也可出现蜕膜反应。

4.阴道

妊娠期阴道血管增加并急剧扩张,使阴道黏膜充血水肿呈紫蓝色。阴道黏膜增厚,皱襞增多,结缔组织变松,阴道变软,伸展性增加,为胎儿通过创造条件。妊娠后阴道上皮细胞及宫颈腺体分泌增多,使白带增多,呈白色糊状。阴道上皮糖原聚集,乳酸含量增多,使阴道分泌物 pH 值降低,为 3.5～6.0,不利于致病菌生长,防止感染。

5.外阴

外阴皮肤增厚,血管分布增加,可出现外阴静脉曲张。大小阴唇色素沉着。大阴唇结缔组织变松软,伸展性增加。小阴唇皮脂腺分泌增多。

(二)乳房

妊娠早期开始,乳房腺体组织逐渐发育,乳房内血管增加、充血明显。孕妇可自觉乳房发胀,有触痛和刺痛。乳头及乳晕变大并着色,乳头易勃起以适应哺喂新生儿,乳晕的皮脂腺肥大,形成散在的结节状小突起,称为蒙氏结节。这是诊断早期妊娠的体征之一。

妊娠期乳房发育受到胎盘分泌激素的控制,乳腺腺管在雌激素的作用下发育,乳腺腺泡在孕激素的作用下发育。此外胎盘生乳素、垂体催乳素以及胰岛素、皮质醇、甲状腺素等均有促进乳房发育的作用。妊娠期,由于大量雌激素和孕激素抑制催乳素的作用,乳房并不发生泌乳,产后胎盘激素停止分泌,在催乳素的作用下,乳汁排出。妊娠 16 周后,尤其在妊娠后期接近分娩期时挤压乳房,可有数滴稀薄黄色液体溢出,为初乳。分娩后新生儿吸吮乳头,乳房正式分泌乳汁。

(三)血液系统

1.血容量

血容量于妊娠 6～8 周开始增加,于孕 32～34 周达到高峰,并维持到妊娠足月。可能是因为雌激素增加而刺激肾上腺分泌醛固酮,使水钠潴留,以至血容量增加。产后 2～3 周,血容量恢复至未孕水平。

妊娠期总血容量平均增加 30%～40%,约 1500ml。包括血浆及红细胞的增加,其中血浆量增加 40%～50%,约 1000ml,红细胞增加 18%～30%,约 500ml,因而形成血液稀释,出现妊娠生理性贫血,当血红蛋白值下降到 100g/L 时,即应考虑贫血。

2.血液成分

(1)红细胞:妊娠期骨髓不断产生红细胞,网织红细胞不断增多。由于血液稀释,红细胞计数约为 $3.6×10^{12}/L$(非孕妇女约为 $4.2×10^{12}/L$),血红蛋白值约为 110g/L(非孕妇女约为 130g/L),血细胞比容为 0.31～0.34(非孕妇女为 0.38～0.47)。

(2)白细胞:妊娠 7～8 周开始增加,妊娠 30 周时达高峰,为 $(10～15)×10^9/L$,非孕妇女为 $(5～8)×10^9/L$。主要是中性粒细胞增加,淋巴细胞变化不大。

(3)凝血因子:孕妇血液处于高凝状态。凝血因子Ⅱ、凝血因子Ⅴ、凝血因子Ⅶ、凝血因子Ⅷ、凝血因子Ⅸ、凝血因子Ⅹ均增加,血浆纤维蛋白原明显增加,血小板变化不明显。

(4)血浆蛋白:由于血液稀释,血浆蛋白尤其是白蛋白减少,约为 35g/L。

(四)循环系统

1.心脏

妊娠后期,由于子宫的增大使膈肌上升,使得心脏向左、向上、向前移位,心尖部左移,致使大血管轻度扭曲,心脏血流量增加,速度加快,多数孕妇的心尖区及肺动脉区可听到Ⅰ～Ⅱ级柔和吹风样收缩期杂音,产后逐渐消失。

2.心率

妊娠期心率受多种因素影响,一般妊娠早期心率增快,比未孕时每分钟增加约 15 次。另外,许多轻微刺激都可引起暂时性心率加快。孕期因自主神经系统不稳定,也可出现阵发性心动过速,孕妇会感到心悸。

3.心排出量

妊娠期心排出量增加很多,这不仅是子宫增大和胎儿生长发育的需要,也是其他脏器功能增加的需要。心排出量的增加与血容量的增加大致同步。心排出量的增加,是通过心率加快和增加每搏量来实现的,结果会增加心脏负担。妊娠 32～34 周时,血容量达高峰,左侧卧位时,心搏量约增加 30%,每搏量约为 80ml,持续此水平直至分娩。产后 6 周心排出量逐渐恢复至未孕水平。临产和分娩时均有血流动力学的改变。临产时,每一次宫缩约有 500ml 的血液自子宫挤入体循环,循环系统内血容量暂时上升,心排出量也增加。胎儿娩出后,由于子宫对腹部静脉和盆腔静脉压力的解除,下肢回心血量增加致使循环的血量增加,从而出现血容量增加的又一个高峰。

4.血压

妊娠早期及中期时孕妇血压偏低,在晚期时血压轻度升高。由于外周血管扩张,血液稀释及胎盘循环的建立,使得舒张压稍有下降,收缩压无明显变化,所以脉压稍增大。孕妇体位可影响血压,坐位血压高于仰卧位。

5.静脉压

妊娠对于孕妇的上肢静脉压无影响。下肢的股静脉压,自妊娠 20 周起,在各种体位时均升高,为 $1.96\sim2.94kPa(20\sim30mmH_2O)$。这是因为妊娠后盆腔血液回流至下腔静脉的血量增加,增大的子宫压迫下腔静脉使血液回流受阻所致。

如果孕妇长时间处于仰卧位,可引起回心血量减少,心排出量随之减少而使血压下降,称直立性低血压。孕妇可有眩晕、心悸、面色苍白、出冷汗等症状。侧卧位时能解除子宫压迫,改善静脉回流,缓解症状。此外,由于下肢血液淤积使回心血量减少,心排出量降低,以及动脉压降低,孕妇的代偿功能又不能使正常的血液循环很快恢复,因此,当孕妇从卧位迅速站立时,会出现头晕、头痛,甚至昏厥等症状。由于下肢、外阴及直肠静脉压增高,加之妊娠期静脉壁扩张,孕妇容易发生下肢、外阴静脉曲张和痔。

(五)呼吸系统

妊娠期,由于母体代谢作用的增加,以及胎儿生长发育的需要,孕妇耗氧量增加 10% ～20%。

但由于呼吸道黏膜充血水肿,孕妇易感到呼吸困难,易发生鼻出血。声带水肿时会出现声音嘶哑。上呼吸道黏膜增厚、充血、水肿,会使局部抵抗力减低,容易发生上呼吸道感染。

妊娠后期时,膈肌上升约 4cm,胸廓前后径及横径均加宽,膈肋角增宽,肋骨向外扩展,使胸廓周径增大约 6cm,肺通气量增加约 40%,孕妇有过度通气现象。

妊娠晚期增大的子宫,可减低膈肌活动幅度。孕妇以胸式呼吸为主,通过增加胸廓活动,保持气体交换。妊娠期呼吸次数变化不大,约每分钟 20 次,但呼吸较深。

(六)消化系统

约 50% 的孕妇早孕时有恶心、呕吐等消化道症状。症状多因人而异,或轻或重,可发生于任何时间,但多发生于晨起空腹时,约妊娠 3 个月时,可自行消失。

由于妊娠期受大量雌激素的影响,孕妇可出现牙龈肥厚、充血、水肿,容易患牙龈炎以致牙龈出血。如缺钙,孕妇还可出现牙齿松动。此外,孕妇还常出现唾液增多及流涎等症状。妊娠期胃肠平滑肌张力下降,贲门括约肌松弛,胃内酸性内容物可反流至食管下部而产生胃灼热感。同时,胃肠蠕动减低,胃排空时间延长,以及肠道气体积存,也可引起上腹饱满感及腹胀。肠蠕动减低及腹肌张力低下,还使粪便在大肠内停留时间延长,出现便秘,并可引起痔疮或使原有痔疮加重。

(七)泌尿系统

由于孕妇及胎儿代谢产物的增多,妊娠期妇女的肾脏负担加重,肾血流量和肾小球滤过率均增加。肾血流量在妊娠早期增加 30%～40%,妊娠末期则稍下降。肾小球滤过率在妊娠早期增加 30%～50%,在妊娠中期升高 50% 并持续至足月。血管充盈而使肾脏体积在妊娠期略增大。此外,由于肾小球滤过率增加,肾小管对葡萄糖的再吸收能力不能相应增加,约 15% 的孕妇饭后会出现生理性糖尿,应与真性糖尿病相鉴别。

肾血流量和肾小球滤过率可受体位的影响,孕妇侧卧位时肾小球滤过率可提高 50%,故孕妇侧卧位不仅可以预防直立性低血压,还可以增强肾功能。妊娠期,肾脏要负担排泄母体和胎儿的新陈代谢产物,尿量增加60%～80%,由于卧位时肾小球滤过率高于站位,故夜尿量多于日尿量。

此外,在妊娠早期,由于增大的子宫压迫膀胱,孕妇容易出现尿频。在妊娠12周以后,子宫体高出盆腔,膀胱压迫症状消失。至妊娠末期,由于胎先露进入盆腔,孕妇再次出现尿频,甚至尿液外溢。此症状会在分娩后逐渐消失,孕妇无须通过减少液体摄入缓解症状。

同时,妊娠中后期,由于孕激素的作用,肾盂、输尿管均会扩张,输尿管蠕动减弱,尿流变慢,而且右侧输尿管位于骨盆入口处,易受右旋子宫的压迫,加之输尿管有尿液反流现象,孕妇易患急性肾盂肾炎,以右侧多见。

(八)其他

1.内分泌系统

(1)垂体:妊娠期垂体稍增大,尤其在妊娠末期,腺垂体增大明显。在妊娠期,先由妊娠黄体后由胎盘分泌大量雌激素和孕激素,通过对下丘脑和腺垂体的负反馈作用,使得垂体促性腺激素分泌减少。故在妊娠期卵巢无卵泡发育成熟,也无排卵。

(2)甲状腺:妊娠期甲状腺组织血管分布增加,血运丰富,腺体增生,可有轻度肿大。血中甲状腺激素虽增加,但体内游离甲状腺激素并未增多,故孕妇通常无甲状腺功能亢进的表现。孕妇与胎儿体内的促甲状腺激素均不能通过胎盘,各自负责自身甲状腺功能的调节。

此外,由于放射性碘可很快通过胎盘,且胎儿甲状腺对碘有很强的亲和力,可致胎儿畸形,所以孕妇不能用放射性碘来测量甲状腺功能或治疗甲亢。

2.皮肤

孕妇乳头、乳晕、腹白线、外阴等有些部位的皮肤可出现色素沉着。有些孕妇面颊部可出现蝶状褐色斑,称作妊娠黄褐斑,可于产后自行消退。皮肤局部出现的色素沉着可能与垂体分泌的促黑素细胞激素分泌增加,以及雌激素、孕激素大量增多对黑色素细胞产生刺激效应有关。

此外,由于妊娠期子宫增大,腹部随之膨胀,腹壁皮肤张力加大,使皮肤弹力纤维断裂而出现裂纹,称为"妊娠纹"。新的妊娠纹呈淡红色或紫色,见于初产妇;旧的妊娠纹呈银白色,多见于经产妇。其常见部位有乳房、腹部、髋部及股部。

同时,妊娠中、晚期,由于甲状腺功能及体重增加,孕妇汗腺分泌旺盛,极易出汗,甚至形成痱。

妊娠期,毛发处于生长期,由于新陈代谢增加而使毛发生长速度增快。而产后处于生长期的毛发迅速转变为休止期,于产后2～3周大量脱落,6个月至1年后慢慢恢复。

3.骨骼、关节及韧带

妊娠期,孕妇可出现骨盆韧带及椎骨间关节、韧带松弛,骶髂、骶尾及耻骨联合处关节活动度增加,韧带松弛等,部分孕妇可自觉腰骶部及肢体疼痛不适,这可能与松弛素的作用有关。同时,由于子宫增大,重心前移,脊柱略向前凸,为保持身体平衡,孕妇头及肩向后移,腰部曲度增加,容易引起腰背酸痛。正常孕妇骨质一般无变化,仅在妊娠次数过多、过密又不注意补充维生素D及钙时,可引起骨质疏松。

二、妊娠期母体的心理变化

妊娠期可以被看作是家庭生长发育的一个阶段。随着新生命的到来,夫妻的家庭和社会角色会产生相应的变化,准父母要做好迎接新生命到来的准备,并要学习如何为人父母。此外,妊娠也会对原有夫妻的感情产生一定的影响,夫妻双方要不断调整以适应新的家庭模式。

妊娠期妇女出现的一系列生理变化以及对分娩的恐惧会使孕妇产生一些心理反应。妊娠期妇女常见的心理反应包括:惊讶、矛盾、接受、自省、情绪波动等。孕妇如能适应并调整妊娠期心理变化,则可以促进孕期顺利渡过,反之,则会影响妊娠期母子健康,乃至今后的生活。孕妇常见的心理反应如下。

1.惊讶

无论妊娠是否是计划内的,大多数妇女在受孕之初都会感到惊讶和震惊。

2.矛盾

在惊讶的同时,多数妇女还会出现矛盾的心理。孕妇常会既享受着怀孕带来的愉悦感,又会感觉此时妊娠的发生不是时候,比如工作、学习以及经济等问题还未处理好,自己还未做好为人父母的准备等。常表现为情绪低落、抱怨身体不适、认为自己形象变丑、不再具有女性魅力等。矛盾心理在计划外妊娠妇女中更常见。当孕妇自觉胎儿在腹中活动时,矛盾的心理会逐渐消失。

3.接受

妊娠早期,孕妇对于妊娠的感受只是停经后各种不适的反应,以及健康服务人员对于她腹中胎儿的描述,孕妇并未真实地感受到"孩子"的存在,所以她更多的是关注自身。随着妊娠的进展,腹部逐渐膨隆,尤其是胎动的出现,使孕妇感受到"孩子"的真实存在,并逐渐以一个真正的人来对待腹中的胎儿,出现"筑巢反应"。孕妇开始幻想胎儿的外貌、性别、在家庭中的接受程度以及未来命运等,并注重胎教如欣赏音乐、图片等。同时,孕妇也会寻求他人对孩子的认同。

在妊娠晚期,由于膨大的腹部加重体力负担,孕妇开始渴望分娩,与胎儿分离。孕妇常会因胎儿将要出生感到愉快,但同时也担心胎儿是否健康、分娩能否顺利,疼痛、出血等分娩的症状是否会威胁母儿生命等。

孕妇对妊娠的接受程度可受到多种因素的影响,如妊娠的时间、是否是计划中的妊娠、家庭的经济状况、有无固定配偶等。同时,孕妇对妊娠的接受程度也可以影响其对妊娠的生理感受,接受程度越高,其感受到的妊娠的不适反应越少,对不适的耐受程度也越高,反之亦然。

4.自省

妇女在妊娠后,可能会对以前所喜欢从事的活动失去兴趣,喜欢独处和独立思考,并开始关注自己的身体。这种状态有助于更好地计划准备,以应对妊娠和分娩,接受新生儿的到来。但同时这种自省行为也会使孕妇的丈夫和其他亲友感受冷落而影响他们之间的关系,从而影响孕妇的心理健康。

因此,夫妻双方在妊娠早期,就应与健康服务人员共同讨论妊娠过程中可能出现的一系列不适和可能会产生的心理改变,并共同制定计划加以应对。

5.情绪波动

妊娠期大多数妇女的情绪都很不稳定,敏感且易激动。她们可能会因为极小的事情而产生强烈的情绪变化,这种情绪变化会使其配偶感到不知所措,严重者会影响夫妻间的感情。如果孕妇的亲属能够理解这种情绪波动是妊娠期特有的心理反应,则能帮助孕妇很好地应对。

美国妇产科护理学专家 Rubin 在分析妊娠期心理变化时指出,妊娠期妇女为保持其自身和家庭的完整性,更好地迎接家庭新成员,应承担四项主要责任,这些责任的完成是建立良好亲子感情的基础。

1)确保安全地度过妊娠期、分娩期:为确保自己和胎儿的安全,顺利地度过妊娠期、分娩期,孕妇会通过各种渠道寻求有关妊娠、分娩的知识。包括阅读相关书籍、遵循医生的建议和指导等。

2)寻求他人对孩子的接受:在妊娠初期,孕妇先是表现为自己不接受妊娠,但随着腹部的膨隆和胎动的出现,孕妇开始逐渐接受胎儿的存在,并努力寻求他人对孩子的认可和接受。在这一过程中,配偶对孩子的接受程度对孕妇的影响很大,丈夫的支持和对孩子的接受,能够促进孕妇完成孕期心理发展任务并形成母亲角色的认同。

3)寻求他人对自己母亲角色的认可:随着对妊娠的接受,孕妇开始想象自己的孩子,显示出对孩子的爱,并学习如何承担母亲角色,学习婴儿护理技术。此时,帮助孕妇树立自信心可以促进其更好地承担母亲角色。

4)学习为孩子而奉献:孕妇承担母亲角色后开始为孩子而逐渐忽略或推迟自身需要的满足,将孩子的需求放在首位,从而顺利担负起产后照顾孩子的重任。

第三节　妊娠诊断

一、早期妊娠诊断

(一)健康史与症状

1.停经

生育年龄妇女平时月经周期规律者,一旦月经过期 10 日或以上,应疑为妊娠;若停经已达 8 周,妊娠的可能性更大。停经是已婚妇女可能妊娠的最早和最重要的症状,但停经不一定就是妊娠,应予以鉴别,如生活压力加大、糖尿病等全身性疾病、运动量过大、卵巢肿瘤、子宫内膜炎等都可导致停经。哺乳期妇女虽未恢复月经,仍可能再次妊娠。

2.早孕反应

约半数妇女于妊娠早期(停经 6 周左右)会出现头晕、乏力、嗜睡、流涎、食欲不振、喜食酸物或厌恶油腻、恶心、晨起呕吐等症状,称为早孕反应。恶心、晨起呕吐可能与体内 hCG 增多、胃酸分泌减少以及胃排空时间延长有关,多于妊娠 12 周左右自行消失。早孕反应应注意与胃肠道疾病、感染、神经性厌食或情绪变化等引起的恶心、呕吐相鉴别。

3.尿频

妊娠早期出现的尿频症状,是增大的前倾子宫在盆腔内压迫膀胱所致。约在妊娠 12 周以后,当子宫体进入腹腔不再压迫膀胱时,尿频症状自然消失。应注意评估是否伴有烧灼感、疼痛或蛋白尿,以区别于泌尿系统感染的症状。

4.乳房胀痛

孕妇在妊娠早期(6周左右)和妊娠晚期,可自觉乳房胀痛或刺痛。

(二)检查与体征

1.乳房的变化

自妊娠8周起,受增多的雌激素及孕激素的影响,孕妇乳腺腺泡及乳腺小叶增生发育,乳房逐渐增大。孕妇可自觉乳房轻度胀痛及乳头疼痛,初孕妇更明显。检查可见乳房体积增大,有明显的静脉显露,乳头增大,乳晕周围皮脂腺增生出现深褐色结节,称为蒙氏结节。

2.生殖器官的变化

妊娠6~8周行阴道窥器检查,可见阴道壁及宫颈充血,呈紫蓝色。双合诊检查发现宫颈变软,子宫峡部极软,感觉宫颈与宫体似不相连,称为黑加征。随妊娠进展,子宫体增大变软,最初是子宫前后径变宽略饱满,至妊娠5~6周子宫体呈球形。停经8周时,子宫为非孕时的2倍;停经12周时,为非孕时的3倍,可在耻骨联合上方扪及子宫底。

(三)辅助检查

1.妊娠试验

妊娠后滋养细胞分泌hCG,经尿中排出,因此临床上多采用免疫学方法(试纸法)协助诊断早期妊娠。若检测结果为阳性,即在白色显示区上下呈现两条红色线,表明受检者尿中含hCG,提示妊娠。必要时也可做尿浓缩或稀释试验,与异常妊娠或滋养细胞疾病相鉴别。

2.黄体酮试验

利用孕激素在体内突然撤退能引起子宫出血的原理,可对月经过期可疑早孕的妇女,进行黄体酮试验,协助诊断妊娠。每日肌注黄体酮注射液20mg,连用3日,停药后2~7日内出现阴道流血,提示体内有一定量雌激素,注射孕激素后,子宫内膜由增生期转为分泌期,停药后孕激素水平下降致使子宫内膜剥脱,可以排除妊娠。但若停药后超过7日仍未出现阴道流血,则早期妊娠的可能性很大。

3.基础体温测定

具有双相型体温的妇女,停经后高温相持续18日不下降者,早期妊娠的可能性大。高温相持续3周以上者,早孕的可能性更大。

4.超声检查

(1)B超显像法:诊断早期妊娠快速、准确的方法。阴道B超在妊娠4~5周时,宫腔内可见到圆形或椭圆形的妊娠囊;5周时妊娠囊内可见到胎芽和原始胎心搏动。

(2)超声多普勒法:妊娠7周后,用超声多普勒仪可听到有节律的、单一高调的胎心音,胎心率多在150~160次/分。此外,应用多普勒法还可听到脐带血流音。

5.宫颈黏液检查

宫颈黏液量少质稠,涂片干燥后光镜下见到排列成行的椭圆体,不见羊齿状结晶,则早期妊娠的可能性大。

二、中晚期妊娠诊断

(一)健康史与症状

孕妇有早期妊娠的经过,并逐渐感到腹部增大和胎动,以及一些伴随症状。

(二)检查与体征

1.子宫增大

子宫随妊娠进展逐渐增大。检查腹部时,根据手测子宫底高度(表1-1)及尺测耻上子宫长度,可以估计胎儿大小和妊娠周数。但子宫底高度存在个体差异,仅供参考。

表 1-1　妊娠各周子宫底高度及子宫长度

妊娠周数	手测子宫高度	尺测耻上子宫长度(cm)
12 周末	耻骨联合上 2～3 横指	
16 周末	脐耻之间	
20 周末	脐下 1 横指	18(15.3～21.4)
24 周末	脐上 1 横指	24(22.0～25.1)
28 周末	脐上 3 横指	26(22.4～29.0)
32 周末	脐与剑突之间	29(25.3～32.0)
36 周末	剑突下 2 横指	32(29.8～34.5)
40 周末	脐与剑突之间或略高	33(30.0～35.3)

2.胎动

胎儿在子宫内冲击子宫壁的活动称为胎动。胎动是胎儿情况良好的表现。孕妇于妊娠18～20 周开始自觉胎动,每小时 3～5 次。妊娠周数越多,胎动越活跃,但至妊娠末期胎动逐渐减少。

3.胎心音

于妊娠 18～20 周用听诊器经孕妇腹壁能听到胎心音。胎心音呈双音,第一音和第二音很接近,似钟表"滴答"声,速度较快,每分钟 120～160 次。妊娠 24 周以前,胎心音多在脐下正中或稍偏左、右可听到。妊娠 24 周以后,胎心音多在胎背所在侧听得最清楚。听到胎心音即可确诊妊娠且为活胎。注意胎心音需与子宫杂音、腹主动脉音、胎动音及脐带杂音相鉴别。

4.胎体妊娠

20 周后,经腹壁能触及子宫内的胎体。妊娠 24 周后,触诊能区分胎头、胎背、胎臀和胎儿肢体。胎头圆而硬,有浮球感;胎背宽而平坦,形状不规则;胎儿肢体小且有不规则运动。随妊娠进展,通过四步触诊法能够查清胎儿在子宫内的位置。

(三)辅助检查

1.超声检查

超声检查对腹部检查不能确定的胎产式、胎先露、胎方位或胎心未听清者有意义。B 超显像法不仅能显示胎儿数目、胎产式、胎先露、胎方位、有无胎心搏动以及胎盘位置,且能测量胎头双顶径等多条径线,并可观察有无胎儿畸形。彩色多普勒血流显像能探出胎心音、胎动音、脐带血流音及胎盘血流音等。

2.胎儿心电图

目前常用间接法检测胎儿心电图,即通过孕妇体表记录所得。通常于妊娠12周以后即能显示规律的图形,妊娠20周后的成功率更高。对诊断胎心异常有一定价值。

三、胎产式、胎先露、胎方位

妊娠28周以前,由于羊水较多,胎体较小,胎儿在子宫内的活动范围大,胎儿的位置和姿势容易改变。妊娠32周以后,由于胎儿生长迅速、羊水相对减少,胎儿与子宫壁贴近,胎儿的位置和姿势相对恒定。

胎儿在子宫内的姿势,称为胎姿势。正常胎姿势为:胎头俯屈,颏部贴近胸壁,脊柱略前弯,四肢屈曲交叉于胸腹前,其体积及体表面积均明显缩小,整个胎体成为头端小、臀端大的椭圆形,以适应妊娠晚期椭圆形宫腔的形状。

由于胎儿在子宫内位置不同,有不同的胎产式、胎先露及胎方位。胎儿位置与母体骨盆的关系,可以影响分娩,故在妊娠末期应予确定,并纠正异常胎位。

(一)胎产式

母体纵轴与胎体纵轴的关系称为胎产式(图1-6)。两纵轴平行,称为纵产式。两纵轴垂直,称为横产式。两纵轴交叉呈角度,为斜产式,斜产式是暂时的,多数在分娩时转为纵产式,偶尔转为横产式。

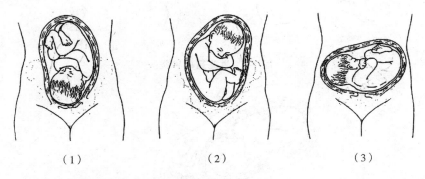

(1)　　　　　　　　　　(2)　　　　　　　　　　(3)

(1)纵产式——头先露;(2)纵产式——臀先露;(3)横产式——肩先露

图1-6　胎产式

(二)胎先露

胎体最先进入母体骨盆入口的部分称为胎先露,纵产式有头先露及臀先露,横产式为肩先露。头先露因胎头屈伸程度不同,又分为枕先露、前囟先露、额先露及面先露(图1-7)。臀先露因入盆的先露部分不同,又分为混合臀先露、单臀先露、单足先露和双足先露(图1-8)。偶见头先露或臀先露与胎手或胎足同时入盆,称为复合先露(图1-9)。

(三)胎方位

胎儿先露部的指示点与母体骨盆的关系称为胎方位(简称胎位)。枕先露以枕骨、面先露以颏骨、臀先露以骶骨、肩先露以肩胛骨为指示点。根据指示点与母体骨盆左、右、前、后、横的关系而有不同的胎位。例如,枕先露时,胎儿枕骨位于母体骨盆的左前方,应为枕左前位,余类推。

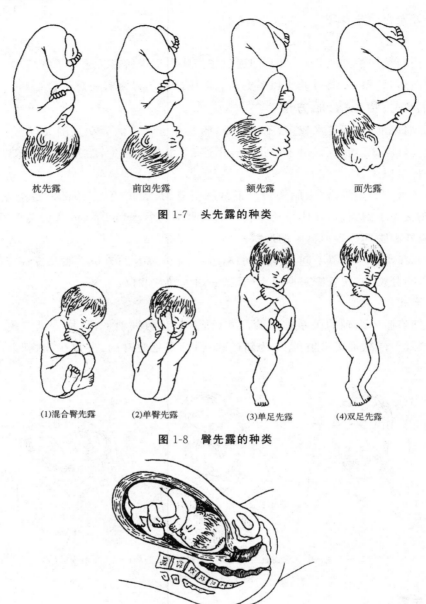

枕先露　　　　　前囟先露　　　　　额先露　　　　　面先露

图 1-7　头先露的种类

(1)混合臀先露　　(2)单臀先露　　　(3)单足先露　　　(4)双足先露

图 1-8　臀先露的种类

图 1-9　复合先露

通过腹部视诊、腹部触诊和必要时的肛门指诊、阴道检查及 B 超检查,确定胎产式、胎先露及胎方位。

四、预产期的测算

1.方法一

从末次月经第一日算起,顺延至第 40 周的第 7 日,即为预测的分娩日期。

2.方法二

从末次月经第一日算起,月份减 3 或加 9,日期加 7,即推测得公历预产期。例如,末次月经第一日为 2008 年 11 月 22 日,预产期应为 2009 年 8 月 29 日。

如孕妇仅记农历末次月经第一日,算法基本同上,日期应加 14,得出预产期仍为农历日期,或由医师换算成公历,再推算预产期。

如为月经不准或哺乳期未行经的妇女,可根据早孕反应出现的日期、胎动开始日期、宫底高度,并参考孕 20 周前 B 超测量胎儿双顶径、胸围、腹围等资料,进行综合性分析,以估计预产期。

第四节　产前护理评估

良好的妊娠期护理可以维持孕妇及胎儿的健康,并有助于预防各种并发症。其目的在于:维护和促进孕妇健康及家庭调适,预防和降低围生期的发病率和死亡率,协助孕妇顺利度过分娩期,保证母婴健康,提高妇幼保健水平。

产前检查是孕期监护的重要方式。产前检查的时间应从确诊为早孕时开始,如经全面检查未发现异常者,应于妊娠 20 周起接受产前系列检查。通常于妊娠 20~28 周期间每 4 周检查 1 次,妊娠 28~36 周期间每 2 周检查 1 次,自妊娠 36 周起每周检查 1 次。高危孕妇应酌情增加产前检查的次数。产前护理评估则是产前检查内容的重要组成部分,也是为孕妇提供高质量妊娠期护理的前提。

一、健康史

孕妇首次接受产前检查时,应进行较全面的评估,并注意收集下列资料,以及时发现影响妊娠正常过程的潜在因素。完整的健康史资料是产前评估的基础。

(一)一般资料

1.年龄

年龄过小容易难产。年龄过大,特别是 35 岁以上的初孕妇,容易发生胎儿染色体异常、妊娠期高血压疾病、产力异常等。

2.职业

如果孕妇的职业接触有毒物质、放射物质或在高温、高噪声下工作,应在孕期予以调换。

3.家庭状况

家庭状况包括经济收入、居家及卫生状况、婚姻状况、家庭结构、宗教信仰、教育程度等。

(二)家族史

夫妻双方有无遗传性疾病(如血友病等)、慢性病(如高血压、心血管疾病等);有无双胞胎史;家族中有无先天畸形史;双方父母的健康状况等。

(三)既往史

着重了解孕妇有无高血压、心血管疾病、结核病、肝肾疾病等病史。如有此类疾病,应注意发病时间及治疗情况。除此之外,还应了解孕妇做过何种手术。

(四)妇科疾病史

妇科疾病及手术情况;有无生殖道疾病;人工流产史;有无梅毒、淋病、AIDS 等性病史。

(五)月经史及婚育史

1.月经史

包括初潮年龄、月经周期、持续时间。记录方式为:初潮年龄$\frac{\text{持续时间}}{\text{月经周期}}$

例如:妇女初潮年龄为 14 岁,月经周期为 28～30 日,持续时间为 4～5 日,记作 14 $\frac{4～5}{28～30}$日。

同时还应了解每次月经的量,有无痛经,痛经的程度,以及末次月经日期,以便推算预产期。

2.婚育史

初婚的年龄、丈夫的健康状况,孕妇本人的妊娠次数、流产次数(自然流产和人工流产)、生产次数、存活子女数目及情况。

孕妇本人的既往孕产情况:既往妊娠的周数,分娩所用时间,分娩方式(自然分娩、手术助娩、剖宫产),分娩的感受,既往妊娠、分娩、产褥期的经过,有无并发症及治疗情况等。

(六)本次妊娠情况

了解本次妊娠早期有无早孕反应、病毒感染及用药史;胎动开始的时间;妊娠过程中有无阴道流血、头痛、头晕、心悸、气短、下肢水肿等症状。

(七)与妊娠有关的日常生活史

应了解孕妇的日常生活方式、饮食类型、活动与休息情况、工作状况及其个人卫生习惯。

二、身体评估

(一)一般性全身检查

1.身高、体重

通过测量体重可以评估孕妇的营养状况,以及有无发生水肿。所以每次产前检查均应测量体重并记录,以及早发现异常情况。

2.生命体征

生命体征包括体温、脉搏、呼吸及血压。一般孕妇的生命体征为:体温 36.2～37.6℃;脉搏 60～90 次/分;血压不应超过 140/90mmHg,若血压高于此值,或与基础血压相比较超过 30/15mmHg,则属于病理状态。

3.全身系统检查

除按内科常规进行全身各系统检查外,还应重点了解孕妇营养、发育及精神状态;检查孕妇的心、肺功能有无异常;脊柱及下肢有无畸形;认真检查乳房发育情况,仔细观察乳头大小,有无乳头凹陷;注意聆听孕妇主诉,观察孕妇出现水肿的情况,如孕妇仅膝以下或踝部水肿,经休息后可消退,则不属于异常,应及时发现异常情况。

(二)产科检查

包括腹部检查、骨盆测量、阴道检查及肛门检查。

1.腹部检查

首先向孕妇解释清楚检查的目的和过程,然后让孕妇排空膀胱,采用膀胱截石位仰卧于检查床上,暴露腹部、双腿略屈曲分开,放松腹肌。检查者站于孕妇右侧。注意保护患者隐私。

(1)视诊:观察腹部大小,有无妊娠纹、手术瘢痕及水肿。如腹部过大,应考虑有无双胎、巨大儿、羊水过多的可能。如腹部过小,应考虑有无胎儿生长受限的可能。

(2)触诊:检查腹部肌肉紧张程度,了解胎儿大小、羊水情况、胎位等。

1)测子宫底高度、腹围:评估妊娠周数、胎儿大小及羊水量。

测量子宫底高度方法:用软尺由耻骨联合上缘,经脐至子宫底测得的弧形长度即为子宫底高度。测量腹围的方法:用软尺经脐中央,绕腹部一周测得的周径,即为腹围。

2)四步触诊法:检查子宫大小、胎产式、胎先露、胎方位及胎先露部是否衔接。做前三步检查手法时,检查者站于孕妇右侧并面对孕妇。做第四步检查手法时,检查者则面向孕妇足端(图1-10)。

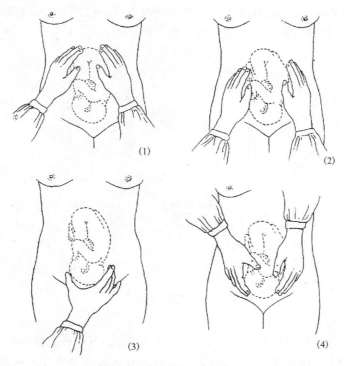

图1-10　四步触诊法

第一步:目的:测量子宫底高度,以确定孕周。观察胎儿身体的哪个部分位于子宫底位置。方法:检查者双手置于子宫底部,检查子宫外形并测得子宫底高度,估计胎儿大小是否与妊娠周数相符。然后以两手指腹相对轻推,判断宫底部的胎儿部分:若为胎头则硬而圆,且有浮球感;若为胎臀,则较软而宽,形状略不规则。注意事项:检查时应以剑突、脐、耻骨联合为指示点,做出判断。

第二步:目的:确定胎儿身体的哪部分位于子宫的两侧。方法:检查者双手分别置于腹部两侧,一手固定,另一手轻轻深按检查,两手交替,分辨胎背及胎儿四肢的位置。检查时,平坦饱满的一侧为胎背,同时确定胎背向前、向侧或向后;高低不平,有活动结节感的一侧为胎儿肢体部分,如胎儿肢体正在活动时更易分辨。

第三步:目的:确定胎产式,即横产式还是纵产式;先露部是头还是臀;以及先露部是否已固定。方法:检查者右手拇指与其他 4 指分开置于耻骨联合上方,握住先露部,仔细判断先露部是头还是臀。左右推动以确定是否衔接,如先露部仍浮动,表示尚未入盆,如已衔接,则先露部不能被推动。

第四步:目的:再次确定先露部是否衔接。方法:两手分别置于先露部两侧,沿骨盆入口方向向下深按,进一步确定胎先露及其入盆程度,如胎先露已衔接,头、臀难以鉴别时,可做阴道检查,以协助诊断。

(3)听诊:即听诊胎心音。目的:了解胎儿在子宫内的健康状况,诊断胎产式和胎方位。听诊依据:胎心音在靠近胎背上方的孕妇腹壁听得最清楚。枕先露时,胎心音在孕妇脐右(或左)下方听得最清楚;臀先露时,胎心音在脐右(左)上方听得最清楚;肩先露时,胎心音在近脐部下方听得最清楚。注意事项:听胎心音时要注意其节律与速度,并注意有无脐带杂音。当触诊确定胎背有困难时,可借助胎心音和胎先露综合分析判断胎位(图 1-11)。

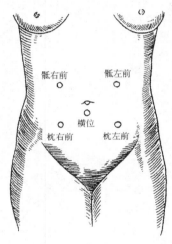

图 1-11　胎心音听诊部位

2.骨盆测量

骨盆测量分为外测量和内测量,以了解骨盆大小及形状,判断胎儿能否经阴道分娩。

(1)骨盆外测量:虽不能直接测出骨盆内径,但通过从外测量各径线的比例,可以对骨盆大小做间接的判断。常用的径线如下。

1)髂棘间径:孕妇取伸腿仰卧位,测量两髂前上棘外缘的距离,正常值为 23～26cm(图 1-12)。

2)髂嵴间径:孕妇取伸腿仰卧位,测量两髂嵴外缘最宽的距离,正常值为 25～28cm(图 1-13)。

3)骶耻外径:孕妇取左侧卧位,右腿伸直,左腿屈曲,测量第 5 腰椎棘突下至耻骨联合上缘中点的距离,正常值 18～20cm。第 5 腰椎棘突下相当于米氏菱形窝的上角,或相当于髂嵴后连线中点下 1.5cm(图 1-14)。

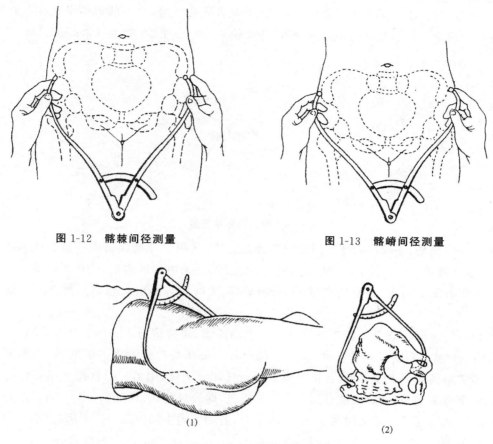

图 1-12　髂棘间径测量　　　　　　　图 1-13　髂嵴间径测量

(1)　　　　　　　　　　　　(2)

图 1-14　骶耻外径测量

4)出口横径或称坐骨结节间径:孕妇取仰卧位,两腿弯曲,双手抱双膝。测量两坐骨结节内侧缘的距离,正常值为 8.5～9.5cm。如出口横径小于 8cm,则应测量出口后矢状径,即坐骨结节间径中点至骶骨尖端的距离,其正常值为 8～9cm。如出口横径与后矢状径之和大于 15cm,一般足月儿可以经阴道娩出。可见测量出口横径可直接推测骨盆出口横径的长度(图 1-15)。

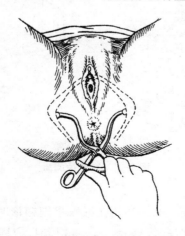

图 1-15　坐骨结节间径测量

5)耻骨弓角度：用两拇指尖斜着对拢，放置于耻骨联合下缘，左右两拇指平放在耻骨降支上面，测量两拇指尖的角度即为耻骨弓角度，正常值为90°，小于80°则为异常(图1-16)。

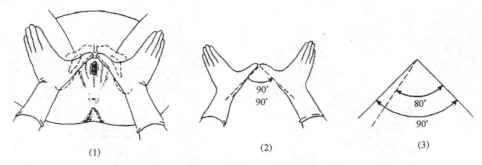

(1)   (2)   (3)

图1-16　耻骨弓角度测量

(2)骨盆内测量：能较准确地经阴道测知骨盆大小，适用于外测量提示骨盆有狭窄者。测量时孕妇取膀胱截石位，外阴部需消毒。检查者戴消毒手套并涂润滑剂，动作要轻柔。一般在孕24~36周时测量为宜，太早阴道较紧，影响操作；太晚则容易引起感染。测量的主要径线如下。

1)对角径：为耻骨联合下缘至骶岬上缘中点的距离，正常值为12.5~13cm，此值减去1.5~2cm，即为骨盆入口前后径的长度，又称真结合径。方法是检查者将一手的示、中指伸入阴道，用中指尖触到骶岬上缘中点，食指上缘紧贴耻骨联合下缘，用另一手食指正确标记此接触点，抽出阴道内手指，测量此接触点到中指尖的距离，即为对角径，再减去1.5~2cm，即得出真结合径值，真结合径的正常值约为11cm。测量时，若阴道内中指尖触不到骶岬，表示对角径值大于12.5cm(图1-17)。

2)坐骨棘间径：测量两坐骨棘间的距离，正常值约为10cm。测量方法为一手的食指、中指放入阴道内，分别触及两侧坐骨棘，估计其间的距离(图1-18)。

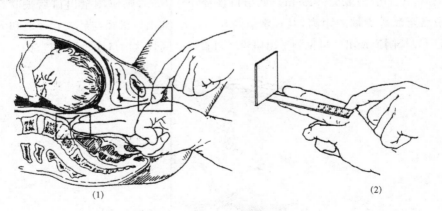

(1)   (2)

图1-17　对角径测量

3.阴道检查

目的在于了解软产道的健康状况。孕妇在妊娠早期初诊时均应进行阴道内检查，以了解产道、子宫及附件情况，及时发现异常。妊娠24~36周时，应同时做骨盆内测量。妊娠最后1

个月内及临产后,应避免不必要的阴道检查,如确实需要,则应严格消毒,避免引起感染。

4.肛查

可以了解胎先露部,骶骨的弯曲度,坐骨棘、坐骨切迹宽度及骶尾关节的活动度等。

(三)辅助检查

除检查血常规(红细胞计数、Hb值、白细胞总数及分类、血小板数等)、血型和尿常规(尿蛋白、尿糖等)外,还应根据具体情况做下列检查。

(1)肝功能、血液化学、电解质测定及心电图、乙肝表面抗原抗体等项目检查,以判断有无妊娠并发症的发生。

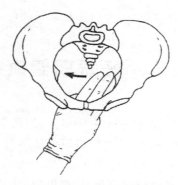

图 1-18 坐骨棘间径测量

(2)血型:包括 ABO 血型及 Rh 分型。Rh(-)者应做抗体浓度检查,以及早发现母儿血型不合并做好准备。如母亲的血型为"O"型,胎儿的血型为"A"型或"B"型,则抗体可通过胎盘而引起胎儿溶血。

(3)B超检查:以了解胎儿发育情况、羊水量、胎盘附着位置、胎儿有无明显畸形等。

(4)对有死胎、死产、胎儿畸形史和患有遗传性疾病的孕妇,应检测孕妇的甲胎蛋白值,并对羊水细胞培养进行染色体核型分析等。

三、心理社会评估

妊娠不仅会造成孕妇身体各系统的生理变化,孕妇的心理也会随着妊娠而有不同的变化。护理人员在提供给孕妇妊娠期护理时,也应对孕妇进行心理社会评估。其主要内容包括以下几点。

(1)孕妇对妊娠的态度、看法和感受。

(2)孕妇有无异常心理反应,如过度焦虑、恐惧、淡漠、无法接受妊娠现实、行为不当等。

(3)孕妇的社会支持系统及其家庭功能。

(4)孕妇的家庭经济状况及生活环境,如其经济状况能否维持医疗、护理费用的支出和生活所需,其家庭的生活空间、周围环境等。

(5)孕妇寻求健康指导的态度、动力及能力。

(6)孕妇及其家庭成员目前所得到的实际健康知识情况。

四、产前复诊

了解孕妇经过前次产前检查后有无改变,以便及早发现异常,其内容包括以下几点。

（1）询问前次产前检查后，有无出现异常症状，如头痛、头晕、目眩、水肿、阴道流血、胎动出现特殊变化等。如有异常，应及时与医师联系并给予相应的处理。

（2）测量体重及血压，检查有无水肿及其他异常。复查有无蛋白尿。

（3）复查胎位，听胎心率，测量宫底高度、腹围，了解胎儿大小，判断子宫的大小是否符合妊娠周数，有无羊水过多及胎儿生长受限等情况。

（4）随着妊娠的进展，了解并观察孕妇有无消极心理情绪变化、日常生活自理能力的改变，及时发现对妊娠产生不良影响的心理因素。

（5）监测胎儿及其成熟度，具体方法详见有关章节。

（6）结合具体情况进行孕期保健指导，并确定复诊时间。

第五节　妊娠期健康指导

由于妊娠期妇女的整个怀孕过程是在家中度过的，护理人员作为健康教育者，应为孕妇提供健康咨询服务，使其顺利渡过妊娠期，这样既可以保证孕妇自身的健康又可以孕育出健康的下一代。成人教育的理论指出，成人学习的特点是：学习者对自己所急需的知识学习的最快。根据这一特点，护士应注意针对不同时期的孕妇，提供相应的健康指导，满足不同个体的需求。

一、妊娠早期的健康指导

妊娠早期的健康指导是指在妊娠早期对孕妇及其家庭成员所进行的健康指导，其中大部分内容需要孕妇在整个妊娠期都要掌握并运用。

（一）妊娠早期的自我护理指导

1.个人卫生

个人卫生包括沐浴、口腔卫生和外阴清洁。

（1）沐浴：妊娠期新陈代谢旺盛，孕妇应经常沐浴，以保持清洁、舒适。具体沐浴的次数可依季节和个人习惯而定，孕妇应尽量采用淋浴方式，避免坐浴，以减少污水经阴道逆行感染的机会。淋浴水温不宜过高或过低，淋浴时间也不可过长，并注意保持浴室内通风，同时应注意保持身体平衡，地面置防滑垫，以防跌倒。

（2）口腔卫生：孕妇体内激素水平的改变，易造成齿龈肿胀及出血，应指导孕妇保持良好的口腔卫生习惯。饭后及临睡前应选用软毛牙刷仔细刷牙。如果孕妇喜甜食，应选择迅速溶解的甜食，并在进食后刷牙或漱口。如有牙病，应及早就医，以免因口腔或牙齿疾患影响进食而导致营养不良，或细菌经血循环行至身体其他部位而引起疾病。

（3）外阴清洁：孕妇由于妊娠期激素的作用，阴道分泌物增加，外阴部会感到不舒适，并容易发生泌尿系统感染，所以孕妇应注意保持外阴清洁，勤换内裤，着透气性、吸水性好的棉制内裤。外阴以清水淋洗即可，每日1～2次，便后应使用清洁卫生纸，并从前向后擦干净。

2.工作

健康孕妇可胜任正常工作，但应调离可能危及孕妇自身及胎儿发育的工作（如需接触有毒化学物质及放射物质的工作、需长时间站立或必须保持身体平衡的工作等）。多数孕妇通常工作至怀孕 7 个月,也有工作至分娩者。孕妇在工作时应注意工作强度,避免超过身体负荷的工作,不宜攀高、抬举过重物品。对于事业心强、工作繁忙的妇女,要重点指导她们如何自我保护,并抓紧时间休息。

3.安全

妊娠早期的安全性在于避免接触有害物质,如有毒的化学物质、放射性物质等。

吸烟(包括被动吸烟)和饮酒已被证明对孕妇有害。由于烟草可产生一氧化碳、烟碱,使血管收缩,从而减少了胎盘循环血量,导致胎儿、胎盘缺氧,因此孕期吸烟可引起流产、早产、死胎及低出生体重儿增加。实验证明,胎盘异常的发生率与孕妇吸烟的数量成正比,而胎儿体重则与吸烟数量成反比,吸烟母亲的新生儿健康状况和智力水平明显低于不吸烟者。

有人统计,少量、中量饮酒,即可对胎儿产生毒害。如果孕妇每月饮酒 60ml,即可致胎儿颅囟、四肢及心血管缺陷,并可增加发生低出生体重儿、身材短小儿、智力低下儿等的风险。

孕妇也应避免噪声刺激,长期的噪声刺激可导致流产、胎儿畸形及增加低出生体重儿发生的风险。孕妇应尽量避免到人员密集的公共场所,勿接触传染病患者,以防止交叉感染。

4.孕期用药

孕期用药应注意以下两方面的问题。

(1)避免乱用药物:有些药物可以通过胎盘影响胚胎及胎儿发育,对胚胎或胎儿产生毒害,表现为致胎儿畸形和致癌作用。孕期用药要慎重,特别是妊娠初期前两个月,是胎儿器官形成时期,更应注意。

致胎儿畸形的药物取决于药物的毒性、胎儿体内的血药浓度和用药时间。在早孕期,胎儿器官正在分化阶段,某些药物如抗早孕反应药、保胎药、一些抗感染药或避孕药等,使正处于高度分化、发育形成的某些器官细胞受损而导致流产、畸形、功能异常。致癌作用的药物多为雌激素类,如己烯雌酚,可导致用药后所生女婴在 14～24 岁发生阴道透明细胞癌。此外,用药方法不当、剂量过大、时间过长也可给胎儿带来危害。因此,孕妇应在医师指导之下合理用药。计划妊娠的妇女在停经后应尽早检查,以确定是否怀孕,并决定以后用药方案。

(2)积极配合药物治疗:目前有一种倾向,即孕妇因担心药物对胎儿的不良影响,所有药物都不使用,甚至有并发症、并发症者也拒绝必要的药物治疗,以致病情加重,严重影响母儿健康。护士有责任帮助孕妇纠正错误观念,权衡利弊,正确对待治疗性用药,必要时积极配合,在医师的指导下合理用药,以免贻误治疗,给母儿带来不良后果。

5.妊娠并发症的征兆

早期妊娠最常见的症状是阴道出血。只要有阴道出血,无论症状多轻微都应及时报告,因为严重的出血都是从轻微出血开始的。妊娠早期出血最主要的原因是先兆流产、葡萄胎或异位妊娠。

(二)妊娠期营养指导

妊娠期的妇女不仅要维持自身的营养需求,还要保证受精卵在 40 周内发育成为体重约 3000g 的胎儿,加上子宫、胎盘、乳房的发育,以及要为分娩和泌乳做好准备等,因此妇女在妊娠期的营养需求比非孕时有所增加。

1.妊娠期营养需求

(1)热量:妊娠早期孕妇每日约需增加热量 209kJ(50kcal)或与未孕时相同。妊娠中晚期，由于基础代谢率升高，胎儿生长发育和母体组织迅速增长，每日需增加热量 836~1672kJ(200~400kcal)。但最近研究表明，基于妊娠后孕妇每千克体重所消耗热能有所下降，且孕妇的活动量减少，因此，所需增加的热能并不如以往所提倡的那么高。我国营养学会推荐妊娠中、晚期孕妇每日热能摄入应增加 830kJ(200kcal)。孕妇应根据体重增长控制热能的摄入。

糖和脂肪是热能的主要来源。糖的供给量应占总热量的 55%~60%，比正常人稍低，以提高蛋白质的供给量和其他营养素的补充。对有早孕反应的孕妇，糖的摄入量每日不应低于 150~200g，以防止酮症酸中毒。脂肪的供给量应占总热能的 25%~30%。

(2)蛋白质:蛋白质是人体细胞生长发育和修复所必需的物质基础之一。如蛋白质供给不足，将影响胎儿中枢神经系统的发育和功能。我国营养学会建议:妊娠中期应比非妊娠期每日增加蛋白质 15g，相当于 100g(约 2 个)鸡蛋的含量;妊娠末期，每日增加 25g，相当于 50g 瘦肉和 2 个鸡蛋的含量。动物类和大豆类等优质蛋白质的摄入量不应少于总蛋白质摄入量的 1/3。

(3)维生素:维生素可分为脂溶性和水溶性维生素两种。

1)脂溶性维生素:维生素 A 的需求量高于非孕期，一是要满足胎儿的生长发育和储存的需要，二是要满足母体自身和泌乳的需要。但也不可过多地摄取维生素 A，否则会导致胎儿黄疸、腭裂、骨骼畸形等。维生素 A 在蛋黄、动物肝脏及深色蔬菜中含量较多。

维生素 D 能促进体内钙与磷的吸收，利于牙齿和骨骼的发育。鱼肝油中含量较多，孕妇每日应有 1~2 小时的户外活动，多晒太阳，可以增加维生素 D 的摄入。

2)水溶性维生素:维生素 B_1 能增进食欲，维持良好的消化功能，多存于种子胚芽及外皮中，黄豆和瘦肉中含量亦较高，如缺乏则可导致便秘、呕吐、倦怠以致分娩困难。

维生素 B_2 参与体内热能代谢，动物肝脏、绿叶菜、干果、菌藻类和蛋黄中含量较多，如缺乏则可引起口角溃疡、舌炎、外阴炎等。

维生素 B_{12} 有利于防止孕妇和新生儿贫血，瘦肉和发酵制品中含量较多。

叶酸缺乏时可引起孕妇巨幼红细胞性贫血而导致流产和新生儿死亡，同时还易引起神经管畸形，故孕妇每日应补充叶酸 $400\mu g$。

维生素 C 能促进体内蛋白合成及伤口愈合过程，并能促进铁的吸收，防止贫血，各种新鲜水果和蔬菜中均含有维生素 C，以绿叶菜、西红柿、柿子椒、山楂、草莓等含量丰富。

(4)无机盐:孕妇对钙、铁、碘的需要量比非妊娠妇女要多。

1)钙:钙是构成胎儿骨骼、牙齿的主要成分。胎儿骨骼、牙齿的发育需由母体为其提供大量的钙。孕妇每日约需钙 1500mg、磷 2000mg。孕妇如缺钙，轻者可感腰腿痛、牙痛、肌肉痉挛，重者可致骨软化症及牙齿松动，胎儿也会因缺钙出现先天性骨软化症。食物中奶、蛋、豆类、绿叶蔬菜、海带、紫菜、虾皮、木耳和芝麻酱等均含有丰富的钙。

2)铁:铁是造血的主要物质。妊娠期，胎儿与胎盘的发育、子宫的增长均需要大量铁，分娩失血及产后哺乳所消耗的铁也需预先储备。孕妇每日约需铁 15mg。缺铁将导致贫血，除能影响孕妇体质，使抵抗力低下、易发生出血倾向外，严重时可引起胎儿生长受限。动物肝脏、瘦肉、海带、紫菜、虾米、木耳、黄豆制品、标准粉、芝麻酱、芹菜及黄花菜等均为含铁丰富的食物。

3）碘：碘是甲状腺素的主要组成部分。甲状腺素能促进蛋白质合成，促进胎儿生长发育。若碘的供给不足，孕妇易发生甲状腺肿大，并影响胎儿的生长发育。海产晶中碘的含量较高，孕妇应经常食用。

2.妊娠期体重的改变

妊娠期妇女体重的改变存在较大的个体差异，整个妊娠期平均体重增加约 12.5kg，其中包括胎儿、胎盘、羊水、子宫、乳腺、母体血容量等，此外还有脂肪沉积作为能源储备。孕妇体重于妊娠早期增加 1~2kg，妊娠中期至末期，每周增加 0.3~0.5kg。如每周体重增加小于 0.3kg，则需注意有无胎儿生长受限的发生；如大于 0.5kg，则应注意有无妊娠水肿、羊水过多和热能摄入过多等情况。

（三）妊娠期性生活指导

妊娠早期由于早孕反应和乳房胀痛，以及雌激素分泌减少，使孕妇的性冲动下降，但由于子宫供血量增加使得骨盆充血，阴部感觉增加，所以有些妇女在怀孕期间性欲增强，并首次体验到高潮。随着妊娠的进展，早孕反应逐渐消失，又不必担心再次妊娠，有些夫妻在妊娠中期的性生活会比非孕期和谐，但随着腹部的膨隆，性交姿势需要改变。

有人指出应在妊娠 12 周以内和 32 周以后避免性生活，以免因兴奋和机械性刺激引起盆腔充血、子宫收缩而造成流产、早破水或早产，同时避免将细菌带入阴道而导致产前、产时和产后的感染。妊娠期的性生活问题应与夫妻二人共同讨论，解答双方的疑问，以使其顺利度过妊娠期。

（四）妊娠早期的不适及应对措施

1.恶心、呕吐

约有半数以上的孕妇在妊娠早期会有不同程度的恶心现象，少数发生呕吐，以晨起为明显，亦有全天频发者。发生原因尚不明确，其原因可能与妊娠期体内绒毛膜促性腺激素增加、妊娠期糖代谢改变使血糖降低、雌激素水平升高，以及心理、情绪、未婚、计划外妊娠等因素有关。有些孕妇还希望以此获得家人的关怀。

护士应评估孕妇恶心和呕吐的程度。轻者不需特殊处理即可自行缓解。对症状严重者，应建议其只摄取无异味的清淡饮食，避免其诱发因素，症状多可以解除。如恶心常常发作，甚至呕吐者，可建议孕妇晨起吃些饼干，采取少量多餐方式进食，多吃些蔬菜、水果，避免空腹，同时避免油炸、甜腻食物。也可以选用某些药物，如维生素 B1、维生素 B6、小量苯巴比妥等，改善症状。同时，护士应多给予孕妇精神上的鼓励和安慰，也有助于症状的缓解。

2.尿频、尿急

尿频、尿急是由于妊娠子宫增大，压迫膀胱所致。妊娠 12 周后子宫超出盆腔，压迫症状随之消除；至妊娠后期，胎头入盆时，尿频症状又重复出现，甚至在孕妇咳嗽、打喷嚏时，也可能有尿液外溢现象。护士应向孕妇解释出现症状的原因，并告知孕妇有尿意时应及时排空，不宜憋忍，使其理解此症状并非病理性，可待其自然恢复。同时护士应提醒孕妇切勿以减少液体入量来解除尿频，以免影响机体代谢，但可在白天增加水分入量，临睡前减少入量，以减少夜尿频繁现象，并可指导孕妇做提肛运动，训练盆底肌肉的收缩功能，以增强排尿控制能力。正常妇女增加腹压时尿液外溢的情况会于妊娠结束后自行消失,如会阴肌肉过度松弛者,产后此现象仍会存在,则应转到泌尿科诊治。

3.白带增多

怀孕时阴道分泌物增加是常见的生理现象,通常这种分泌物为白色,含有黏液及脱落的阴道上皮细胞,系妊娠期阴道脱落细胞增多、阴道上皮糖原含量增加、宫颈黏液分泌旺盛所致。阴道酸度减低,导致某些微生物容易滋生。

对阴道分泌物过多的孕妇,应全面检查排除滴虫、真菌及其他感染,并针对原因给予处理。如系生理性分泌增加,应指导孕妇每日清洗外阴 1～2 次并更换内裤,避免着尼龙材料的内裤及裤袜,以免因影响散热及水分的吸收而加重症状。如分泌物刺激会阴部皮肤引起损害及不适,会阴清洗后可在局部外涂氧化锌油,症状会很快得以改善。必要时需及时就诊,进一步明确诊断并治疗。

二、妊娠中、晚期的健康指导

妊娠中、晚期,由于胎儿的生长发育,母体的负担逐渐加重,孕妇应注意活动与休息,并采取相适应的姿势。同时,妊娠期各种并发症多发生于妊娠中、晚期,此时胎儿的各器官逐渐发育,因此,还需注意有无并发症的发生并监测胎儿的发育情况。妊娠期妇女的自我监护是早期发现妊娠期并发症的重要手段之一。

(一)妊娠中、晚期的自我监护

妊娠中、晚期自我监护内容主要包括胎儿和母体两方面。其中母体的自我监护主要是早期发现各种并发症的征兆,胎儿方面的自我监护主要是胎动的自我监护。

1.胎动计数

胎动是胎儿身体在子宫内的运动,是表示子宫内有生命存在的象征。胎动计数是自我监护胎儿情况变化的一种手段。妊娠 18～20 周孕妇开始自感有胎动。正常情况下,每小时 3～5 次,如有宫内窒息,可出现胎动异常。胎儿在缺氧早期的躁动不安,常表现为胎动活跃,胎动次数增加;但当缺氧严重时,胎则逐渐减弱,次数也减少。

孕妇自妊娠 30 周开始,每日早、中、晚各数 1 小时胎动,每小时胎动不低于 3 次,反映胎儿情况良好。如将 3 次胎动次数的总和乘 4,即得 12 小时的胎动次数。12 小时的胎动数不得少于 10 次。凡 12 小时内胎动数小于 10 次,或逐日下降大于 50% 而不能恢复者,均应视为子宫胎盘功能不足,胎儿有子宫内缺氧,需及时到医院就诊,进一步检查并采取措施。孕妇数胎动时思想应集中,静坐或卧位,以免遗漏胎动感觉,每次均应做记录。护理人员在指导孕妇自数胎动时,应强调其重要性,并鼓励孕妇认真对待并注意坚持。

2.中、晚期妊娠并发症的征象

(1)体重:妊娠中、晚期体重增加每周应不少于 0.3kg,不大于 0.5kg。孕妇应注意监测体重,如体重增加过快,应考虑有无水肿和羊水过多;如增加过慢,则应考虑有无胎儿生长受限的发生。

(2)头晕、眼花:妊娠中、晚期可发生妊娠期高血压疾病。头晕、眼花是妊娠期高血压疾病的自觉症状,如有发生,孕妇应注意休息,并到医院就诊,加以控制。

(3)阴道出血:妊娠中、晚期阴道出血的主要原因是前置胎盘和胎盘早剥。如孕妇有阴道出血,不论量多少,均应给予高度警惕,并应及时到医院就诊,进一步明确原因,以得到相应的治疗和护理。

(4)胎膜早破:临产前胎膜自然破裂,孕妇感觉羊水自阴道流出,称为胎膜早破。胎膜早破的原因有:①子宫张力过大,常见于多胎妊娠或羊水过多者;②胎位异常,如横位;③腹压急骤增大,如咳嗽、便秘等;④机械性创伤,如性交;⑤其他,如宫内感染等。一旦发生胎膜早破,孕妇应立即平卧,如可能应及时听胎心,并到医院就诊。

(5)寒战、发热:寒战、发热是感染的症状,如有此症状应警惕宫内感染的发生。宫内感染是一种对母体及胎儿都很严重的并发症,应予以高度重视。但也可能是肠胃炎的症状,所以孕妇不能自作主张地判断和用药,应及时就诊和治疗。

3.活动

妊娠期由于松弛素的作用,孕妇关节、韧带连接部都较松弛,同时因子宫增大,身体前倾,因此孕妇保持身体平衡较非孕期困难。孕妇应避免关节过度屈曲和伸张,不要进行任何需要跳跃、旋转或迅速改变方向的活动。

运动可以促进血液循环,增进睡眠和食欲,增加舒适,并可强化肌肉,增强产道弹性,为分娩做好准备,因此,孕妇应进行适当的运动。其中,散步是最佳的运动方式。孕妇进行运动首先要征求健康服务人员的意见,健康孕妇运动时间以每周3次为宜,每次运动时间不宜过长,每次运动10～15分钟后应休息2～3分钟,再进行下一个10～15分钟的运动,如运动后心率超过140次/分,则应休息至心率恢复至90次/分以下,再进行运动。如心率不能迅速恢复,则应降低运动强度。运动后应注意补充水分和热量。运动时应选择合适的乳罩以支托乳房。运动量以不感到疲倦为度。一旦发生下列情况之一,孕妇应立即停止运动,并报告医护人员:呼吸短促、头晕、麻木、任何形式的疼痛、每小时宫缩超过4次、胎动减少和阴道出血等。

4.正确的体位

随妊娠的进展,孕妇的腹部逐渐膨隆,孕妇应努力适应这一变化。良好的体位可以帮助孕妇适应并减少不适感,正确的体位如下(图1-19)。

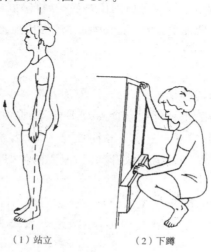

(1)站立　　　　(2)下蹲

图1-19　妊娠期妇女的正确体位

（1）站立时，将身体重心放到脚跟，两脚分开约30cm，以保持身体平衡。

（2）坐位时，椅子应稍矮，以使双脚能着地，最好膝关节能高于髋关节。

（3）尽量避免长时间站立，如不可避免，应在一只脚下垫一矮脚蹬，并不断更换。

（4）当拾取地面上或近于地面的物品时，应弯曲膝部以代替腰部的弯曲去取物品。

5.衣着

孕妇衣着宜宽大，腰部不要束得过紧，以免影响血液循环并妨碍胎儿活动。天气暖和时，应着短衣裙，使较大面积的皮肤晒到太阳，吸收紫外线，促进体内维生素D的生成，以帮助钙的吸收。孕妇可选择特制的腹带以支撑腹部。妊娠期不宜穿高跟鞋，以免引起身体重心前移、腰椎过度前凸而导致腰背疼痛，以低跟（2～3cm）、宽头、软底鞋为宜，并注意鞋应合脚，底有防滑纹，行动时更安全舒适。

6.乳房的护理

妊娠后孕妇需为母乳喂养做好准备，应锻炼乳头皮肤的韧性。护理人员应指导孕妇经常用温水清洗双侧乳房，除去污垢。妊娠期乳房增大，上衣不宜过紧，宜选用合适的乳罩支托乳房，防止下垂。

7.休息与放松

孕妇身体负担较重，易于疲劳，需要充足的睡眠和休息时间。一般孕妇每晚应有8～9小时睡眠时间，中午应有1～2小时午休时间。孕妇卧床休息和睡眠时，宜取左侧卧位，下肢放松自然屈曲，腿间可垫软枕，这样可以避免增大的子宫压迫腹主动脉和下腔静脉，以保证子宫胎盘的血流灌注，为胎儿创造较好的宫内生长环境，同时下腔静脉血回流通畅，可减轻下肢水肿，这种姿势有助于肌肉放松，还利于减轻疲劳。睡眠时应注意保持环境安静，室内空气清新。

（二）妊娠中、晚期的不适及应对措施

1.足部水肿

妊娠后期由于下肢静脉回流不畅，大多数孕妇易发生足踝部水肿，长期站立或坐位时水肿会加重，长期水肿可能会导致静脉曲张。如水肿合并有高血压、蛋白尿则属于病态。

护士对足踝部水肿的孕妇，应做较全面的体格检查，排除妊娠期高血压疾病。嘱其避免长久站立或坐位，指导她们做足背屈曲运动，以收缩肌肉，促使血液回流，同时在休息及卧床时，注意抬高下肢。

2.便秘

便秘是孕妇的常见症状，与孕期肠蠕动减缓、液体入量减少及缺乏户外运动有关。预防便秘的发生至关重要，应指导孕妇增加纤维素食品及水果、流质食物的入量，养成每日定时排便的习惯。有人认为晨起饮一杯凉开水有助于预防便秘的发生，食用香蕉是治疗便秘的非药物疗法。便秘严重时，需按医嘱给予缓泻剂或开塞露，但要使孕妇切勿养成依赖药物的习惯。

3.痔

妊娠期盆腔内血管分布增多，由于增大子宫的压迫阻碍了静脉回流，静脉内压力增高引起曲张，故妊娠期痔的发生、发展及症状均明显，疼痛及出血较为常见，痔静脉血栓形成也更严重。

妊娠后要预防痔的发生和加重，除注意调节饮食、养成良好的排便习惯外，孕中、后期宜多卧床休息,取侧卧位可以减轻子宫对盆腔静脉的压迫,有助于症状的缓解。如已形成痔,应服缓泻剂软化大便;局部热敷后涂 20％鞣酸软膏或痔疮膏,将其轻轻送回肛门内。如发生血栓疼痛剧烈,可用肛门栓剂;治疗无效时应手术切开清除栓子。

通常分娩后,痔可缩小,症状消失。如分娩后痔的症状仍严重,或有长期出血致失血性贫血等,应转入外科给予手术治疗。

4.下肢及外阴静脉曲张

约有 20％的孕妇患静脉曲张,以经产妇多见,长期站立可使病情加重。有的孕妇在妊娠 2个月时即可发病。静脉曲张的发生主要是由于妊娠子宫增大,压迫下腔静脉,下肢及会阴静脉回流缓慢,血液淤积,对静脉壁造成压力所致。发生静脉曲张后,可能出现下肢肿胀不适或疼痛,易于疲劳等症状,多于午后加重。

护士应教导孕妇养成坐、卧位时抬高下肢的习惯;或平卧于床上,抬高下肢,使臀部与足跟抵于墙壁,每日数次,每次 3～5 分钟(图 1-20);或侧卧。孕妇勿坐立过久,避免坐时一腿交叉搭于另一腿上。孕妇应选择穿弹性裤或支持性裤袜,下肢可绑以弹性绷带,外阴用泡沫橡皮垫支托等措施,均有助于改善症状。严重者应完全休息,分娩时注意防止外阴部曲张的静脉破裂导致大出血。

5.腰背痛

孕妇常感腰背疼痛,这是由于妊娠时增大的子宫向前凸出,孕妇为保持身体平衡而重心后移,肩部过度后倾,脊柱过度前曲,骨盆倾斜,背伸肌持续紧张所致。同时妊娠期分泌松弛素也会使骨关节韧带松弛,导致下腰部、腰骶部易感疲劳而疼痛,孕妇体质虚弱者尤甚。有人会发生骶髂关节及耻骨联合处隐痛或压痛症状,行走活动时加重,严重者妨碍活动。

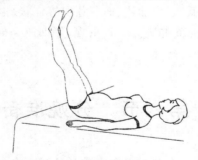

图 1-20　双腿抬高运动

预防腰背痛的主要方法是指导孕妇保持正确的姿势,并做骨盆倾斜运动(图 1-21)。严重者应卧床休息,适当增加钙的入量。腰骶部热敷等也有助于症状的缓解。必要时可按医嘱使用止痛药物。

6.小腿痉挛

妊娠后期孕妇常发生腓肠肌挛缩,夜间发作较重。该症状的发生可能因血液钙离子浓度降低,钙磷比例失调引起神经系统应激功能过强所致,也可能因维生素 D 缺乏,影响钙离子吸收所致。肌肉痉挛发作时,可做腓肠肌按摩;或让孕妇仰卧、屈膝,护士或家属一手自足底握足,另一手扶住膝部,突然使其伸膝,同时使足背屈;或做腓肠肌热敷。

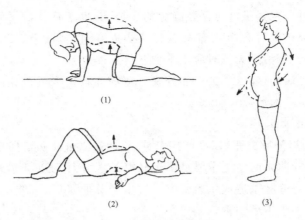

图 1-21　骨盆倾斜运动

此外,平日应注意增加孕妇饮食中钙、维生素 D 的入量,局部保暖,或口服复合维生素 B,上述方法均可预防腿部痉挛的发生。

7.胃灼热

孕妇在妊娠末 2 个月常有胃灼热,俗称"烧心",主要是子宫底升高,胃内压力增加,胃内容物反流至食管下段,引起胃液性食管炎所致。预防方法是避免过饱,饭后勿立即卧床,避免摄取过多脂肪、油炸、产气食物及辛辣食品,进餐时勿饮大量液体,注意少量多餐。如频发胃灼热,可按医嘱服用氢氧化铝、三硅酸镁等制酸药物。

8.直立性低血压

妊娠末期孕妇若较长时间取仰卧位,由于增大的子宫压迫下腔静脉,使回心血量减少,心搏出量亦减少,可出现血压降低、心率加快、面色苍白等症状,称为直立性低血压。为避免该症状的发生,应指导孕妇避免长时间仰卧。一旦出现,立即改为侧卧位,解除子宫对下腔静脉的压迫,使回心血量增加,症状即可解除。

第六节　分娩准备

多数孕妇,特别是初孕妇,常会非常兴奋而主动地进行分娩的准备。同时,分娩的恐惧与焦虑也在困扰着她们,分娩对母儿安全的威胁,以及分娩时的疼痛和不适是引起恐惧和焦虑的主要原因。恐惧和焦虑等心理问题又会影响产程的进展和母儿安全,并加重分娩时的疼痛与不适。所以帮助孕妇做好分娩的准备是非常必要的。分娩的准备包括:识别分娩的先兆,准备分娩的物品,了解分娩知识,以及学习应对分娩时疼痛和不适的方法。

一、分娩的先兆

在正式临产前,孕妇往往会出现一些症状预示着即将正式临产,这一阶段也被称作先兆临产。临产前的症状包括不规律的子宫收缩、血性阴道分泌物以及可能发生的破水。

(一)子宫收缩

妊娠晚期,子宫可以出现不规律收缩,常在夜间出现而于清晨消失。每次持续时间少于

30 秒,间隔时间可长可短,但都在 5 分钟以上,比正式临产宫缩间隔时间长。子宫收缩也可表现为短时间内有规律,继而又无规律甚至子宫收缩消失。孕妇可感到轻微腰酸,下腹轻微胀痛。因这种无效的子宫收缩不能使宫口开大,也有人称之为假临产。

(二)血性阴道分泌物

正式临产前 1～2 日,出现少量血性黏液自阴道流出,称见红。这是子宫不规律收缩,使宫颈内口附近的胎膜与该处的子宫壁分离,毛细血管破裂所致,是分娩即将开始比较可靠的征象。但出血量若超过月经量,则不应认为是见红,需排除是否为妊娠晚期出血性疾病。

(三)破水

有些孕妇可于正式临产前发生胎膜破裂,羊水自阴道流出。如果胎膜破裂发生在正式临产前,称为胎膜早破。此时孕妇应立即卧床休息,以侧卧位为宜,以预防脐带脱垂。未住院的孕妇应尽量保持外阴清洁并保持侧卧姿势到医院就诊。

二、分娩的物品准备

孕妇及其家庭成员应于产前选择并确定分娩的场所,准备好临产时到达医院的交通工具。并于妊娠后期应将分娩后产妇及新生儿的所需物品准备齐全。

(一)新生儿物品的准备

新生儿皮肤细嫩,易受损伤,所以衣被、尿布等应选用质地柔软、吸水性强、透气性好、便于洗涤和消毒的纯棉制品。小衣服的薄厚应根据气候的冷暖而选用棉针织品、薄绒布或花布等,也可用柔软的旧衣服洗净后改制。新生儿及婴儿的衣服应稍宽大,便于穿脱,衣缝应在衣服外面,以防摩擦婴儿的皮肤。如购买成衣,须经洗涤、日晒后再用,衣服不应钉纽扣,宜以布带子或尼龙搭扣代替。尿布要柔软、洁净,形状可为长方形或三角形,使用时以布带、松紧带或安全别针固定。衣服和尿布的数量要充足,以备更换。同时,还应准备单布或绒布包被、毛巾被、毛毯、棉被、手帕、大小毛巾、围嘴等,供婴儿保暖、洗脸、洗澡、喂奶用。

(二)母亲物品的准备

母亲所用物品包括:足够数量的消毒卫生巾,数个清洁卫生带以便更换;合适的胸罩,并以数块小毛巾垫于其内,以支托充满乳汁的乳房;根据气候的冷暖准备合适的衣服,但要柔软、舒适、吸汗,薄厚适中;吸奶器,必要时借以吸空乳房。

三、分娩知识简介

向孕妇介绍分娩知识可有助于孕妇正确看待分娩过程及应对分娩时的不适,并在分娩过程中加强自我了解和自我控制的能力。主要内容包括:宫颈口扩张及伸展的过程,分娩过程的分期及临床表现,胎先露下降的过程,以及产妇在分娩过程中可能接受的治疗和护理等(见正常分娩)。

四、分娩不适的应对技巧

许多研究表明在分娩过程中,分娩所引起的疼痛、孕妇对疼痛的恐惧、自我控制能力的丧失以及各种所没有预料到的反应及治疗,是妇女分娩过程中压力的主要来源,直接影响分娩的进程,并对产妇的心理产生影响。充分的分娩前准备可以帮助妇女更好地应对分娩过程中的压力。准备分娩的方法很多,以 Dick-Read 方法和 Lamaze 方法的使用最为广泛。

Dick-Read 认为,人们对分娩的不正确认识,致使普遍存在对分娩所产生疼痛的恐惧,恐惧则会导致紧张,紧张更加剧了疼痛,即疼痛-恐惧-紧张综合征。如果产妇能很好地应对 3 个环节中的任何一个,即能阻断三者的联系,从而减轻分娩所引起的压力和不适。分娩前的准备则是提高产妇应对能力的主要方法。

Lamaze 基于巴甫洛夫(Pavlov)的条件反射理论,认为分娩时的疼痛不仅是一种生理反应,也是机体对刺激的一种心理反应,引起反应的刺激是子宫的收缩。产妇经过训练可以用放松的方法和有规律的呼吸调节作为对宫缩这一刺激的反应,以取代心理反应的疼痛、喊叫和失去自我控制的表现。

常见的分娩准备方法主要可以归纳为:放松的技巧,呼吸控制的技巧和转移注意力的技巧。如果产妇在妊娠期能很好地学习,反复练习,并在护理人员的指导下正确使用,则可有效地缓解分娩过程中的不适。

(一)分散注意力

分散注意力的技巧是选择一个实际的或想象中的事物作为注意点,指导产妇将注意力集中于此一点,使其注意力从宫缩引起的疼痛和不适上转移开,从而降低对宫缩的感受力,增加对不适的耐受力,因为大脑高度注意某一刺激时可以抑制对其他刺激的反应。

(二)控制呼吸

呼吸的频率和节律会受到身体运动和精神状态的影响。当运动或精神紧张时,呼吸频率就会加剧,这是交感神经兴奋所致。分娩时,随着宫缩强度和频率的增加,产妇的呼吸也会受到影响而变得不规则。

呼吸控制的技巧是指在分娩过程中,根据宫缩的强度、频率和持续时间主动地调整呼吸频率和节律的方法。它可以缓解由于分娩所产生的压力,增强产妇的自我控制意识。控制呼吸的技巧可与转移注意力的技巧联合使用。

适用于第一产程呼吸控制的方式多种多样,根据宫缩的强度和持续时间的不同可选择不同的方式。当转移注意力的方法已不能帮助产妇缓解分娩的不适时,则可选择慢-胸式呼吸,其频率为正常呼吸的 1/2。随着宫缩频率和强度的增加,则可选择浅式呼吸,其频率约为正常呼吸的 2 倍。当进入第一产程过渡期时,即宫口开大 8～10cm 时,产妇的不适达到最剧烈的程度,一般选用喘-吹式呼吸,即 4 次短浅的呼吸后吹一口气,此比率也可上升至 6∶1 或 8∶1,但要注意预防过度通气。在使用每一种呼吸方式时,都是以一次深呼吸开始并以深呼吸结束。

第二产程中,当胎先露达到盆底压迫肛提肌时,产妇会不自主地屏气向下用力,并主动增加腹压。这时如宫口已开全,产妇应尽量屏气 6～8 秒后,深吸一口气再屏气,如此重复,每次宫缩 4～5 次。如胎头已娩出,为保护会阴避免撕裂,则可使用喘—吹式呼吸方式。

宫缩时控制呼吸的频率与节律,还可以使产妇感受到她对自身的控制能力,并表明能通过个人努力去完成某项工作,这可以增强其自信心。

为了能在分娩过程中更好地应用控制呼吸的技巧,必须在孕期反复练习,使之成为一种条件反射。需要注意的是,分娩时使用控制呼吸的技巧,并不是因为这种方法比自然的呼吸方法好,而是在产妇不能继续保持自然呼吸时,这种方法比其他可以加剧紧张的呼吸方式更有利于产妇。

（三）放松的技巧

放松是消除肌肉和精神紧张，缓解疲劳，使身心恢复平静的一种方法，也叫放松术。这种方法不仅适合于在分娩过程中使用，也被作为一种生活的技巧而广泛应用，以应对日常生活中的各种压力。正如日常生活中放松的技巧有许多种一样，分娩过程中放松的技巧也多种多样。为了能更好地在分娩过程中使用这一技巧，孕妇在妊娠期应在专业人员的指导下进行训练。

1.有意识地放松

通过有意识地对身体某一部分或某几部分肌肉进行收缩-放松的训练，最终达到可以有意识地放松紧张部位肌肉的目的。有意识地放松方法，包括渐进式和选择式放松训练。

2.触摸放松

当产妇某一部分肌肉（如颈部、前臂）紧张时，护士或其他工作人员触摸产妇的紧张部位，并指导其放松，这可帮助产妇达到放松肌肉的目的。

3.意念放松

产妇通过想象某一美好的事物，驱除头脑中的一切杂念以达到一种身心平静的状态。

4.音乐放松

选择产妇喜欢的舒缓的音乐，指导其完全沉浸于音乐之中，从而达到身心平静状态的方法。但这种方法要求产妇具备一定的音乐欣赏能力。

五、护理程序在分娩准备中的应用

在分娩准备中有效地应用护理程序方法可以保证孕妇的学习效果。在评估阶段，护士重点评估影响孕妇接受和学习分娩准备知识的各种因素，以及希望学习的内容。之后，在评估基础上制定学习目标、学习计划，利用书籍、挂图、录像、模型等教具进行形象化教学。在学习活动中注意提供练习机会，为孕妇提供个别化辅导，确保教育效果。

（一）护理评估

护士在认真复习孕妇检查记录资料的同时，应重点评估影响孕妇接受和学习分娩准备知识的各种因素，如教育程度、教育背景、既往经历、家庭环境、文化及宗教信仰等因素，此外还应了解孕妇及其家属希望学习的内容，以及实际准备情况。

（二）可能的护理问题和医护合作性问题

1.知识缺乏

缺乏相关分娩准备的知识。

2.焦虑

与分娩室的陌生环境有关。

（三）计划与实施

1.预期目标

（1）孕妇能陈述分娩准备的具体内容。

（2）孕妇能正确应用呼吸控制的方法应对分娩期不适。

2.计划与实施

（1）为孕妇提供分娩准备的知识利用图书、图片、幻灯、挂图、录像等，按孕妇需要有系统地向孕妇详细介绍有关分娩准备知识，其中包括分娩先兆、入院待产指征及分娩前的准备等内容。

(2)传授应对分娩不适的技巧结合图示,护士应耐心演示并讲解缓解分娩不适的各种技巧。注意每教一种方法后,要求孕妇重复练习至可正确回示为止。同时鼓励孕妇在分娩前反复练习直到可自如运用。这种训练如能有家属陪伴效果会更好。

(3)提供支持鼓励孕妇说出内心的焦虑,鼓励家属参与分娩前的准备过程,为孕妇提供支持,增强自然分娩的信心,缓解孕妇的焦虑程度。

(四)护理评价

孕妇能说出分娩准备的具体内容。孕妇在分娩过程中,能正确应用呼吸控制方法应对不适。

妊娠满 28 周及以后的胎儿及其附属物,从临产发动至从母体全部娩出的过程,称为分娩。妊娠满 37 周至不满 42 足周(259～293 日)间分娩,称为足月产。妊娠满 28 周至不满 37 足周(196～258 日)间分娩,称为早产。妊娠满 42 周以上分娩,称为过期产。

第二章　分娩期妇女的护理

第一节　决定分娩的因素

　　决定分娩的因素包括产力、产道、胎儿和精神心理因素。产力是分娩的动力,正常分娩除依靠产力将胎儿排出体外,还同时需要软产道相应的扩张和足够大的产道供胎儿通过。产力受胎儿的位置、大小及其与产道关系,以及精神心理因素的影响。正常分娩要依赖于这些因素之间的相互适应和协调,分娩是一个正常的生理过程,在分娩过程中,产妇保持良好的精神心理状态,对顺利分娩非常重要。

一、产力

　　是指将胎儿及其附属物从子宫内逼出的力量。产力包括子宫收缩力(简称宫缩)、腹肌及膈肌收缩力和肛提肌收缩力。子宫收缩力为分娩的主要力量,贯穿于整个分娩过程中,使子宫颈口开大,迫使胎儿下降娩出。腹肌、膈肌和肛提肌在第二产程时起辅助作用。

(一)子宫收缩力

　　分娩时子宫肌产生规律性收缩称宫缩,是临产后的主要动力。宫缩能使宫颈管缩短直至消失,子宫颈口扩张,胎先露下降、胎儿及胎盘娩出。在生理性肌肉收缩中,唯有分娩期子宫肌收缩产生疼痛,子宫肌收缩是不以个人意志而改变的。临产后正常的子宫收缩具有三个特点。

　　1.节律性

　　宫缩具有节律性是临产的重要标志之一。正常宫缩是子宫体部不随意、有规律的阵发性收缩。临产后随着产程进展,每次子宫收缩的强度由弱到强(进行期),维持一定时间(极期),随后由强到弱(退行期),直至消失进入间歇期(图 2-1),间歇期子宫肌松弛。如此反复,直至分娩全部结束。

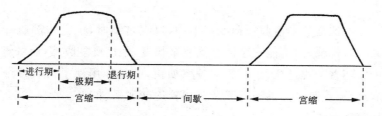

图 2-1　临产后正常子宫收缩节律性

　　在全部分娩过程中,子宫收缩的频率逐渐增加,强度逐渐加强,子宫内压逐渐加大。临产开始时,宫缩持续时间 30 秒,间歇期 5～6 分钟。随着产程的进展,宫缩持续时间逐渐延长,间歇期逐渐缩短。当宫口开全后,宫缩持续时间可长达 60 秒,间歇期可缩短至 1～2 分钟。宫缩强度随产程进展也逐渐增加,子宫腔内压力在临产初期升高 25~30mmHg,在第一产程末可增加至 40~60mmHg,在第二产程期间高达 100~150mmHg,而间歇期子宫腔内的压力仅为 6~12mmHg。间歇期产妇本身无感觉。当羊膜腔压力升至 26mmHg 以上时,产妇才能感觉疼痛。由于疼痛感受阈不同,故有很大的个体差异,实际阵痛的时间较宫缩时间为短。宫缩越弱,阵痛时间越短。产程初期宫缩持续的时间短、间歇时间长、强度弱,随着产程进展,宫缩持续时间渐长、间歇期渐短、强度增加,因而疼痛越来越重。

当子宫收缩时,子宫肌壁血管受压,胎盘血液循环受到影响,使胎儿血供减少,胎心变慢。在间歇期时,子宫肌纤维松弛,使胎盘绒毛间隙的血流量重新充盈。子宫收缩与松弛交替,宫腔内压力时高时低,使胎儿、母体血循环得以恢复,有利于气体和物质交换。在临床上有许多因素可影响宫缩的规律性及强度,如孕妇年龄及胎儿大小;产妇仰卧位可使宫缩减弱,而侧卧位则宫缩加强。

2.对称性和极性

正常宫缩每次开始于左右两侧宫角,以微波形式迅速向子宫底部集中,然后再向子宫下段扩散,以每秒 2cm 速度由宫底部向下移动,约 15 秒扩展到整个子宫,引起协调一致的宫缩,称为子宫收缩的对称性(图 2-2)。

子宫底部收缩力最强、最持久,向下则逐渐减弱、变短,子宫底部收缩力的强度几乎是子宫下段的 2 倍,宫缩的这种下行性梯度称为宫缩的极性。因此在观察临产时的子宫收缩时主要观察子宫底部。

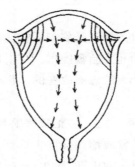

图 2-2 正常子宫收缩的对称性

3.缩复作用

子宫肌收缩与其他部位平滑肌或横纹肌不同,每次宫缩时,子宫体部肌纤维缩短变宽,宫缩后肌纤维虽又重新松弛,但不能完全恢复到原来长度,经过反复收缩,肌纤维越来越短,此现象称为缩复作用。随着产程进展,子宫收缩频率加快,缩复作用使子宫肌纤维变得厚而短,子宫腔容积逐渐缩小,迫使胎先露逐渐下降及宫颈管逐渐展平、扩张。

(二)腹肌及膈肌收缩力

腹肌和膈肌收缩力(简称腹压)是第二产程时娩出胎儿的主要辅助力量。宫口开全后,胎先露或前羊水囊在每次宫缩时压迫盆底组织及直肠,反射性地引起排便感,此时产妇主动屏气向下用力,腹肌及膈肌收缩使腹压增高,辅助胎儿娩出。如产妇正确使用腹压,可顺利娩出胎儿及胎盘,若产妇用力过早,易使产妇疲劳,造成子宫颈水肿,产程延长。另外腹压在第三产程中可促使胎盘娩出。

(三)肛提肌收缩力

第二产程中,宫缩时肛提肌的收缩可协助胎先露在骨盆腔内完成内旋转及仰伸等作用,有利于胎儿娩出,并且在第三产程时可协助胎盘娩出。

助产士应注意产妇的心理变化,因为产妇紧张焦虑的情绪可抑制神经垂体缩宫素的释放,影响子宫收缩,导致难产发生。

二、产道

产道是胎儿娩出的通道,分骨产道及软产道两部分。骨产道通常指真骨盆,是固定不变的部分,骨产道的大小、形状对分娩有直接影响。软产道是由子宫下段、子宫颈、阴道及盆底等软组织所组成的弯曲的管道。妊娠期间软产道血运充足变软,能高度扩张,胎儿易于通过。

(一)骨产道

1.骨盆各平面及其径线

为便于了解分娩时胎先露部通过骨产道的过程,一般将骨盆腔分为 3 个骨盆平面,每一平面各有其与分娩相关的径线。

(1)骨盆入口平面指真假骨盆的交界面,呈横椭圆形。前方为耻骨联合上缘,两侧为髂耻缘,后方为骶骨岬上缘。入口平面共有 4 条径线(图 2-3)。①入口前后径:又称真结合径,是从耻骨联合上缘中点至骶骨岬上缘正中间的距离,平均值为 11cm,这是骨盆入口最小径线,它是胎先露进入骨盆入口的重要径线,其长短与分娩的关系非常密切;②入口横径:指左右髂耻线间的最大距离,平均值约为 13cm,为骨盆入口平面最大径线;③入口斜径:左右各一。左骶髂关节至右髂耻隆突间的距离为左斜径,右骶髂关节至左髂耻隆突间的距离为右斜径,平均值约为 12.75cm。但由于乙状结肠占据左斜径一部分位置,而相对缩短,故胎头多取右斜径入盆,常形成左枕前位。

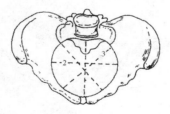

1.前后径 11cm;2.横径 13cm 之 3.斜径 12.75cm

图 2-3 骨盆入口平面各径线

(2)中骨盆平面:此平面具有产科临床重要性。因为它是骨盆最小平面,最狭窄,呈横径短的不规则长椭圆形。其前方为耻骨联合的下缘,两侧为坐骨棘,后方为骶骨下端。中骨盆平面有两条径线(图 2-4)。①中骨盆前后径:耻骨联合下缘中点通过坐骨棘连线中点至骶骨下端间的距离,平均值约为 11.5cm;②中骨盆横径:又称坐骨棘间径,是指两坐骨棘间的距离,平均值约为 10cm,是胎先露部通过中骨盆的重要径线,其长短与分娩关系极为密切。

(3)骨盆出口平面:是骨盆腔的下口,由两个在不同平面的三角形组成。前三角形的顶端为耻骨联合下缘,两侧为耻骨降支,后三角的顶端为骶尾关节,两侧为骶结节韧带。骨 图 2-4 中骨盆平面各径线盆出口平面有 4 条径线(图 2-4)。①出口前后径:耻骨联合下缘至骶尾关节之间的距离,平均值约为 11.5cm;②出口横径:又称坐骨结节间径,为两坐骨结节间的距离,平均值约为 9cm,是胎先露部通过骨盆出口的重要径线,其长短与分娩的关系密切;③出口前矢状径:耻骨联合下缘至坐骨结节间径中点间的距离,平均值约为 6cm;④出口后矢状径:骶尾关节至坐骨结节间径中点间的距离,平均值约为 8.5cm。若出口横径稍短,而出口后矢状径较长,两径之和大于 15cm 时,一般大小的胎头可利用后三角区经阴道娩出。

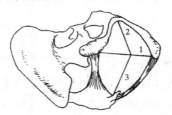

图 2-4　骨盆出口各径线(斜面观)

总之,骨盆各平面径线的大小关系到胎儿能否顺利入盆及分娩,其中以入口前后径、中骨盆横径及出口横径尤为重要。

中骨盆对分娩机转的关系最为密切,在产科临床上占重要位置,但易被忽视。中骨盆难产是临床工作中最难判断与处理的问题。因为对其横径的测量多以手指横扫两侧坐骨棘以估计其间距,其准确性与临床经验有关。

2.骨盆轴与骨盆倾斜度

(1)骨盆轴:为连接骨盆各假想平面中点的曲线。此轴上段向下向后,中段向下,下段向下向前(图 2-5)。分娩时,胎儿沿此轴娩出。

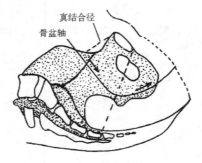

图 2-5　骨盆轴

(2)骨盆倾斜度:当妇女直立时,骨盆入口平面与地平面所形成的角度,称为骨盆倾斜度。非妊娠期一般为 50°~60°,平均 51.2°。妊娠晚期增大的子宫向前凸出,为保持孕妇体位平衡,而使骨盆倾斜度增加 3°~5°,一般为 60°(图 2-6)。若角度超过 70°,骶骨常向前、向上,而耻骨弓向后、向下移位,结果骨盆入口的有效前后径缩短,阻碍胎头的衔接、下降和内旋转,或当胎头娩出时因倾斜度大,将胎头冲向会阴体,造成会阴严重裂伤。

(二)软产道

软产道是由子宫下段、子宫颈、阴道和骨盆底软组织构成的弯曲管道。

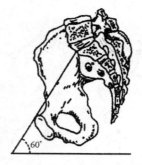

图 2-6 骨盆倾斜度

1.子宫下段的形成

子宫下段由子宫峡部发展形成。子宫峡部在非孕期时长约 1cm,妊娠后子宫峡部逐渐伸展,在妊娠 12 周时已成为子宫腔的一部分,随着妊娠的进展到末期逐渐被拉长形成子宫下段。此时子宫下段仍保持很大的张力,维持子宫腔的闭锁状态,使妊娠得以继续。临产后的规律宫缩进一步使子宫下段拉长达 7～10cm,肌壁变薄成为软产道的一部分。由于子宫肌纤维的缩复作用,子宫上段的肌层越来越厚,子宫下段被牵拉而伸展变薄,由于子宫上、下段的肌肉厚薄不同,在两者间的子宫内面形成一环状隆起处,称为生理缩复环(图 2-7)。

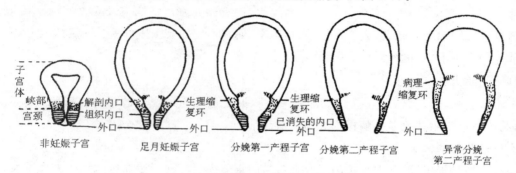

图 2-7 宫颈扩张及子宫下段形成

2.子宫颈的变化

(1)宫颈管消失:临产前的宫颈管长为 2cm。随着子宫下段的形成,宫颈变软,宫颈管变短,宫颈口部分扩张,宫颈的这些变化称为宫颈成熟。临产后由于宫缩的牵拉及宫缩时前羊水囊对子宫颈的压力,宫颈内口先扩张,随后宫颈管道逐渐变短消失展平。初产妇一般是宫颈管先消失,宫颈口后扩张,经产妇的宫颈管消失与宫颈口扩张同时进行(图 2-8)。

(2)宫颈口扩张:临产前,初产妇的宫颈外口只能容一指尖,而经产妇则能容纳一指。临产后由于子宫肌肉的收缩、缩复,以及前羊膜囊对宫颈的压迫,协助扩张宫颈口,胎膜多在宫颈口近开全时自然破裂。破膜后,胎先露直接对宫颈压迫,扩张宫颈口的作用更明显。随着产程的进展,子宫口从一指尖逐渐扩大至 10cm,使妊娠足月的胎头方能通过。

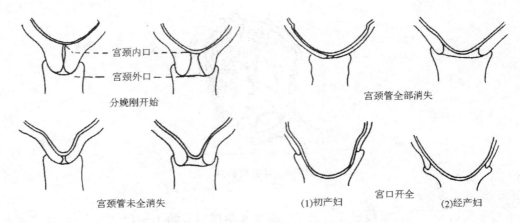

图 2-8　宫颈管消失与宫口扩张

3.骨盆底、阴道及会阴的变化

临产后,胎先露下降直接压迫骨盆底和扩张阴道,使软产道下段形成一个向前弯曲的筒状,阴道前壁短后壁长,阴道外口开向前上方,黏膜皱襞展平使腔道加宽。初产妇的阴道较紧,扩张的较慢,而经产妇的阴道较松,扩张较快。会阴被胎先露扩张和肛提肌向下及两侧扩展而变薄,使 5cm 厚的会阴体变成 2～4mm 的组织,以利胎儿娩出。阴道及骨盆底的结缔组织和肌纤维在妊娠期增生肥大,血管变粗,血运丰富,使临产后的会阴体可承受一定的压力,但分娩时如保护会阴不当,也容易造成裂伤。

三、胎儿

正常分娩,胎儿以纵产式、枕先露为主。胎头是最难通过产道的部分。若胎儿过大或过熟,胎位不正或胎儿畸形如脑积水等均能引起难产。

(一)胎儿的大小

在分娩过程中,胎儿大小是决定分娩难易的重要因素之一。胎头过大致胎头径线大时,尽管骨盆正常大,因颅骨较硬,胎头不易变形,也可引起相对性头盆不称,造成难产。因为胎头是胎体的最大部分,也是胎儿通过产道最困难的部分。

1.胎头颅骨

胎头颅骨由顶骨、额骨、颞骨各两块及枕骨一块构成。颅骨间的缝隙称为颅缝,两顶骨间为矢状缝。顶骨与额骨间为冠状缝。枕骨与顶骨间为人字缝。颞骨与顶骨间为颞缝。两额骨间为额缝。两颅缝交界处空隙较大称为囟门。胎头前部的菱形称为前囟,前囟也称为大囟门。后部的三角形称为后囟,后囟也称为小囟门(图 2-9)。颅缝与囟门均有软组织覆盖,使骨板有一定活动余地,使胎头具有一定的可塑性,以适应分娩的需要。在临产过程中,通过产道受到压力时,颅缝轻度重叠,使头颅变形,缩小头颅体积,有利于胎头的娩出。

2.胎头的径线

①双顶径:为两顶骨隆突间的距离,是胎头的最大横径(图 2-9),临床以 B 超测此值判断胎儿大小。一般足月妊娠时平均值约为 9.3cm。②枕额径:又称前后径,为鼻根至枕骨隆突的距离,胎头以此径衔接,妊娠足月时平均值约为 11.3cm。③枕下前囟径:又称小斜径,为前囟

中央至枕骨隆突下方的距离,妊娠足月时平均值约为 9.5cm,胎头俯屈后以此径通过产道。④
枕颏径:又称大斜径,为颏骨下方中央至后囟顶部的距离,妊娠足月时平均值约为 13.3cm。

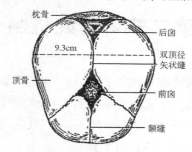

图 2-9　胎头颅骨各颅缝、囟门及双顶径

(二)胎位

如为纵产式(头位或臀位),胎体纵轴与骨盆轴相一致,容易通过产道。头位是胎头先通过产道,但需要查清矢状缝及前后囟,以便确定胎位。矢状缝是确定胎位的重要标记,囟门对判断胎位也很重要。头位时,在分娩过程中,可使颅骨重叠,胎头塑形,周径变小,有利于胎头娩出。而臀位时,因胎臀较胎头周径小且软,后出胎头通过产道时,阴道不能充分扩张,胎头娩出时又无变形机会,使胎头娩出困难。横位时,胎体纵轴与骨盆轴垂直,妊娠足月的活胎不能通过产道,对母婴威胁极大。

(三)胎儿畸形

当胎儿某一部分发育不正常,如脑积水、联体儿等,由于胎头或胎体过大,通过产道常发生困难。

四、精神心理因素

分娩虽然是生理过程,但对于产妇确实是一种持久而强烈的应激源。除对产妇生理上产生应激,同样对其精神心理方面也有影响。虽然精神因素对产程的影响早为人们所认识,但长期以来缺乏科学的研究。现已证实,在分娩过程中精神心理状态可以明显地影响产力,宫口扩张缓慢,胎先露部下降受阻,产程延长,产妇体力消耗过多,同时也促使产妇神经内分泌发生变化,交感神经兴奋,释放儿茶酚胺,血压升高,心率加快,呼吸急促,肺内气体交换不足,导致胎儿缺血缺氧,出现胎儿窘迫。一般来说,产妇对分娩的安全性有顾虑,并对医护人员有很大的依赖性。她们害怕分娩,害怕疼痛、出血、发生难产等,常处于紧张、焦虑的精神心理状态。英国产科医生利德(Read)早在 1959 年就提出,要自然分娩必须先祛除害怕、紧张与疼痛症候群。产妇住院环境的改变,陌生的医护人员以及对分娩知识认识不足,更加剧她们的恐惧心理。

一般来讲,产妇的精神因素主要来源于三个方面:分娩的准备度、个人适应能力以及支持系统。因此,产妇除在产前门诊接受健康宣教外,更应在分娩过程中,护理人员要耐心安慰产妇,介绍住院环境和工作人员,消除陌生感。同时做好入院评估,了解产妇的孕期经过,如有无手术史、用药史,有无内外科并发症,了解产妇的心理需求,提供必要的护理支持。并进一步讲解分娩知识,放松技巧,如呼吸技术等,以取得产妇很好的配合。有条件的医院,可开展镇痛分娩或开设家庭式产房,允许丈夫或家人陪产,或开展护理人员对产妇的一对一陪产,使产妇以最佳的精神心理状态顺利度过分娩全过程。

第二节　分娩机制

　　分娩机制是指胎儿先露部为适应骨盆各平面的不同形态,被动地进行一系列适应性转动,以其最小经线通过产道的全过程。整个过程被分解为衔接、下降、俯屈、内旋转、仰伸、复位及外旋转等动作。临床上枕先露占 95.55%～97.55%,又以枕左前位最多见,故以枕先露最常见的方式枕左前位为例,详细说明分娩机制(图 2-10)。

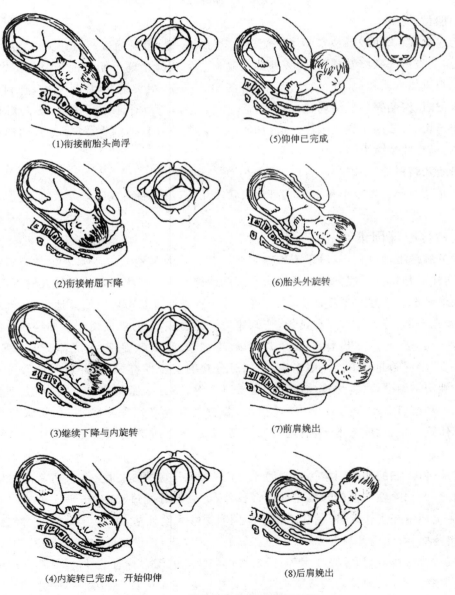

(1)衔接前胎头尚浮　　　　　　　(5)仰伸已完成

(2)衔接俯屈下降　　　　　　　(6)胎头外旋转

(3)继续下降与内旋转　　　　　　　(7)前肩娩出

(4)内旋转已完成,开始仰伸　　　　　　　(8)后肩娩出

图 2-10　枕左前位分娩机制示意图

一、衔接

胎头双顶径进入骨盆入口平面,胎头颅骨最低点接近或达到坐骨棘水平,称为衔接,又称入盆(图 2-11)。胎头进入骨盆入口时呈半俯屈状态,以枕额径衔接,由于枕额径(11.3cm)大于骨盆入口前后径(11cm),胎头矢状缝落在骨盆入口的右斜径上,因左斜径后端有直肠,比右斜径稍短,故胎头枕骨在骨盆左前方,呈枕左前位。初产妇多在预产期前 1~2 周内胎头衔接,若初产妇在临产前或分娩开始后胎头仍未入盆,应警惕有无头盆不称,经产妇多在分娩开始后衔接。

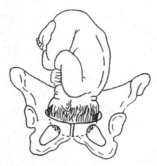

图 2-11 胎头衔接

二、下降

胎头沿骨盆轴前进的动作,称为下降。宫缩的压力迫使胎儿下降,下降贯穿于整个分娩过程中,并与其他动作相伴随。下降动作呈间歇性,宫缩时前进,间歇期少许退回。促使胎头下降的因素有 4 个:①宫缩时通过羊水传导的压力,由胎轴压传至胎头;②宫缩时子宫底直接压迫胎臀;③胎体伸直伸长;④腹肌收缩。初产妇胎头下降速度因宫口扩张缓慢和软组织阻力大较经产妇慢。临床上以观察胎头下降的程度,作为判断产程进展的重要标志之一。胎头在下降过程中,受骨盆底的阻力发生俯屈、内旋转、仰伸、复位及外旋转等动作。

三、俯屈

胎头继续下降至骨盆底时,处于半俯屈状态的胎头枕骨遇到肛提肌及骨盆侧壁的阻力,借杠杆作用胎头进一步俯屈,使下颌接近胸部,由胎头衔接时的枕额径(11.3cm)变为枕下前囟径(9.5cm)(图 2-12),以适应产道的最小经线,有利于胎头继续下降。

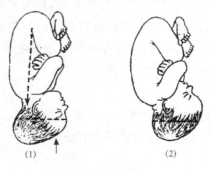

(1)   (2)

图 2-12 胎头俯屈

四、内旋转

胎头为适应骨盆纵轴而旋转,使其矢状缝与中骨盆及骨盆出口前后径相一致,称为内旋转。当俯屈下降时,枕部受肛提肌的收缩力将胎头推向前方,使枕部向前旋转45°,即后囟转到耻骨弓下面,此时往往是在第一产程末完成内旋转动作(图2-13)。

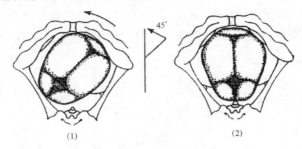

(1)   (2)

图 2-13 胎头内旋转

五、仰伸

胎头完成内旋转后,胎头极度俯屈达到外阴部。产妇主动使用腹压向下屏气用力以及子宫收缩力和肛提肌反射性收缩,迫使胎头继续向下向前推进,胎头枕部达耻骨联合下缘时,以耻骨弓为支点胎头逐渐仰伸,胎头的顶、额、鼻、口、颏相继娩出(图2-14)。当胎头仰伸时,胎儿双肩径进入骨盆入口左斜径。

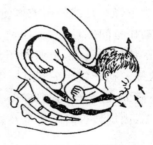

图 2-14 胎头仰伸

六、复位及外旋转

胎头娩出时,胎儿双肩径沿骨盆入口左斜径下降。胎头娩出后,为使胎头与胎肩恢复正常关系,胎头枕部向左旋转45°,使胎头与胎肩成正常关系,称为复位。胎肩在盆腔内继续下降,前(右)肩向母体前方旋转45°,使胎儿双肩径转成与骨盆出口前后径相一致的方向,以适应出口前后径大于横径的特点。同时,胎头枕部需在外也继续向左旋转45°,以保持胎头矢状缝与胎肩成垂直关系,称为外旋转(图2-15,图2-16)。

七、胎肩及胎儿娩出

胎儿完成外旋转后,胎儿前(右)肩出现于耻骨联合下方,前肩娩出(图2-17),继之后(左)肩从会阴部娩出(图2-17),然后胎儿腹部、臀部及下肢全部娩出。

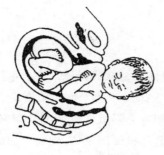

图 2-15 胎头外旋转

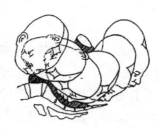

图 2-16 胎头娩出

分娩的大部分动作发生在盆腔产道内,从体外是看不到的,所以必须熟悉分娩机转,掌握分娩的生理规律,才能处理分娩过程中所产生的一些复杂而特殊的问题。

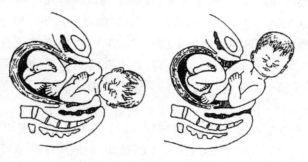

图 2-17 胎儿前、后肩娩出

第三节 产程的分期及护理

1.临产的诊断

临产开始的标志是有规律且逐渐增强的子宫收缩,持续 20~30 秒或以上,间歇时间 5~6 分钟,同时伴有进行性子宫颈管消失、宫口扩张和胎先露部下降。

2.产程分期

分娩的全过程是从规律性宫缩开始至胎儿胎盘娩出为止,称为总产程。临床上根据不同阶段的特点又分为三个产程。

第一产程又称宫颈扩张期。指从间歇 5~6 分钟开始的规律性宫缩开始至宫颈口开全。初产妇的宫颈较紧,子宫口扩张较慢,需 11~12 小时,经产妇的宫颈较松,子宫口扩张较快,需 6~8 小时。

第二产程又称胎儿娩出期。指从宫口开全至胎儿娩出。初产妇需 1~2 小时,经产妇需几分钟至 1 小时。

第三产程又称胎盘娩出期。指从胎儿娩出至胎盘娩出。需 5~15 分钟,一般不超过 30 分钟。

一、第一产程的观察和护理

(一)护理评估

1.健康史

(1)询问健康史并记录:根据产前记录了解产妇的一般情况,如结婚年龄、怀孕年龄、身高、体重、孕前血压、营养状况、胎产次、既往病史、过敏史、月经史、孕产史,如有无流产、早产、难产、死产或死胎史等。了解本次妊娠情况,如末次月经、孕期有无阴道流血、本次妊娠有无高危因素、有无须要治疗的并发症或并发症,化验检查结果,骨盆各径线测量值,询问宫缩的开始时间、持续时间及频率,有无血性分泌物或液体流出。

(2)产妇身体状况:包括全身检查和产科检查。

1)全身检查:观察产妇外貌、神情,评估皮肤情况,有无水肿或脱水现象。测量生命体征,检查心肺功能有无异常。触诊产妇膀胱区域,排除尿潴留。因在分娩过程中,由于胎头压迫、膀胱肌麻痹、黏膜充血、水肿,可导致尿潴留的发生,影响胎先露下降和子宫收缩。

2)产科检查:①通过腹部四步触诊确定胎产式、胎先露、胎方位及有无衔接。根据子宫底高度、腹围评估胎儿的大小,听胎心音;②阴道检查或肛门检查,判断宫颈管消失与宫口扩张程度,明确胎先露、胎方位及胎头下降程度,了解骨盆腔大小,胎膜是否破裂。

2.临床表现

(1)规律宫缩:产程开始时,宫缩持续时间较短(约 30 秒),间歇期较长(5~6 分钟)。随着产程进展,持续时间延长(50~60 秒),且强度不断增加,间歇期逐渐缩短(2~3 分钟)。当宫口近开全时,宫缩持续时间可长达 1 分钟或 1 分钟以上,间歇期仅为 1 分钟或稍长。宫缩的强弱以宫缩时子宫体是否变硬及变硬的程度为依据。当子宫收缩至高峰时,宫体上部如板状感,可用手摸或胎儿监护仪观察宫缩的强弱、频率及持续时间。良好的宫缩应伴随着相应的子宫颈扩张。

(2)宫颈口扩张:是第一产程的主要特点。可通过阴道检查或肛门检查以确定宫口扩张程度。当宫缩逐渐频繁且不断增强时,子宫颈管逐渐缩短直至展平,子宫颈口逐渐扩张。第一产程又分为潜伏期和活跃期。潜伏期是指从临产出现规律宫缩至子宫颈口扩张 3cm,此期子宫颈口扩张速度较慢,平均每 2~3 小时扩张 1cm,约需 8 小时,最大时限为 16 小时,超过 16 小时称为潜伏期延长。活跃期是指从宫颈口扩张 3cm 至宫口开全 10cm,宫颈口扩张速度显著加快,约需 4 小时,最大时限为 8 小时,超过 8 小时称为活跃期延长。活跃期又分为加速期:是指宫颈口扩张加速至 3~4cm,约需 1.5 小时;接着是最大加速期:是宫颈口扩张最快的时期,宫颈口扩张至 4~9cm,约需 2 小时;最后是减速期:是指宫颈口扩张至 9~10cm,约需 30 分钟,然后进入第二产程(图 2-18)。

若宫颈口不能如期扩张,多因子宫收缩乏力、胎位不正、头盆不称等原因存在。当宫颈口开全时,宫口边缘消失,子宫下段及阴道形成宽阔的筒腔。

(3)胎头下降程度:是决定能否经阴道分娩的重要观察项目。为能准确判断胎头下降程度,应定时行肛门检查或阴道检查,以明确胎头颅骨最低点的位置,并能协助判断胎位。伴随着宫缩和宫颈扩张,胎儿先露部逐渐下降,胎头在潜伏期下降不明显,在活跃期下降加快,平均每小时下降 0.86cm,第一产程结束时,可降至坐骨棘平面下 2~3cm 水平,并完成了衔接、下降、俯屈和内旋转的过程(图 2-19)。胎头下降程度可通过先露部颅骨最低点与坐骨棘的关系来确定。若先露部颅骨最低点在坐骨棘水平时以"0"表示,棘上 1cm 为"-1",棘下 1cm 为"＋1",依此类推。

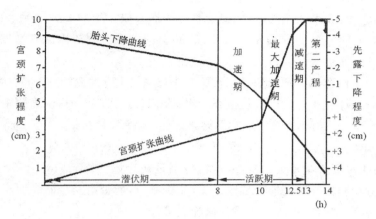

图 2-18 产程图

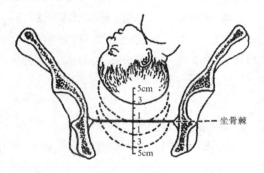

图 2-19 胎头下降程度的判定

(4)胎膜破裂:简称破膜。宫缩时,子宫羊膜腔内压力增高,胎先露部下降,将羊水阻断为前、后两部,在胎先露部前面的羊水量约为 100ml,称为前羊水,形成了前羊水囊,也称为胎胞,它有助于扩张宫颈口。随着产程的进展,宫缩逐渐加强,子宫羊膜腔内压力更高,当羊膜腔内压力增加到一定程度时,胎膜自然破裂,称为破膜。破膜多发生于宫口近开全时。

3.辅助检查

(1)胎儿监护仪:最早描述胎儿心跳是在 17 世纪,随后,Francois Mayor 在 1818 年通过将耳贴腹壁,听到了胎儿的心跳。1917 年 David Hills 在芝加哥莱茵医院发明了头部听诊器,此胎儿听诊器至今仍在使用。但这种听诊器不能连续检测胎心的细微改变,于是在 20 世纪 60 年代末,胎儿监测器被开发制造出来,现在已成为产科常规检查的一部分。

胎儿监护仪有外监护与内监护两种类型。

1)描记宫缩曲线:可以看出宫缩强度、频率和每次宫缩持续时间,是较全面反映宫缩的客观指标。临床上常用外监护,它属于宫外监护,是将测量宫缩强度的压力探头放置在宫体接近宫底部,以带子固定于产妇腹壁上,连续描记曲线 30~40 分钟,必要时可延长或重复数次。内监护属于宫内监护,仅适应于胎膜已破,宫口扩张 1cm,能放入内电极,将电极固定在胎儿头皮上,子宫腔静止压力及宫缩时压力的测定,是经塑料导管通过宫口进入羊膜腔内,塑料导管内充满液体,外端连接压力探头即可记录宫缩产生的压力,所得结果较准确,但容易引起宫腔内感染,且价格较贵,一般很少用。

2)描记胎心曲线:多用于外监护,将测量胎心的探头放置于胎心音最响亮的部位,用带子固定于腹壁上,观察胎心率的变异及其与宫缩、胎动的关系。此法因能判断胎儿在宫内的状况,故明显优于听诊器法。

(2)胎儿头皮血检查:第一产程时,正常胎儿头皮血 pH 应为 7.25~7.35。若 pH 小于 7.25 时,为酸中毒前期,应隔 10 分钟再重复检查一次;若 pH 小于 7.20 时,则为酸中毒;若 PH 持续下降或低于 7.20 时,应结合临床情况,立即终止妊娠,以挽救胎儿。

4.心理社会评估

分娩过程对于母婴都是重大的身心应激,特别是初产妇。待产妇对应激的反应主要是焦虑和恐惧,此时待产妇担心胎儿能否健康出生,能否顺产,能否耐受宫缩的疼痛,自己应该做些什么,身边是否有亲人陪伴,医务人员将要做什么等。

第一产程时间较长,由于宫缩的疼痛,影响待产妇的睡眠及饮食,精力与体力消耗较大,同时新入院的待产妇还会产生陌生和孤独感,加之医务人员不了解或误解等原因,会使待产妇的焦虑水平随之上升,而过分的紧张、焦虑导致情绪改变,可影响产程的进展。

一般待产妇的心理状态可以从下列几个方面表现出来。

(1)精力:有无疲倦,睡眠及饮食如何。

(2)身体姿势:是放松还是紧张。

(3)行为:是健谈、沉默或是抑郁,是否能听从医护人员的指导、安排,还是有逆反行为。

(4)感知方面:对分娩知识的认识如何,能否正确理解医护人员的解释、说明,是否需要反复解释方可明白。

(5)对宫缩引起疼痛的耐受性:是否有呻吟、大声尖叫或默然等。护士应正确评估待产妇对疼痛的耐受性,因为有些待产妇由于缺乏对分娩知识的正确认识或受他人不良感受的影响,当规律宫缩刚开始时,就大喊大叫,无法控制自己,但有些待产妇却表现为平静或低声呻吟,故护士应用自己的知识和技能来判断宫缩强弱,而不能根据待产妇的表现而断定。

(二)护理诊断和医护合作性问题

1.疼痛

与子宫收缩有关。

2.焦虑

与担心自身与胎儿健康、分娩疼痛、缺乏相关知识有关。

3.尿潴留

与胎先露下降、胎头压迫膀胱肌或体位改变不适应有关。

4.体液不足

与产程中出汗多,摄入量减少有关。

5.躯体活动受限

与宫缩疼痛、破膜等因素有关。

6.恶心、呕吐

与分娩刺激胃肠道有关。

7.潜在并发症——胎儿窘迫

与子宫收缩引起胎盘血流量减少,胎儿宫内缺氧有关。

(三)计划与实施

1.预期目标

(1)产妇能正确复述正常分娩过程的相关知识,降低焦虑。

(2)产妇能积极配合,减轻不适反应,愉快分娩,母子平安。

2.计划与实施

(1)一般护理:待产妇于临产后入院,当发生特殊情况如胎膜早破、阴道流血量多等,应紧急入院。

1)待产环境:应提供安静无刺激性的环境,室内空气新鲜,温湿度适宜。物品和家具摆放整洁,病室规范。也可在墙上张贴字画,以给待产妇在视觉上的良好刺激。

2)支持系统:有条件的医院,可实行康乐待产,允许丈夫、家人在分娩过程中陪伴产妇,或提供家庭化分娩室,给予待产妇心理上的支持。

3)健康教育:待产妇入院后,医护人员应热情接待,介绍待产室、产房环境及工作人员,护士应加强与待产妇的沟通,沟通时要注意语音、语速,态度和蔼,特别要重视非语言交流,消除待产妇紧张、陌生的情绪。询问、评估并记录待产妇的身体状况、既往病史、孕期情况、此次住院原因等,以便及时发现问题,有针对性的护理。同时要向待产妇讲解产程中各种注意事项,宣教内容必须能使待产妇理解和掌握。在分娩过程中,应及时向待产妇通报产程进展情况,以增强其自信心。医护人员在做任何治疗前应事先解释清楚,以取得待产妇的理解,消除疑虑,得到积极的配合。对孕史或产史不良的产妇更应加强心理护理,给予心理支持。因每个人的情绪反应、掌握分娩的相关知识不同,所以入院时的健康教育要因人而异。

4)建立良好的护患关系:护士可在宫缩时协助待产妇按摩腰背部等,触摸对产妇更是一种心理上的安慰,可减轻紧张、焦虑的程度,增加安全、舒适感。护士应同情、理解和关心待产妇,做好基础护理工作。经常陪伴在待产妇的身边,有条件时可设专人负责,仔细、耐心听取待产妇的叙述和提问,接受待产妇的行为并给予正确指导。同时应起到待产妇与家属之间的桥梁作用,及时传递两者之间的信息,使双方放心。

5)监测生命体征:待产妇无特殊情况,入院后应测体重、体温、脉搏、血压,了解临产情况,如宫缩情况、胎膜有无破裂、阴道出血量等,发现异常及时通知医生进行处理。观察生命体征:临产后体温一般变化不大,脉搏、呼吸可稍有增加。如体温>37.5℃,脉搏>100次/分。应通知医生进行治疗。血压应每4小时测一次,发现血压升高应增加测量次数并给予相应处理。

6)观察并发症的征象:如有头晕、眼花、头痛、呕吐、上腹部痛,子宫收缩异常,待产妇烦躁不安,呼吸困难等应引起高度重视。注意阴道流血量,若阴道流血为鲜红色,多于月经血量,应及时与医生联系以除外前置胎盘或胎盘早剥等情况发生。

7)备皮:一般初产妇常规行外阴备皮,其优点是有利于会阴切开术的缝合,缺点是可能增加感染的机会。另外,产后局部毛发开始生长时,产妇可能会经历局部发痒的困扰。国外早在

20 世纪 80 年代就已不备皮,WHO 于 1996 年 1 月出版了《正常分娩监护实用手册》,其中将备皮措施评估为无效措施。我国目前有些医院已取消此项措施。

8)灌肠:灌肠的意义目前仍在争议中,在《正常分娩监护实用手册》中,灌肠也被评估为无效措施,英国于 20 世纪 80 年代末已不将其作为常规处理的措施。目前我国大多数医院仍做常规灌肠,一般在初产妇临产后,宫口开大 3cm 以下且无特殊情况,可给予 1%肥皂水灌肠。其目的是通过反射作用刺激子宫收缩,同时清洁直肠,避免分娩时粪便溢出污染消毒区域。若有胎膜破裂、阴道异常流血、心肌病、胎儿窘迫、胎头高浮时,应禁止灌肠。灌肠后要观察子宫收缩,勤听胎心。

9)活动:一般无并发症的待产妇均可自由活动,如有陪产,应鼓励待产妇在准父亲的陪伴下下床走动。走路可以增加待产妇的舒适度,并且有助于宫口扩张及先露部下降。但有并发症的待产妇,如阴道流血过多或待产妇有头晕、眼花的自觉症状,宫口开大 3～4cm,使用镇静剂和止痛剂(如哌替啶)均应卧床休息,采取左侧卧位为宜,以增加胎盘血液的灌注量,应向待产妇解释卧床休息的必要性,以防发生意外。

10)注意破膜时间:下床活动的待产妇若破膜后应立即卧床,值班护士要听胎心音,行肛门检查,注意观察有无脐带脱垂征象,记录破膜时间、羊水量及性状,破膜时间＞12 小时尚未分娩者,应遵医嘱给予抗生素,预防感染。如系头位,羊水混有胎粪呈黄绿色,表示胎儿宫内缺氧,应做相应处理。

11)饮食:临产后,待产妇的消化能力减弱,食物在胃内存留时间较长,待产妇不愿进食。个别待产妇有恶心、呕吐。应鼓励待产妇在宫缩间歇时,摄入一些清淡且营养丰富的半流饮食,既可增加营养及液体的需要量,又可为分娩储存足够的能量。对呕吐待产妇应根据病情,给予静脉输液以补充能量。

12)预防尿潴留:临产后护理人员应每 2～3 小时提醒待产妇排尿一次,如果刚解完小便,待产妇仍有尿意,此乃胎儿先露部对膀胱压迫所致,护理人员可直接触摸待产妇耻骨联合上方的部位,即可查知是否有膀胱过度膨胀,以防止膀胱过度膨胀影响胎先露下降及子宫收缩,延长产程。

13)基础护理:临产后,由于子宫收缩频繁,除全身出汗外,外阴部的分泌物及羊水外溢常使待产妇感到不舒适。应协助待产妇做好生活护理。破膜的待产妇,应由护士冲洗外阴 2 次/日,保持外阴清洁。出汗多者应擦澡,使待产妇感到舒适并能解除疲劳。

(2)准父亲的角色:分娩是家庭一件重要且有意义的经验。现在越来越多的准父亲愿意且真正地参与妻子的分娩过程,研究发现准父亲参与分娩的主要动机是给予妻子支持,并且他们也意识到妻子需要他们的陪伴。研究认为父亲参与分娩可使父亲和孩子建立一个亲密关系;使父亲能够对其孩子表达细心、真挚的感情;使父亲能参与照顾孩子生活的工作;使父亲了解自己的责任。也有研究表明准父亲陪伴分娩,可给予产妇足够的支持,使产妇感觉分娩过程较为舒适,害怕程度较低,产程较短,产时并发症较少。因此,在我们强调以家庭为中心的产科护理时,准父亲的照顾与支持是不可忽视的一环。但是目前产科临床的照顾多以产妇为主,在分娩过程中,医护人员常将焦点放在准妈妈身上,而疏忽了准父亲的情绪和需求,以致准父亲因缺乏有效的支持,而感到被忽视与不知所措。护理人员应协助准父亲发挥其功能,参与分娩。

目前已有医院允许准父亲参与整个分娩过程,这也是未来发展的必然趋势,能充分体现产科护理强调以家庭为中心的观点。

(3)产程护理:严密观察产程进展,以及待产妇、胎儿对临产的反应,及时发现影响健康的早期征象进行处理。

1)产程图:产程图是以临产时间(小时)为横坐标,以宫颈扩张度(cm)为纵坐标在左侧,胎头下降程度(cm)在右侧,画出宫颈扩张和胎头下降的曲线。

2)勤听胎心音:可用胎心听诊器或胎心监护仪。胎心监护仪不仅可描记胎心曲线,还可观察胎心率的变异及其与宫缩、胎动之间的关系,从而判断胎儿在宫内的状态。正常胎心率为120~160次/分。

临产后,应每隔1小时在宫缩间歇时听取胎心音1次,每次听1分钟并记录。宫缩紧时应每30分钟听取1次。当宫缩停止后,如出现下列情况之一,应紧急处理。①胎心率下降久不恢复;②>160次/分或<120次/分;③胎心不规律;④胎儿监护显示胎心有晚期减速,则表示有胎儿窘迫,应即刻给待产妇吸氧,左侧卧位,通知医生寻找原因。

枕先露的胎心音在待产妇脐下听到,如胎头已衔接,则在接近骨盆的边缘处可听到。臀位一般在脐上和平脐处听到。听取胎心音时要注意与待产妇主动脉搏动或子宫杂音区别开,如有怀疑时,可同时测待产妇的桡动脉以鉴别。

3)观察子宫收缩:最简单的方法是由助产人员以一手手掌放于待产妇腹壁上(宫底部),触诊手法应柔和,用力适当,不能在腹壁上来回移动。宫缩时宫体部隆起变硬,间歇期松弛变软。应定时连续观察宫缩,每次观察宫缩要测3次以上,并做好记录,观察子宫收缩要注意以下几点。①子宫收缩持续的时间:指子宫开始收缩到开始放松所需时间。②子宫收缩的频率:指本次子宫收缩开始到下一次子宫收缩开始所需时间。③子宫收缩的强度:为估计子宫肌肉的坚硬程度。

子宫收缩持续时间、频率及强弱是影响产程进展的主要因素。

4)肛门检查:临产后,应适时在宫缩时进行肛门检查(简称肛查),其次数需要根据胎产次、宫缩强弱、产程进展等情况而定,次数不宜过多。一般在宫口开大3cm前,每2~4小时做一次肛查,若在3cm以上,应每1~2小时做一次肛查。每次不要超过2人检查,以免产妇有不适感觉,检查后要做好记录并描记产程图。肛门检查主要了解子宫颈软硬程度、厚薄,宫口扩张程度(其直径以cm或横指计算,一横指相当于2cm),此外,还可了解胎膜是否破裂、骨盆腔大小、胎儿先露部及先露部下降的程度。若有异常阴道流血或怀疑有前置胎盘者,应禁止肛查,以免诱发出血。

肛门检查方法:产妇仰卧,两腿屈曲分开。检查者站于待产妇右侧,右手戴一次性薄膜手套涂上甘油冻后,轻轻伸入直肠内,拇指伸直,其余各指屈曲以利于食指深入。食指在直肠内向后触及尾骨尖端,了解尾骨活动度,再摸两侧坐骨棘是否突出,并确定胎先露高低,然后用指端掌侧探查子宫颈口,摸清其四周边缘,估计宫口扩张情况。当宫口近开全时,仅能摸到一个窄边。当宫口开全时,则摸不到宫口边缘。未破膜者,在胎头前方可触到有弹性的胎胞。已破膜者,则能直接触到胎头,若无胎头水肿,还能摸清颅缝及囟门的位置,有利于确定胎位。若能触及有血管搏动的索状物,应考虑为脐带先露或脐带脱垂,需要及时处理。

5)阴道检查:应在严密消毒外阴后进行,检查者戴无菌手套。阴道检查前、后要向待产妇做好解释工作,取得待产妇的配合,消除思想顾虑。阴道检查能直接摸清胎头,触清矢状缝及囟门确定胎位、宫口扩张程度,以决定分娩方式。适用于肛查时胎先露不明、宫口扩张及胎头下降不明、怀疑有脐带先露或脐带脱垂、轻度头盆不称经试产4～6小时产程进展缓慢者。

6)减轻由于临产引起的不适

a.腹痛:正常的宫缩也会引起不同规律程度的腹痛。疼痛因人而异,有些产妇对疼痛特别敏感,加之精神紧张,在宫缩时易发生躁动及喊叫,消耗很大的体力,影响正常产程的进展。因此,护士要正确评估产妇对疼痛的耐受性,针对不同原因给予具体指导,消除产妇不正确的认识和不良情绪,多陪伴接触产妇,加强精神鼓励与支持,指导产妇在宫缩时调整呼吸、体位;同时与产妇交流,分散其注意力。

b.小腿部肌肉痉挛:较多见,常使待产妇难以忍受。首先要使待产妇安静,将肌肉痉挛的腿放平伸直,一手压膝盖,另一手使脚背屈,痉挛可立即解除,然后再按摩腓肠肌。

c.排便感:胎先露压迫直肠时有排便感,提示即将分娩,应进行肛门检查。也有可能是由枕后位所引起,应向待产妇解释,不能过早向下用力以免造成宫颈水肿,影响宫口扩张,必要时纠正胎位。

d.腰痛:每次宫缩时,腰骶部出现暂时性或持续性的疼痛,护士应协助产妇按摩腰骶部以减轻不适。

初产妇宫口开全至10cm,经产妇宫口开大3～4cm且宫缩好,可护送产房准备接生。

(四)护理评价

产妇主诉其在产程中感觉较舒适,焦虑程度有所减轻,能适应产程进展。产妇及胎儿在产程中未出现并发症,产程进展满意。

二、第二产程的观察和护理

(一)护理评估

1.健康史

(1)了解健康史:与第一产程内容相同,但同时要了解第一产程经过和处理情况。

(2)身体评估:产妇的阴道血性分泌物增加,宫缩加强。此时胎头降至骨盆出口压迫骨盆底组织,产妇在宫缩时不由自主地向下屏气用力,主动增加腹压,这时,产妇体力消耗很大,常表现为大汗淋漓,四肢随意活动,腰骶酸痛,小腿肌肉痉挛,有的产妇可有呕吐。

2.临床表现

第二产程宫缩持续时间长,间歇时间短,产力最强。宫口开全后,若仍未破膜,常影响胎头下降,应行人工破膜。破膜后,宫缩可暂时停止,待产妇略感舒适。随后宫缩重现且较前增强,每次持续1分钟或以上,间歇期仅1～2分钟,待产妇有排便感。随着产程进展,会阴逐渐膨隆和变薄,肛门括约肌松弛。胎头于宫缩时暴露于阴道口,当宫缩间歇时又缩回阴道内,称为胎头拨露。随着产程进一步发展,在宫缩间歇时,胎头也不再回缩,此时胎头双顶径已越过骨盆出口,称为胎头着冠。此后会阴极度扩张,产程继续进展,娩出胎头,接着胎头复位、外旋转、前肩、后肩、躯体相继娩出,并伴随后羊水涌出。

经产妇的第二产程较短,上述临床表现不宜截然分开,有时仅需几次宫缩,即可完成胎儿娩出。因此要密切观察产程进展,以免发生意外。

3.辅助检查

用胎儿监护仪监测胎心率,以及胎心率与宫缩的变化关系。若条件允许,可持续监护,以便及时发现异常,及时处理。

4.心理社会评估

在第二产程中,产妇的恐惧、急躁情绪比第一产程加剧(若在第一产程时未进行有效、正确指导的情况下),常表现为烦躁不安,在产床上乱动,大喊大叫。此时易发生坠床危险,应引起护理人员的高度重视。

(二)护理诊断和医护合作性问题

(1)有胎儿受伤的危险:与宫缩过紧、脐带短或绕颈、胎头在产道内挤压过久等因素有关。

(2)有产妇受伤的危险:与分娩过程中待产妇不合作有关。

(3)其他同第一产程。

(三)计划与实施

1.预期目标

(1)指导产妇正确使用腹压,能积极参与分娩过程。

(2)监测产妇和胎儿的生理状况,避免产时母婴并发症的发生。

(3)提供准父母在分娩过程中的情绪支持。

2.计划与实施

(1)接生的准备工作:产妇的第二产程和第三产程都是在产房中进行的。目前我国已有少数有条件的医院开展了集待产、分娩和产后休养为一体的房间(LDR),产妇不会因搬运与医护人员的流动而造成不适与压力,提供了一个放松的分娩环境。一般要求产房的设施大致和手术室相似,必须符合无菌的原则,并备有母婴的抢救设备和药品,如新生儿开放暖箱、复苏设备、氧气、负压吸引等,要求以上物品齐全、功能完好,并且要有经过新生儿窒息复苏培训的医护人员在场。

(2)指导产妇正确使用腹压:第二产程虽然时间短,但发生异常情况的可能性相对较大。应严密观察产妇的一般情况,测血压,听胎心音。指导产妇在宫缩时屏气用力,增加腹压,将胎儿娩出,是第二产程的首要护理目标。产妇一般采取半坐卧位,双腿屈曲,双脚置于脚蹬上,调整脚蹬到适合双腿的位置,使其高度和角度不致造成腘窝处或腓肠肌的压力,可以有效地支持双脚,产妇双手握住产床边把手,当宫缩开始时,先吸一口气,吐掉,然后再吸一口气,憋住,如解干大便样向下用力,如果在气用尽后,产妇觉得子宫仍持续收缩,则再吸一口气憋住,往下用力,如此,一直持续用力到此次子宫收缩结束。产妇在向下用力时可以将把手往后拉,做出划船的动作,以便更有效地使用腹压。在宫缩间歇时,护理人员可鼓励待产妇尽量放松,安静休息。以保存体力,在使用腹肌向下用力时,脸部、颈部与嘴巴也要尽量保持放松,以避免产妇将力量集中在脸部及颈部,无法有效使用腹压。在产妇用力时,丢失大量水分,这时应给产妇提供饮水并及时擦干汗渍。护理人员要一直指导产妇用力的技巧,如果产妇做得很好,护理人员应立即给予表扬。在临床常见的现象是在产妇通常无法抓住要点,做到有效的用力,护理人员可利用宫缩间歇时,仍先给产妇适度的称赞,然后再提醒产妇可以怎样改进会更好。否则,在产妇几乎失去控制的同时,又接收到护理人员的负向回馈,很可能让产妇受到挫折而失去控制。另外,护理人员也要随时告之准父母产程的进展情形。如果产妇用力不当,易疲劳,造成宫缩乏力,影响产程进展,导致第二产程延长。医护人员应及时检查原因,尽快采取措施结束分娩,避免胎头过度受压。

(3)胎儿监护:第二产程中,宫缩频而强,影响胎盘血循环,易造成胎儿宫内缺氧,应每5~6分钟听胎心音1次,或使用胎心监护仪,若发现胎心异常,应立即检查处理,尽快结束分娩。

(4)接产准备

1)消毒外阴:产妇卧于产床上(或坐于特制产椅上),双腿屈曲分开,臀下置一冲洗盆。用消毒纱布蘸肥皂水擦洗外阴部,顺序是大阴唇、小阴唇、阴阜、大腿内上1/3、会阴及肛门周围(图2-20)。然后用温开水冲掉肥皂水,为了防止冲洗液流入阴道,可用消毒纱布球盖住阴道口。最后涂以碘伏消毒,取下阴道口的纱布球和冲洗盆,垫以消毒巾。

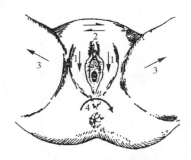

图2-20 外阴部消毒的擦洗顺序

2)接生者的准备:按手术要求,刷手,穿接生衣,戴手套,铺消毒巾及接生单。备好新生儿睡篮,打开热辐射开放暖箱,开启产包,备好无菌生理盐水,新生儿复苏器械(复苏器、大小面罩、各种型号气管插管、新生儿低压吸引器、新生儿吸痰管、新生儿喉镜、肾上腺素1mg/ml),如为初产妇应准备会阴侧切包及局麻药品。

(5)接产

1)胎头娩出:当会阴水肿、会阴过紧缺乏弹力、耻骨弓过低、胎儿过大、胎儿娩出过速等,均容易造成会阴严重撕裂,因此接生者要掌握好胎头娩出的时机。保护会阴的同时协助胎头俯屈,使胎头以最小径线(枕下前囟径)娩出,在宫缩间歇时,让产妇稍向下屏气用力,使胎头缓慢娩出,可防止会阴严重撕裂。

保护会阴的具体方法:在会阴部盖上一块消毒巾,接产者右肘支在产床上,右手拇指与其余四指分开,利用手掌的大鱼际肌顶住会阴部。每当宫缩时应向上内方托压,同时左手应轻轻压胎头枕部,协助胎头俯屈和使胎头缓慢下降。宫缩间歇时,保护会阴的右手稍放松,以免压迫过久引起会阴水肿。当胎头枕部在耻骨弓下露出时,左手应按分娩机制协助胎头仰伸。此时若宫缩强,应让产妇张口哈气以解除腹压的作用,让产妇在宫缩间歇时稍向下屏气,使胎头缓慢娩出。胎头娩出后,右手仍应注意保护会阴。

会阴过紧或胎头过大,估计分娩时会阴撕裂不可避免者,或母儿有病理情况急需结束分娩者,应行会阴切开术。会阴切开术包括会阴后一侧切开术及会阴正中切开术。

会阴左侧后一侧切开术:阴部神经阻滞麻醉生效后,术者于宫缩时以左手中、示两指伸入阴道内,撑起左侧阴道壁起到引导剪开方向并保护胎头不受损伤的作用。右手用钝头直剪自会阴后联合中线向左侧450方向切开会阴,切口长 3～4cm,注意阴道黏膜与皮肤切口长度一致。因会阴切开后出血较多,故应适时切开,不应过早。会阴切开后用纱布压迫止血,必要时用血管钳结扎止血。

会阴正中切开术:术者于宫缩时沿会阴后联合中央垂直切开,长约 2cm,不要损伤肛门括约肌。此方法剪开组织少、出血量少、术后局部组织肿胀及疼痛较轻微,但切口有自然延长导致撕裂肛门括约肌的危险。故胎儿大、助产不熟练者不宜采用。

胎头娩出后,接生者右手仍应保护会阴,不要急于娩出胎肩,左手自鼻根部向下轻轻挤压,将口鼻黏液、羊水等挤出。

2)脐带绕颈的处理:如脐带绕颈松,可用手将脐带顺肩推下或从头部脱出,如绕颈紧或缠绕两周以上,可用两把止血钳将其一段脐带夹住并从中剪断,注意勿伤皮肤,待松解脐带后再协助胎肩娩出。

3)胎肩及躯干娩出:胎头娩出后协助胎头复位和外旋转。左手将胎颈部向下轻压,使前肩娩出,然后再托胎颈向上,娩出后肩,用力要适当,不能过于牵拉,防止损伤臂丛神经。双肩娩出后,保护会阴的右手方可放松,双手协助胎体及下肢相继娩出。胎儿娩出后,及时用新生儿吸痰器吸出口腔、鼻腔内的羊水及黏液,以防发生吸入性肺炎。胎儿娩出后,在产妇臀下放一接血器,以测量出血量。

4)脐带处理:用无菌纱布擦净脐根周围后,在距脐根 0.5～1.0cm 处用气门芯或脐带夹结扎脐带,或用粗丝线分别在距脐根 0.5cm、1.0cm 处结扎两遍,注意用力适当,必须扎紧,以防脐带出血。于线上 0.5cm 处剪断脐带,挤净断面上的脐血,用 20% 高锰酸钾或 2.5% 碘酒消毒脐带断面,注意高锰酸钾不可触及新生儿皮肤,以免皮肤灼伤。以脐纱包好,脐带卷固定。新生儿娩出后如一般情况良好,接产者在断脐后将其抱给产妇确认婴儿性别。

5)新生儿即时护理:新生儿娩出后,采用阿普加评分法评估新生儿出生后的身体状况。以出生后 1 分钟时的心率、呼吸、肌张力、喉反射及皮肤颜色五项体征为依据,每项 0～2 分(表 2-1),满分 10 分。8～10 分为正常新生儿。7 分以上只需一般处理,4～7 分为轻度窒息,需积极处理,如吸氧、插管吸痰等,0～3 分为重度窒息,需紧急抢救,如气管插管、脐静脉给药或气管内给药等。在抢救过程中,应在不同时间继续评分。一般于生后 1 分钟、5 分钟、10 分钟各进行一次评分。

表 2-1　新生儿阿普加评分法

体征	应得分数		
	0 分	1 分	2 分
每分钟心率	0	少于 100 次	100 次及以上
呼吸	0	浅慢且不规则	佳,哭声响
肌张力	松弛	四肢稍屈曲	四肢屈曲,活动好
喉反射	无反射	有些动作	咳嗽、恶心
皮肤颜色	苍白	青紫	红润

a.新生儿保暖:因产房环境的温度和母体内温度相差甚多,且新生儿出生时全身潮湿,加上新生儿体温调节功能尚未成熟,在新生儿出生后,应立即给予保暖,以预防体热散失过速。用毛巾将新生儿身上的血迹、黏液擦掉,胎脂部位可用消毒花生油棉球拭去,尤其是皮肤皱褶处。动作要轻、快,注意保暖,可在辐射开放台上进行操作。

b.早开奶:在出生后30分钟内,若新生儿无异常情况,应裸体与母亲进行皮肤接触,将新生儿放置于母亲的胸部吸吮30分钟。通过婴儿吸吮母亲的乳房,可刺激垂体前叶、后叶释放催乳素及缩宫素,促使乳汁分泌并可预防产后出血,同时也建立了母婴情感的交流。

c.眼睛护理:出生后用抗生素眼药水滴双眼,以预防经过产道时新生儿眼睛受感染。

d.护士:要为新生儿测量体重、身长,右手腕系上写有母亲姓名和病历号的手腕带,将婴儿右脚底纹印在婴儿病历上,然后把新生儿放在睡篮内,以便随母亲一同进入母婴同室。

(四)护理评价

分娩过程中,母婴未发生产伤。产妇积极参与分娩,并且得到了亲人和医务人员的支持与帮助,使产妇感到较舒适。

三、第三产程的观察及护理

(一)护理评估

1.健康史

(1)了解健康史:资料同第一产程,并了解第二产程的经过及处理情况。

(2)身体状况:胎儿娩出后,子宫降至平脐或脐下,宫缩暂停,几分钟后又重新出现。胎盘娩出后2小时内评估子宫收缩情况,注意宫底高度、膀胱充盈度、有无血肿等。记录脉搏、血压。如宫缩差,子宫底上升多提示宫腔内有积血,如产妇自觉有肛门坠胀感,一般为阴道后壁血肿。胎盘娩出后,应仔细检查会阴、阴道和宫颈有无裂伤,评估裂伤程度。

2.临床表现

(1)胎盘剥离:胎儿娩出后,产妇顿感轻松,子宫底降至脐平,宫缩暂停几分钟后又重新出现。因胎儿娩出后子宫腔容积突然明显缩小,胎盘不能相应缩小,与子宫壁发生错位而剥离,剥离面出血形成胎盘后血肿,子宫继续收缩,剥离面积继续扩大直至胎盘完全剥离而娩出。胎盘剥离征象如下。

1)子宫体变硬呈球形,胎盘剥离后降至子宫下段,下段被扩张,子宫体呈狭长形被推向上,子宫底升高达脐上。

2)阴道有少量流血。

3)剥离的胎盘降至子宫下段,阴道口外露的一段脐带自行延长。

4)用手掌尺侧在产妇耻骨联合上方轻压子宫下段,子宫体上升而外露的脐带不再回缩。

(2)胎盘剥离及排出方式有以下两种。

1)胎儿面娩出式:也称希氏法机转。胎盘从中央开始向周围剥离,并由接触胎儿面或光滑面先出现在阴道口。胎盘娩出后有少许出血,此方式多见。

2)母体面娩出式:也称邓氏法机转。胎盘从边缘开始剥离再向中央剥离,它会卷起来随着子宫表面滑出,以母体面或粗糙面先出现在阴道口。其特点是先有较多出血后再排出胎盘,此方式较少见。常会伴随胎盘碎片存留。

3.辅助检查

根据病情需要,选择血常规、出凝血时间、血气分析及心电图等检查,以协助判断母婴的状况。

4.心理社会评估

胎儿娩出后,产妇感到轻松,心情比较平静。如果新生儿有异常或因为新生儿性别不理想,使产妇不能接纳自己的孩子,特别是当缺乏亲人的支持与理解时,则会产生焦虑、烦躁不安等情绪的变化。

(二)护理诊断及医护合作性问题

(1)潜在并发症产后出血与胎盘胎膜残留、软产道裂伤和尿潴留等因素有关。

(2)疼痛:与会阴切开及会阴裂伤等因素有关。

(3)父母亲子依赖改变的危险:与文化背景、性别期待、胎次、母亲的疲惫程度、疼痛等有关。

(4)有感染的危险:与胎盘剥离面未修复、产道损失、产后出血等因素有关。

(三)计划与实施

1.预期目标

(1)产后出血量在正常范围之内。

(2)产妇主诉不适感减轻。

(3)父母能接纳新生儿并进行了亲子关系的建立。

2.计划与实施

(1)协助胎盘娩出:当确定胎盘完整剥离时,应在宫缩时用左手握住宫底轻压子宫,产妇稍向下用力,同时右手轻轻牵拉脐带,协助胎盘娩出。助产士切忌在胎盘尚未完全剥离之前,用手按揉、下压宫底或牵拉脐带,以免引起胎盘部分剥离而出血或拉断脐带,甚至造成子宫内翻。胎盘娩至阴道口时,助产士用双手捧住胎盘,向一个方向旋转变换并缓慢向外牵拉,使胎膜完整排出。若胎膜断裂,可用血管钳夹住断裂上端的胎膜,继续向原方向旋转,将其余胎膜娩出。胎盘娩出后,按摩子宫刺激其收缩以减少出血。

如胎儿娩出后 15～30 分钟,排除膀胱充盈及给宫缩剂后胎盘仍不排出,可经脐静脉注入 40℃生理盐水 200～500ml,利用膨胀绒毛和温热的刺激,促使胎盘剥离。如经上述处理仍无效者,应在严格执行无菌技术操作下行手取胎盘术。

(2)检查胎盘胎膜:将胎盘铺平,仔细检查胎盘、胎膜是否完整,注意有无胎盘小叶缺损,血管有无断裂,及时发现副胎盘。若发现有残留胎盘和胎膜时,应在无菌操作下手入宫腔内取出残留组织,或产后刮宫。

(3)检查软产道:胎盘娩出后应仔细检查会阴、小阴唇内侧、尿道口周围、阴道及宫颈有无裂开。如有裂伤,应立即缝合。缝合前应用无菌生理盐水冲洗伤口,以预防产后伤口感染。缝合时护理人员应解释缝合的过程,保证使用局部麻醉剂以减轻疼痛,降低产妇的压力。另外,鼓励夫妇分享早期亲子关系建立的喜悦,以转移产妇的注意力,促进舒适。

(4)预防产后出血:胎儿娩出后,立即肌内注射缩宫素 10U。如产妇有产后出血史或存在多产、双胎、羊水过多、滞产等易发生宫缩乏力的因素,应在胎头或胎肩娩出时,静脉注射缩宫素 10U,然后将缩宫素 20U,加入 5％葡萄糖 500ml 液体中持续静脉滴注。

(5)产后即时护理:是指胎盘娩出后需继续在产房内观察 2 小时的一段时间,有些教材将它称为第四产程。因为在此阶段产妇易发生并发症,最常见的并发症是产后出血。因此,产程结束后,护理人员要针对产妇在产后 2 小时的生理状况、舒适需求以及营养、水分、休息的需要完成一个系统性的评估。给产妇擦浴,更换衣服,垫好消毒会阴垫,让产妇注意保暖,使其安静休息。同时应观察子宫收缩、宫底高度、膀胱充盈度、阴道流血量、会阴阴道内有无血肿。每 15～30 分钟测量一次血压、脉搏,询问产妇有无头晕、乏力等。同时注意以下情况:

1)阴道流血不多,但宫缩欠佳,子宫底上升表示子宫腔内有积血,应挤压子宫底排出积血,同时按摩子宫,给予宫缩剂。

2)注意膀胱是否过胀,必要时导尿,以免影响子宫收缩。

3)产妇自觉肛门坠胀感,应警惕有会阴阴道血肿,应行肛门检查以便确诊。若血肿较小时,可严密观察其发展趋势,若血肿较大或持续增大时,需切开止血,重新缝合。

4)产妇分娩后易感口渴饥饿,应给予易消化、富含营养的食物及饮料,以恢复体力。

5)产后观察 2 小时,若子宫收缩好,阴道流血量不多,生命体征平稳时,同新生儿一起送至母婴同室。

(四)护理评价

产妇表达出分娩后较舒适。产妇生命体征保持在正常范围内。父母已能接纳新生儿,并具备相应的照顾婴儿的能力。

第四节　产程对母亲及胎儿的影响

一、产程对产妇的影响

(一)心理影响

分娩是妇女生命活动中的重要事件。由于在分娩过程中会存在许多不测和不适,很多产妇对分娩产生紧张、焦虑。产妇的情绪对产程的进展有极大的影响,保持良好的心理状态能缩短产程,使产程进展顺利;反之,紧张、焦虑的情绪可带来不良后果,影响分娩的过程,增加难产率。英国 Dick Read 医师认为,紧张、焦虑可造成肌肉紧张,从而抑制子宫颈管的扩张。因此分娩中的心理变化应该受到关注。

(二)生理影响

1.消化系统

在分娩过程中,产妇的胃肠道蠕动和吸收功能均减弱,胃排空时间延迟,故分娩开始后进食的食物不易消化,在宫缩强烈时常引起反射性恶心、呕吐。产妇摄入热量、水分不足,影响产程进展。分娩时产妇屏气向下用力推挤胎儿时,粪便会被挤出。

2.血液系统

分娩时由于血液浓缩,白细胞数量有所增加,可达 $19 \times 10^9 / L$,以中性粒细胞增多为主,血小板无变化。白细胞增多是由于宫缩等活动所致,白细胞数量增高有利于防止感染。

3.循环系统

第一产程子宫收缩时,每次宫缩约有 500ml 血液被挤入周围循环,回心血量增加,使心排血量阵发性增加 20％左右,平均动脉压上升 10mmHg。子宫收缩间歇时,血压可恢复。第二产程,产妇屏气向下用力,血压升高较明显,一般为 25～30mmHg,宫缩间歇时略有下降。第三产程时,胎儿娩出,腹腔内压突然降低,血液淤滞在内脏血管床,回心血量急剧减少。胎盘娩出时,大量血液从子宫突然进入血循环中,两者所引起的血流动力学变化,使产妇心脏负担加重,血压可恢复正常水平或稍低。

4.呼吸系统

因耗氧量增加而使呼吸频率加快。在第一产程耗氧量增加 40％,第二产程增加 100％。有一部分产妇会因使用腹压而使呼吸频率 1 分钟增加 8 次以上。

5.泌尿系统

胎先露压迫膀胱可产生黏膜水肿、充血,甚至渗血,可累及膀胱三角区,但一般无特殊临床表现。有时产程中排尿不及时,易发生尿潴留。

6.酸碱平衡

分娩早期由于过度换气可导致 pH 值增加;第一产程末时 pH 值恢复正常。但若第一产程延长,则血液 pH 值会降低,可出现代谢性酸中毒。

(三)护理评估

1.了解待产妇的认知水平

平时对待问题的态度,如何决策及应对的方式。

2.了解待产妇的生活方式

如起居、业余爱好、家务劳动等,可从侧面了解产妇的性格。

3.了解待产妇可利用的支持系统

如发生问题时,谁能帮助解决。

4.了解待产妇妊娠史、分娩史

以往的分娩过程对产妇都会有一定程度的心理刺激,尤其是对于孕产史不良的待产妇更应注意仔细了解问题所在。

5.评估待产妇入院后的情绪变化

是否有忧虑、孤独、无助感,并确定待产妇的焦虑程度。焦虑程度一般分为 4 度:轻度、中度、重度和极重度。

轻度:表现为个体的注意力、理解力和警惕性的提高,能应对和解决各种情况及问题,能将过去、现在和将来的经验统合起来。

中度:感知能力有些变化。出现轻度的注意力难以集中,常用过去的思想方法来观察,对待目前的经历,在适应和分析方面存在一定困难。声音和语调发生变化,呼吸频率和心率增加,并有颤抖等。

重度:感知能力明显降低,注意力高度分散,常用过去的观点观察现在的经历,不能理解目前的情境。各种功能欠佳,不能理解交谈内容。可有过度换气、心动过速、头痛、头晕、恶心等表现。

极重度:感知歪曲,夸大,分散力加重,不能统合,不能看到和理解现在的处境,经常沉浸在对往事的回忆中。不能承担责任,不能沟通,呼吸困难,心悸等。

6.评估待产妇的身体状况

是否有心悸、血压升高、呼吸加快、出汗、颤抖、坐立不安、尿频、恶心呕吐、失眠和疲乏等表现。

(四)护理诊断和医护合作性问题

1.焦虑

与缺乏分娩过程的相关知识有关。

2.疼痛

与分娩时的宫缩有关。

(五)计划与实施

1.预期目标

1)产妇能描述自己的焦虑程度。

2)在自己或他人的帮助下,产妇能运用有效的方法控制其情绪变化。

3)产妇生命体征正常。

2.计划与实施

1)认真评估对每一位新入院的待产妇均应进行心理、社会和身体评估,并做好记录。以便根据具体情况给予个性化的责任制的整体护理。

2)其他护理措施详见第一产程一般护理内的第1~4条。

(六)护理评价

产妇紧张、焦虑程度有所减轻。产妇生命体征在正常范围内。产妇语言表达和行为正常。

二、产程对胎儿的影响

临产开始,每当子宫收缩,胎盘及胎儿的循环均受到阻碍,可有暂时性的缺氧现象。中枢神经缺氧可刺激迷走神经,使胎儿心率变慢。临床上每当子宫收缩时,胎心率即由 140 次/分下降至 110~120 次/分,宫缩停止后才恢复。如果宫缩已停止,胎心率仍恢复很慢或在胎心监护时发现胎儿心率下降至 100~110 次/分时,表明胎儿有窒息现象。因此,在产程中,应经常听胎心音或在胎心监护仪下,观察胎儿宫内情况,以便采取相应措施解除对胎儿的高危因素。

从胎盘娩出至产妇除乳腺外全身各器官恢复至非孕期状态的一段时期称为产褥期,一般为 6 周。产褥期内,以生殖器官和乳房的变化最为显著。但生殖器官为复旧,而乳房则在妊娠期变化基础上发生旺盛分泌活动,以供新生儿营养需要。

产妇分娩后,不仅需要生理的调适,心理方面也会因为孩子的出生、家庭成员的增加、新角色的扮演、与亲子关系建立的需求,而需要做各方面的调整。因此,做好产褥期妇女的身心与家庭护理非常重要。

第三章　产褥期妇女的护理

第一节　产褥期妇女及家庭调适

一、产褥期妇女的生理变化

(一)生殖系统

1.子宫

产褥期子宫变化最大。自胎盘娩出后的子宫状态逐渐恢复至非孕状态的过程,称为子宫复旧。

(1)子宫体肌纤维的缩复:子宫复旧不是肌细胞数目的减少,而是肌细胞的缩小,主要由于肌细胞胞质蛋白质分解被排出,胞质减少,细胞体积缩小,裂解的蛋白质及其代谢产物通过肾脏排出体外,故产褥期内产妇尿中含氮量增加。随着子宫肌纤维的不断缩复使子宫体逐渐缩小,产后第 1 日子宫底平脐,以后每日下降 1～2cm。产后 1 周,在耻骨联合上可扪到子宫底约妊娠 12 周大小,重约 500g,产后 10 日,子宫降至骨盆腔内,腹部检查测不到子宫底,产后 6 周恢复到正常未孕期大小。子宫重量也逐渐减少,由分娩结束时的 1000g 降到非孕时的 50g。

(2)子宫内膜的再生:胎盘附着部蜕膜海绵层随胎盘排出,子宫胎盘附着面立即缩小到仅为原来面积的一半,导致开放的螺旋动脉及静脉窦压缩变窄和栓塞,出血逐渐减少直至停止。分娩后 2～3 日内,基底层蜕膜表面坏死,随恶露排出。子宫内膜残存的基底层再生新的功能层,约产后 3 周,除胎盘附着面外,子宫腔内膜基本完成修复,胎盘附着处的子宫内膜修复需 6 周。若在此期间胎盘附着面因复旧不良出现血栓脱落,可引起晚期产后出血。

(3)子宫颈:胎盘娩出后,子宫颈松软、壁薄皱起,子宫颈外口呈环状周边如袖口。产后 2～3 日,宫口仍能通过二指。产后 1 周,子宫颈外形及子宫颈内口完全恢复至非孕状态。产后 4 周时子宫颈完全恢复正常状态。由于子宫颈外口分娩时常有轻度损伤,故由未产型的圆形变为已产型的横裂。

2.阴道及外阴

分娩后阴道壁肌肉松弛、肌张力低,阴道黏膜皱襞因过度伸展而消失,产褥期阴道腔逐渐缩小,阴道壁肌张力逐渐恢复,黏膜皱襞约在产后 3 周左右开始复现,产褥期内阴道壁肌张力虽然可逐渐恢复,但在产褥期结束时仍不能完全恢复至妊娠前状态。

分娩后外阴有轻度水肿,产后 2～3 日自行消退。会阴有轻度撕裂伤,或有会阴侧切缝合后,均可在 3～5 日内愈合。处女膜在分娩时撕裂形成残缺不全的痕迹,称为处女膜痕。阴道后联合多为愈合伤痕,是为经产特征。

3.盆底组织

盆底肌肉及筋膜常因分娩时过度扩张而失去弹力,也可出现部分肌纤维断裂。产褥期如能坚持产后运动,盆底肌肉可恢复至接近孕前状态,否则极少能恢复原状。如盆底肌肉及筋膜严重断裂,产褥期内过早劳动,可导致阴道壁膨出甚至发生子宫脱垂。

(二)内分泌系统

分娩后雌激素、孕激素水平急剧下降,至产后1周时已降至未孕时水平。胎盘生乳素于产后3～6小时不再测出。人类绒毛膜促性腺激素在产后2周内逐渐下降至消失。

不哺乳产妇一般于产后6～8周恢复月经,平均在产后10周左右恢复排卵。哺乳产妇因泌乳素的分泌可抑制排卵,月经复潮延迟,甚至在哺乳期间月经一直不来潮,平均在产后4～6个月恢复排卵。产后较晚恢复月经者,首次月经来潮常有排卵,故哺乳妇女在月经恢复前也有受孕的可能。

(三)乳房

主要是泌乳。妊娠期乳腺管受雌激素的影响,乳腺泡受孕激素的影响而生长发育,同时垂体催乳激素、胎盘生乳素、甲状腺素、皮质醇和胰岛素亦参与促进乳腺的生长发育。但在妊娠期雌激素、孕激素及胎盘生乳素水平均高,有抑制垂体生乳激素的泌乳作用,使乳腺发育但不分泌乳汁。分娩后,雌激素和胎盘生乳素水平急剧下降,胎盘生乳素在6小时内消失,孕激素在几日后下降,雌激素于产后5～6日下降到基线。雌激素有增加垂体催乳激素对乳腺的发育作用,但又有抑制乳汁分泌、对抗垂体催乳激素的作用,产后处于低雌激素、高泌乳激素水平,导致乳汁开始分泌。

垂体催乳素是泌乳的基础,但乳汁分泌在很大程度上取决于哺乳时的吸吮刺激。每次婴儿吸吮乳头时,通过神经冲动可刺激产妇垂体前叶泌乳激素呈脉冲式、阵发性释放,即泌乳反射,以促进乳汁分泌。吸吮动作还可反射性引起垂体后叶释放缩宫素,即缩宫素反射。缩宫素可刺激乳腺肌细胞和乳腺管收缩而促使乳汁排出,还可以使子宫收缩,预防产后出血。由此可见,婴儿频繁吸吮乳头是保持乳腺不断泌乳的关键,并且有利于生殖器官的恢复。此外,产妇的营养、睡眠、健康情况和情绪状态都将影响乳汁的分泌。

产后2～3日,乳房充血形成硬结,局部有压痛及发热的感觉,有时腋下淋巴结和副乳也会肿大,仅有少量初乳。初乳是指产后7日内分泌的乳汁,因富含胡萝卜素,呈浑浊淡黄色液体,含有丰富的蛋白质,尤其是球蛋白较多,使婴儿在出生后的一定时期具有防御感染的能力。初乳中脂肪及乳糖含量少,易于消化吸收,并有助于排泄胎粪的作用。一般产后7日,乳房开始分泌过渡乳,蛋白质含量逐渐减少,脂肪和乳糖含量逐渐增加。产后14日以后乳房分泌成熟乳,呈白色,内含蛋白质占2%～3%,脂肪约占4%,糖类占8%～9%,无机盐占0.4%～0.5%,还有维生素等,故母乳是婴儿理想的天然食品。由于多数药物可经母血渗入乳汁中,故产妇于哺乳期间用药时,应考虑药物对新生儿有无不良影响。

(四)腹壁

腹壁皮肤受妊娠子宫膨胀的影响,弹力纤维断裂,腹直肌呈不同程度分离,产后明显松弛,张力低,需至产后6周或更长的时间方能恢复。妊娠期出现的下腹正中线色素沉着,于产褥期逐渐消退,原有的紫红色妊娠纹变为白色,成为永久性的白色妊娠纹。

（五）血液及循环系统

妊娠期血容量增加，于分娩后 2～3 周可恢复至未孕状态。产后 3 日内，由于子宫收缩，胎盘循环停止，大量血液从子宫进入体循环，以及组织间液的回吸收，使回心血量增加，特别在产后 24 小时内，心脏负担再次加重。因此，心脏病的产妇易发生心力衰竭。

凝血系统的凝血活酶、凝血酶原及纤维蛋白原在妊娠晚期及产褥早期均增高，有利于胎盘剥离面迅速形成血栓，减少产后出血，但也可促进产后盆腔及下肢静脉内血栓形成，故产后应早期活动。纤维蛋白原、凝血活酶、凝血酶原于产后 2～3 周降至正常，红细胞计数及血红蛋白值逐渐增多，白细胞计数于分娩期和产后 24 小时内略升高，其中以中性粒细胞增加最多。

（六）泌尿系统

妊娠期潴留在体内的大量水分，于分娩后的最初几日经由肾脏排出，故产后尿量明显增加，通常产后 4～5 日内妇女每日尿量为正常成人尿量的 2～3 倍。在分娩过程中，膀胱因过分受压，导致膀胱黏膜充血、水肿，肌张力降低，加之产后外阴伤口疼痛，不习惯卧床排尿，产后疲乏等原因，容易发生尿潴留。膀胱充盈可影响子宫收缩而导致产后出血，因此要及时处理。妊娠期发生的肾盂及输尿管生理性扩张，产后需 4～6 周恢复正常。

（七）消化系统

产后 1～2 日内产妇常感口渴，喜进汤食，但食欲欠佳，以后逐渐好转。胃肠肌张力蠕动减弱，约需 2 周恢复正常。产后因卧床时间长，缺乏运动，腹直肌及盆底肌肉松弛，加之肠蠕动减弱，易发生便秘。

二、产褥期妇女的心理变化

怀孕对家庭及产妇是一种压力，需要加以调适。同样，产后产妇的生理、心理的改变及新生儿的出世对产妇也是另一种新的变化，必须重新调整及适应。因此，护理人员应了解产妇的心理变化，重视心理健康的评估和护理，使产妇能早期适应产后的生活，并使新生儿能得到良好的照顾。

（一）产褥期妇女常见的心理反应

1.嫉妒

多数母亲都会产生被遗弃的感觉，这是因为在产前的整个妊娠期她是被关注的焦点，每个人都关心、询问她的情况。而分娩后，孩子成了关注的焦点，多数人都在询问孩子的情况，大部分的礼物也是送给孩子的。使产妇产生一种嫉妒感，也会产生一种困惑，一个"好"母亲怎么能嫉妒自己的孩子呢？面对这样的母亲，最好的办法是将情况说明，不让这种嫉妒隐藏在她心中，使她面对自己的心理反应，知道这种心理反应是正常的，以便使其恢复自信心。

2.失望

产褥早期母亲体验的另一种感觉可能是对孩子的失望。在整个妊娠期中，母亲想象着孩子的容貌，但不是眼前的这个满脸皱褶、哭闹不停的孩子。母亲另一个对孩子失望的原因是孩子的性别与期望的性别不符，虽然有些母亲清楚孩子的性别是由父亲决定的，但通常她们也会自责，护理人员应帮助这些母亲改变对孩子性别和外观的感受，在护理孩子时，多夸奖孩子，是比较有效的办法，可使母亲觉得她的孩子非常可爱。同时产妇生活中的关键人物，其丈夫对孩子的看法对她的影响很大，因此也应将丈夫列在帮助的对象之内。

(二)产褥期妇女的行为态度与心理调适

鲁宾于1977年针对产后妇女的行为和态度发表其研究结果,发现产后妇女将其生理和心理上的能量都反映在可以观察到的行为与态度上。研究表明,产后产妇心理调适要经历三个时期:接受期、执行期和释放期。

1.接受期

产后2～3日内,产妇通常较为被动,依赖护士做一些活动或做决定,并且非常关心自己的需要,尤其重视睡眠及饮食。这种依赖行为是由于产后会阴伤口的疼痛、产后痛、产后过度疲劳以及产妇不知道如何照顾新生儿等所引起。产妇通常喜欢向护理人员或家人谈论自己的怀孕、妊娠、待产和分娩的经过,这种行为将有助于产妇接受生产的事实。因此,护理人员应加以倾听,并分享她的喜悦和经验。

接受期的心理问题,主要是对新角色的心理适应问题,即从孕妇到母亲的心理转变,这种心理适应问题在初产妇尤其突出。接受期产妇一方面身体很虚弱,另一方面神经系统又高度兴奋,并且还面临着一个新生命,所以这段时期的心理支持对产后恢复、角色转换、母婴感情的建立都是非常有益的。

接受期产妇的心理变化可分为以下几期。

(1)新生儿娩出期:即从新生儿娩出到离开产房。

在新生儿第一声啼哭发出后,产妇都有一种解脱感,这时她们最关心的是新生儿性别、新生儿体重、新生儿是否健康。有的问题如性别,产妇可能早在产前就知道,但胎儿娩出后,几乎所有产妇都想用"亲眼所见"来证实孩子的性别。大多数产妇也都很关心孩子的体重,这能增加母亲的自豪感。当产妇知道了孩子的性别和体重后,往往就急于知道孩子是否健康。有资料表明,当产妇发现孩子有先天性疾病后,会表现得非常绝望,这种情绪可能严重影响产后恢复。

(2)周围人注意中心的转移期:这段时期是自产妇从产房回到母婴同室开始,可能会持续很长时间,但以刚回到母婴同室反应最为强烈。

由于分娩是一个正常的生理现象,所以,当产妇回到母婴同室后,多数人可能更去关心孩子,使产妇产生被忽视感,因此觉得委屈和嫉妒。这时尤其需要丈夫的安慰,丈夫应向妻子表明虽然孩子出生了,但她依然是他爱的中心。丈夫可用平常惯用的表达爱的方式,如一句话、一个拥抱,都可以给产妇很大的心理安慰。这一时期如果心理护理恰当,能使产妇很快安静下来,并有利于睡眠和充分的休息。

(3)母婴感情建立期(角色习惯期):这段时期从产妇经过充分的休息睡眠后开始,一直到执行期。

经过充分休息和睡眠后的产妇,才可能关心注意自己的孩子,产妇可能会觉得孩子和想象中的相差太远而感到失望。这时母婴的接触可能是被动的,是由医护人员安排的。这个时期,医护人员要帮助产妇从心理上适应母亲这个角色。鼓励产妇多注意和抚触自己的孩子,医护人员通过夸奖孩子的优点激起母亲的荣誉感和母爱,这些都有助于母婴感情的培养,从而促进产妇心理角色的转变,并能为以后坚持母乳喂养打下基础。

2.执行期

经过 2～3 日的休息及调适后,产妇会由关心自己的生理需要,慢慢地将注意力转移到新生儿身上。产妇开始做一些活动,自己做决定,虽然还有一些不适和疲劳,但开始对照顾孩子表现出强烈的兴趣和愿望,主动参与照顾新生儿的工作,并期待自己能胜任母亲的角色。因此,此期是健康教育的最佳时期。护士应为产妇示范护理婴儿的技巧,并在产妇操作时进行指导效果会更好。虽然产妇表现出较强的独立性,但由于知识和技能的缺乏,更需要护士和家人的鼓励,这样可增加产妇的自信心。

执行期产妇的心理变化表现为以下几方面。

(1)接受婴儿,并开始表现出关注:产妇和自己的孩子在一起,开始了一种从未经历的新生活,她开始注意孩子的一举一动,并表现出极大的兴趣。只要产妇不是正在休息,一般她们都是在观察和谈论自己的孩子,并善于提出问题,这表示她们已接受了自己的孩子,开始关心他/她。这时的产妇虽然关注自己的孩子,但并不积极拥抱孩子,主要是由于拥抱方法不当,害怕弄伤孩子。

(2)认识到母亲的责任:此时的产妇已经能认识到自己作为母亲所要承担的责任,但信心不足,需要他人的指导和鼓励,帮助她树立自信心。产妇能否顺利渡过这一阶段,对产妇的生活和亲子关系的建立会产生影响。

3.释放期

执行期以后是释放期,此两期并无明显分界,不同产妇的执行期时间也不同。释放期时,产妇终于能重新设定自己的新角色,这个过程会延伸到孩子成长的岁月中。

(三)丈夫的反应

(1)产后丈夫从待产时的紧张情绪中解脱出来,有一种如释重负的感觉,看到健康的婴儿会产生强烈的喜悦和自豪感,但有些丈夫可能会因为婴儿性别的原因出现情绪反应,甚至懊恼不快。少数新生儿由于产前检查未查出有任何异常(或根本没有进行产前检查),而在出生后发现有先天性疾病,常见的如腭裂、多指(趾),甚至更严重的一些疾病,作为丈夫会有不同程度的不接受感,表现为对婴儿的冷漠,甚至厌恶,或表现为内心负疚感,丈夫的这种情绪会转向产妇,发泄其内心不满,以达到自身的心理平衡。

(2)产后丈夫的角色发生了变化,不仅是丈夫而且是父亲,初为人父,家庭责任感增强了,他们多数表现出主动承担更多的家务,并且以此为乐。

(3)丈夫的反应对于产妇情绪心理的影响很大,往往丈夫的一句问候,一下抚摸就可以使产妇产生安全、欣慰、被关心的感觉。而丈夫对婴儿的态度,也间接对产妇产生影响。

(四)产褥期抑郁症

是分娩后常见的一种心理障碍。其反应程度由轻微的产褥期抑郁症至严重程度的产后精神病。其特征表现为厌食、注意力不集中、健忘、时常伤心哭泣、焦虑、疲倦、依赖、易怒暴躁、无法忍受挫折、负向思考方式等。发生时间一般是在产后第 1 日至第 6 周,而以产后 1～10 日被认为是发生的危险期。

产后精神病是除了具有产褥期抑郁症的症状外,还有思考过程障碍、无法照顾孩子、连续数月的饮食与睡眠问题、产妇甚至会伤害自己或孩子。根据国外统计,大约 3/4 新母亲们可患有产褥期抑郁症。

造成产褥期抑郁症的原因,一般认为与下列因素有关。

1.生理因素

产后体内激素水平的改变、产后疲倦、不舒适感及身体系统重新调整适应。

2.心理因素

产褥期抑郁症的产妇,时常表现出焦虑,或者出现过度自我控制和顺从。因缺乏照顾孩子的经验,导致对母亲责任感到压力。因此,产妇对母亲角色的认同有缺损,时常会有强烈的依赖需求,以至于对自己的母亲角色产生冲突和适应不良。

3.社会因素

就社会因素而言,目前小家庭居多,家中可以帮忙的亲属极为有限,孩子托人照顾的费用也很高,因此,产后往往面临经济与孩子的照顾问题。有些产妇有了孩子后,虽然没有家庭经济的负担,但仍然愿意继续在外工作,因为可以从工作中得到充实与满足感,然而这些产妇必须留在家中照顾孩子。

过去认为产褥期抑郁症是西方社会中常见的问题。有资料表明近年来我国产褥期抑郁症患病率有了明显的增加,而过去可能有低估的现象。过去被低估的原因可能是我国妇女不善于以语言表达抑郁,中国传统文化教导压抑感情,凡事认命,常常默认。另外,随着医学模式的转变,人们开始注重产妇的心理问题。

尽管我国有坐月子的习惯,产妇能得到家庭的支持,但是由于社会的变革及家庭组织结构的改变,产褥期抑郁症的问题应受到重视,对产妇的心理健康应仔细评估。特别是当产妇出现疲倦、精力下降、食欲减退、便秘、睡眠障碍等,应给予高度重视。

对于患有产褥期抑郁症的产妇,应使她明白抑郁并非是不正常的现象,护理人员应鼓励产妇表达心中的感受并加以倾听,允许她们以哭泣或其他的方式表达其失落、沮丧的情绪,以整体护理的思想为指导,及时发现产妇的心理问题,提供有效的心理支持。此外,家庭的支持也是非常重要的,尤其是丈夫,应了解产妇情绪变化的原因,以便给予心理和社会的支持。

三、亲子依附关系的建立

分娩后,产妇与新生儿便形成了所谓的母子(女)关系,这种母子关系的形成是以后持续亲子依附过程的一项重要因素。"依附"是指婴儿对照顾者的一种察觉与反应,而"连接"是指父母对孩子产生的一种特殊情感,这两种过程是相互的关系,即母亲的行为会唤起婴儿的反应,而新生儿的行为又能引起母亲的反应。母子间会表现出一些亲密感的行为,如抚摸、亲吻、眼对眼注视、拥抱等。

通常产妇在怀孕期间感觉到胎动后,便会与胎儿产生情感连接,而婴儿出生后,这种情感连接就更为强烈,使母亲与婴儿开始建立亲子的依附关系。

(一)影响亲子依附的因素

1.母亲及家庭因素

母亲的人格、气质、身体状况、生活方式、文化以及对婴儿的期望等,会影响母亲与胎儿的情感连接。另外家庭对怀孕的准备程度,若此次怀孕是家庭所预期的,并且为婴儿的来临做好准备,这样的家庭能很快接纳新生儿,因而能产生良好的依附关系。

2.婴儿因素

婴儿出生后的外观、健康情况、行为及婴儿本身的气质也会影响依附关系的建立。如若是一个畸形儿,可能使母亲出现否认、愤怒的行为反应,亲子关系的建立就会受到影响。

(二)母婴间的互动过程

有关资料表明,母婴之间的互动是有规律性可循的,一般可分为四期。

1.介绍期

第一次接触是母婴之间目光接触,母亲会觉得非常高兴。接着,母亲用手去抚触婴儿的身体部位,然后去拥抱婴儿。慢慢地,母亲开始使用语言来表达自己的感受,以表示对孩子的关注。

2.熟识期

经过介绍期的互动后,母亲便会开始了解婴儿,而婴儿也会尝试去认识母亲。一般母亲先会开始注意婴儿的外观及长相,如哪像母亲,哪像父亲等。而婴儿也开始熟悉母亲的体味、声音及抚摸,对母亲给予的刺激有良好的反应。因此,在熟识期母婴的感情会更加亲密,母亲将婴儿视为一个独立的个体,注意并满足婴儿的需要。

3.调节期

母亲在照顾新生儿的过程中,母婴之间会产生冲突,如母亲想休息了,而婴儿却哭着要吃奶,当母亲和家人想与婴儿互动时,婴儿却要睡觉了。这样,常使母亲感到焦虑并受到挫折,从而影响亲子的互动。因此,在这个时期,母亲应了解母婴之间都有需要的满足,不必要求某一方要完全配合,并且明白偶尔顺从对方的需要是必须的,这样可使双方都能得到最大的满足。

4.互惠期

当母婴之间互相调适一定时期后,若双方都能得到适度的满足,母婴便会进入具有规律性的互惠期。在互惠期中,父母对婴儿发出的刺激能够满足,使婴儿具有放松及满意的表现,进而刺激父母,使父母得到满足的回报,这样他们继续提供婴儿良好的刺激。

亲子间的依附关系若能发展到良好的互惠行为,即彼此的互动会为双方带来心理满足和愉快,将促进婴儿有健全的人格及心理。

(三)促进亲子依附的建立

(1)护理人员应评估母亲的人格、气质、文化程度、身体状况、有无育儿的经验、怀孕时的状况、对婴儿的期望、家庭的准备程度、产后亲子互动的情形、母亲是否能主动关心爱护婴儿以及婴儿的反应等。

护理人员在进行评估时,应在不同的场合和时间,做多次的资料评估,并且了解母婴当时的心理状况,这样才能做出准确的判断。

(2)护理人员应协助母亲接受已生产的事实,了解父母及家庭对婴儿的期望,并使家庭了解其期望值与实际情况可能会有差距。产后即让母亲抱新生儿,以促进亲子早期接触,病房应实行母婴同室。

在护理工作中,应协助父母了解婴儿的需要,教会父母学习如何满足婴儿的需要,加强健康教育。并给予支持性的护理措施,以减轻母亲的疲劳。同时注重心理支持,鼓励父母谈出心中的感受,以得到理解和支持。

第二节　产褥期妇女的护理

一、护理评估

(一)健康史

仔细阅读产前护理记录,了解产前有无并发症,如妊娠期高血压疾病、前置胎盘、妊娠合并糖尿病、胎膜早破以及心脏功能等。了解分娩情况,如产时出血量、有无会阴侧切伤口、胎盘娩出是否完整、有无产后刮宫、会阴伤口有无撕裂伤以及伤口缝合情况。了解新生儿情况,有无窒息、婴儿体重等。了解分娩时的用药情况。

(二)临床表现

1.一般身体状况

(1)体温:产后体温一般多在正常范围,有些产妇产后 1 日内体温略有升高,但一般不超过 38℃,这可能与产程延长或过度疲劳有关。未母乳喂养的产妇或未做到及时有效的母乳喂养,通常于产后 3～4 日因乳房血管、淋巴管极度充盈也可发热,体温高达 38.5～39℃,一般仅持续数小时,最多不超过 12 小时,体温即下降,不属病态。

(2)脉搏:产后因子宫胎盘循环停止以及卧床休息等原因,故脉搏为 60～70 次/分,一般产后 1 周可恢复正常。

(3)呼吸:产后呼吸深而慢,14～16 次/分,由于产后腹压降低,膈肌下降,由怀孕期间的胸式呼吸变为腹式呼吸。如果产妇有疼痛或焦虑的情形,则呼吸频率会加快;相反,止痛药和麻醉药品的使用会使呼吸频率下降。

(4)血压:产后血压一般无变化,但患有妊娠期高血压疾病的产妇产后血压有明显的下降。

(5)褥汗:产褥早期皮肤排泄功能旺盛,出汗多,尤其以夜间睡眠和初醒时更明显,一般 1 周内可自行好转,不属病态。

(6)腹痛:产褥早期因子宫的收缩,常引起阵发性的腹部剧烈疼痛,尤其是经产妇更为明显,称为"产后宫缩痛"。一般持续 2～3 日后会自行消失。当婴儿吸吮产妇乳房时,可反射性刺激下丘脑的垂体后叶分泌缩宫素增加,使疼痛加重。

(7)产妇在产后常口渴、饥饿、疲劳,表现口唇干燥、说话无力等。

(8)膀胱:受产程的影响,产后易发生尿潴留或泌尿系感染。因此,护理人员应了解产妇的排尿情况。

2.生殖系统

(1)子宫:胎盘娩出后,子宫收缩变得圆而硬,子宫底一般在脐下一横指。产后第 1 日因子宫颈外口升至坐骨棘水平,使子宫底稍上升平脐,以后每日下降 1～2cm,产后 10 日子宫降入骨盆腔内,此时腹部检查于耻骨联合上方摸不到子宫底。

(2)会阴:产后会阴可有轻度水肿,一般于产后 2～3 日自行消退,若有会阴侧切伤口或撕裂修补者,会阴处常有疼痛。

(3)恶露:产后随子宫蜕膜特别是胎盘附着处蜕膜的脱落,血液、坏死蜕膜组织等经阴道排出,称为恶露。恶露分为①血性恶露:色鲜红,含大量血液而得名。量多,有时有小血块。有少量胎膜及坏死蜕膜组织。②浆液恶露:色淡红似浆液得名。含少量血液,但有较多的坏死蜕膜组织、子宫颈黏液、阴道排液,且有细菌。③白色恶露:黏稠,色泽较白得名。含大量白细胞、坏死蜕膜组织、表皮细胞及细菌等。

恶露有血腥味但无臭味,持续4～6周,总量约500ml。血性恶露约持续3日,以后转为浆液恶露,约2周后变为白色恶露,再持续2～3周后干净。

(三)辅助检查

除进行产后常规体检外,应做血、尿常规检查,若产妇有发热时,可做药物敏感试验。

(四)心理社会评估(见第一节产褥期妇女的心理变化)

二、护理诊断和医护合作性问题

1.疼痛

与会阴侧切伤口、产后宫缩痛等因素有关。

2.活动无耐力

与产后贫血、产程延长、产后虚弱有关。

3.尿潴留

与会阴伤口疼痛、不习惯床上小便、分娩时损伤膀胱黏膜等因素有关。染或引起泌尿系统的感染,因此必须做好外阴的清洁卫生,预防感染,促进愈合,增加患者舒适感。

每日用温水(45℃)加络合碘溶液,浓度为1:40冲洗外阴两次,大便后亦应冲洗。用物选用消毒的海绵块或纱球,一般不用棉球,因为棉球冲洗会使一些棉絮附着于阴毛根部或会阴缝线上,从而使恶露残留。每次冲洗前应先排净小便,掌握由上至下的冲洗原则,动作要轻柔,因为分娩时会阴受压,产后有会阴肿胀、压痛,表皮微血管破裂可能会有瘀斑。洗到肛门的镊子和海绵块不可再用,勿使冲洗水冲进阴道,以免引起感染。阴唇一般是闭合并覆盖于阴道口,只要不用手将阴唇分开,就可以防止冲洗液进入阴道口。冲洗后用干纱球擦干外阴,垫好消毒会阴垫,平时应尽量保持会阴部清洁干燥。

每次冲洗外阴时要观察恶露量、性质及气味。产妇能自理或会阴无伤口者,护士应指导产妇进行自我护理会阴部。冲洗外阴时,应观察伤口愈合情况,水肿严重者局部可用红外线照射,或用50%硫酸镁湿热敷,95%酒精湿敷,每日2～3次,每次20分钟,可退肿消炎促进伤口愈合。伤口疼痛时可适当服镇痛药,若疼痛剧烈或有肛门坠胀感应通知医生检查,以便发现外阴及阴道壁深部血肿并及时处理。如有侧切伤口,应嘱产妇健侧卧位,勤换会阴垫,以减少恶露流浸会阴伤口。一般于产后3～5日拆线,拆线前应排大便一次,拆线后1周内避免下蹲,以防伤口裂开。若伤口感染,应提前拆线引流或行扩创处理。伤口局部有硬结或分泌物时,于分娩后7～10日可温水坐浴,但恶露量多且颜色鲜红者应禁止坐浴。

4.尿潴留和便秘的处理

产后产妇尿量增多,充盈的膀胱可影响子宫收缩。护士应于产后4～6小时内主动送便器并协助排尿,但产妇常因产后会阴伤口疼痛、卧床小便不习惯、产后疲乏,以及分娩过程中膀胱受压肌张力减低等原因影响顺利排尿。如产后6～8小时产妇仍不能自行排尿,子宫底上升达脐以上,或在子宫底下方触及一囊性肿块,表明有尿潴留,此时护士应讲明排尿的意义,解除思想顾虑并采取以下方法协助排尿,如协助产妇坐起或下床小便、用温开水冲洗外阴或听流水声音诱导排尿反射,也可按摩膀胱或针刺三阴交、关元、气海等穴位刺激膀胱肌收缩排尿,肌注新斯的明 0.5mg 可使平滑肌收缩有助排尿,但效果不显著。用上述方法无效时,应在严格无菌操作下导尿并留置导尿管,开放引流 24～48 小时,使膀胱肌休息并逐渐恢复其张力,必要时给予抗生素预防感染。

产后产妇因卧床时间长、运动减少.肠蠕动减弱、腹肌松弛等因素均易发生便秘。产后应鼓励产妇多饮水,多食蔬菜及水果,尽早下床运动,以防便秘发生。如产前已灌肠者,产后 2 日内可无大便,否则必要时给缓泻剂。因痔疮痛影响排便时,可用安纳素栓置肛门内起到镇痛作用。肛门洗净后可涂 20％鞣酸软膏,有收敛镇痛作用,产后 10 日可以温水坐浴,每日 2～3 次,多在产后数周消失。

5.乳房护理

产妇应穿大小适宜的胸罩,以支持增大的乳房,减轻不适感,每次哺乳前,产妇应洗净双手,用湿毛巾擦净乳房。哺乳时护士应进行喂养方面知识和技能的指导,预防乳房肿胀或乳头皲裂(详见第三节母乳喂养)。哺乳后,应将婴儿竖直抱起,轻拍背 1～2 分钟,排出胃内空气以防溢奶。

产妇因病或其他原因不能哺乳者,应及时退乳。分娩第 2 日肌注己烯雌酚 4mg,每日 2 次,共 3 日。已泌乳者可外敷芒硝,将芒硝碾碎放薄布袋中敷于乳房,每乳 200g,用乳罩托住,芒硝结块时应更换,直至无乳汁分泌;或用焦麦芽 60g 水煎当茶饮效果亦好。

6.产褥期保健操

产后运动可增强腹肌张力和恢复体形。肌肉张力的恢复需要 2～3 个月,并且与怀孕的次数、运动量和运动种类有关。产后运动可促进子宫复旧、促进骨盆底收缩和复旧;可以增强阴道口和尿道口肌肉张力,并且使骨盆底恢复其支托生殖器官和泌尿器官的功能,以免子宫脱垂或子宫后屈而引起腰酸背痛或膀胱膨出。产后运动可促进血液循环,预防血栓性静脉炎;可促进肠子蠕动,增进食欲及预防便秘。产后第二日开始可进行产后锻炼,应注意产后运动应由少到多,由轻到重,根据产妇的情况逐渐加强,避免过于劳累。运动中若有出血或不舒适感觉时,应立即停止。剖宫产妇女可先进行促进血液循环的运动项目,如深呼吸,其他项目可以等到伤口愈合后再逐渐进行。

运动前的准备包括打开窗户保持室内空气通畅及新鲜、穿着宽松衣服、排空膀胱、移去枕头,以及在硬板床上进行运动。

(1)腹式深呼吸:产妇取仰卧位,全身放松,先深吸气,收腹部,然后呼气。每日 2 次,每次 20 分钟。

(2)缩肛动作:产妇取仰卧位,两臂直放于身旁,进行缩肛与放松动作,每日数次,每次 10 下。

(3)抬腿动作:产妇取仰卧位,两臂直放于身旁,举一腿与身体垂直,然后慢慢放下,再举另一腿,再放下,如此交换举腿 5 次,每日锻炼 1～2 次。

(4)膝胸卧位:每日 2 次,每次 10 分钟。

(5)抬臀动作:产妇取仰卧位,两臂直放于身旁,屈腿,有规律地抬高臀部离开床面,然后放下,每日2次,每次连续动作10次左右。

7.性生活指导

产后夫妇的性生活会因为产后生理、心理的变化和角色的改变而深受影响。特别是性欲和性反应也会因为孩子的降临而产生变化。一般产褥期恶露尚未干净时,不宜性生活,因为此时子宫创面未完全修复,以免引起感染。应在产后6周检查完毕,生殖器官已复原的情况下,恢复性生活。目前也有人提出只要浆性恶露一结束,就可以恢复性生活。如有会阴侧切伤口,需在伤口愈合后恢复性生活,约在产后3周。

产后初期,因为激素水平尚未恢复孕前状态,阴道润滑性减少和会阴伤口的易感性,常会造成产后性交时的疼痛与不适,所以可以使用润滑胶剂,以减轻性交疼痛。

排卵可在月经未复潮前即先恢复,故应采取避孕措施,可选用工具法,包括男性工具法(避孕套)和女用工具法(宫内节育器)以及口服避孕药等方法。如哺乳的母亲不宜口服避孕药,因激素可通过乳汁而影响婴儿,应选用工具避孕。一般正常分娩者产后3个月,剖宫产者产后6个月可放宫内节育器,但应与医生讨论具体的放置时间。

8.产后复查

分娩后6周进行产后复查,如有异常情况者,可提前进行。检查时应了解产妇全身及生殖器官恢复的情况,会阴、阴道伤口愈合情况,骨盆底的肌肉张力,乳房及泌乳情况,测量血压,必要时做血红蛋白及红细胞计数、尿蛋白及尿常规检查,并且对婴儿进行全身检查,了解喂养及发育状况,进行保健咨询。对有并发症的产妇应及时给予治疗处理,有合并内外科疾患者,督促去内外科随诊,继续治疗。

9.心理护理

帮助产妇保持心情愉快,精神放松,给予知识及技能的指导,使产妇能很快适应母亲角色的转变,顺利渡过产褥期。分娩对产妇而言是个压力,角色的变化带来责任的加重,又由于产后身体的变化,更会加重压力。

产后最初1~2日,产妇常叙述分娩的经过和感受,更加关心自己。护士在与产妇建立良好的支持关系后,应多与其接触,此时产妇被动性、依赖性显著增加,护理人员在做好基础护理及婴儿护理的同时,进行卫生宣教工作。产后3~4日,经过充分的休息和恢复,产妇转为去实现自己的职能,开始关心孩子的喂养能力,乳汁的质量,也会认为孩子的溢奶是自己的过失,甚至常常自责。护理人员应说明这种想法是不正确的,并指导产妇掌握为人父母的知识与技能,但护士不能代替母亲照顾孩子,应让产妇学会如何观察和护理孩子,以增强母亲的信心。

产后体形的改变能否恢复,是许多产妇都关注的问题。产褥初期,因为分娩后腹部松弛,孕前衣服不再合身,产妇会感到不安,护理人员应讲解产后锻炼的功效,如能坚持会恢复孕前水平。

10.出院指导

产妇在出院前一日,护士应认真评估其身体状况,以及她是否具备护理孩子的知识及技能,是否具备自我护理的能力,若有疑问应及时给予解答,必要时应与家属交流沟通,商讨解决问题的措施。告诉产妇随访的时间,确保母婴在产后42日到医院随访。

(三)健康教育

(1)产妇住院期间,护理人员应根据产后母体生理、心理变化,适时的在日常护理工作中随时进行健康教育。因为健康教育是护理实践的一个重要组成部分,是护士职责之一,护士不仅是健康的照顾者,同时也是健康的倡导者和教育者。通过产后的健康教育,可使产妇顺利地度过产褥期并适应角色的转变,承担起母亲的重任。

(2)产后健康教育的形式应多样化。根据美国护理专家 Rogers 在 1986 年做过的一项科学研究表明,一个人能记住所听到的内容占 5%,记住读过的内容占 10%,记住见到的内容占30%,记住亲自做过的事情占 75%。因此,护士在健康教育中要采用多种方式方法,以使产妇能有效地接收信息(知识),从而促进健康。临床上一般采取个体指导(面授)和小组指导等方法,如组织产妇听课、看录像、听录音、阅读书刊和板报,护士示范护理技巧或产妇自己动手操作,护士在旁边指导等。

(3)健康教育的内容

1)母乳喂养指导:如母乳喂养的重要性、按需喂养、如何预防乳房肿胀和乳头皲裂、挤奶的手法等。大部分产妇初为母亲,缺乏喂养婴儿的知识,甚至不知道如何怀抱婴儿。因此,产后1~2 日应首先进行母乳喂养方面的指导。

2)新生儿护理知识及技能:如新生儿黄疸的原因与预防、如何预防婴儿呕吐以及一些婴儿疾病常见症状及处理、预防接种的时间和注意事项、新生儿皮肤的护理(婴儿沐浴、尿布使用)以及脐带处理方法等。

3)产褥期自我护理的注意事项:如产妇的饮食、休养的环境、产妇的活动与睡眠、恶露的观察、子宫的复旧、个人的卫生及产后性生活指导等。

通过健康教育,使产妇能在产褥期间,讲科学,摒陋习,以保障母婴的身心健康。

四、护理评价

产妇在产褥期未出现并发症,如感染、出血等。产妇身体恢复良好,各项检查均在正常范围。产妇能适应母亲角色的转变,表现出良好的照顾婴儿的能力。

第三节　母乳喂养

一、母乳喂养的重要性

母乳喂养是大自然赋予人类的本能喂养方法。我国是一个具有几千年历史的文明古国,我国妇女自古以来以生儿育女为己任,并将用自己乳汁喂养孩子看作是母亲的光荣和自豪。但自从 20 世纪 70 年代以来,我国特别是城市母乳喂养率有所下降。

保护、促进和支持母乳喂养是 1990 年联合国召开的"世界儿童问题首脑会议"提出的重要目标之一,是国际社会继儿童计划免疫之后倡导的保护儿童健康的又一重大技术对策。1991年 3 月我国总理李鹏代表中国政府在"儿童生存保护和发展的世界宣言"和"90 年代行动计划"的两个文件上签名并做出承诺,在中国创建爱婴医院,并于 1992 年国务院颁发了《九十年代中国儿童发展规划纲要》。

为了实现我国政府对国际社会的承诺及《九十年代中国儿童发展规划纲要》的目标,自1992年以来,我国开展了大规模的以"促进母乳喂养,创建爱婴医院"为起点的爱婴行动,并培训了大批妇产科医生、儿科医生、护士、助产士和妇幼保健工作者。按照创建爱婴医院的十条标准,更新和改变了医护人员对母乳喂养的知识、态度和行为。改革了传统的产儿科制度,实行母婴同室、早开奶。创建爱婴医院规范了医疗保健机构的爱婴服务,成功地保护、促进和支持了母乳喂养。

通过多年的调查研究,证实母乳在免疫学、营养学、生殖生理学和心理学等方面有着特殊的功能,因此母乳喂养对母亲、婴儿的健康有诸多益处。

母乳含有婴儿所需的全部营养。母乳中含乳清蛋白较多,约占蛋白质总量的2/3,可在胃内形成较细小的凝块,容易消化。脂肪中亚油酸含量较高,并含有较多的脂肪酸,脂肪颗粒较小,易于消化、吸收。乳糖完全溶于乳汁中,乳糖分解产酸,使新生儿粪便pH值较低,不利于大肠杆菌等病菌生存,而使不致病的双歧杆菌大量繁殖,从而减少新生儿患腹泻及被大肠杆菌感染的机会。母乳中钙磷比例合适,含铁量甚微,但易吸收,各种维生素含量与乳母所进食物有密切关系。母乳中大部分乳清蛋白是由抗感染蛋白组成,主要为分泌性IgA。此外母乳中含有乳铁蛋白、转铁蛋白、溶菌酶、补体和巨噬细胞以及其他酶类,故母乳有较强的抗感染作用。在初乳中免疫物质更丰富,含蛋白较高,脂肪及糖较少,能满足出生婴儿的需要。初乳具有轻泻的作用,能促进胎粪的排出,减轻新生儿黄疸的发生。

母乳喂养可增进母子感情,使母亲有一种情感上的满足,这样有利于婴儿的生长发育,有研究证明母乳喂养与高智商有关。

母乳喂养可促进子宫收缩,预防产后出血,并可减低母亲患乳腺癌、卵巢癌的发病率,延长排卵时间。

母乳直接从乳腺分泌,温度适宜,无污染,喂养方便,可减少家庭经济上的开支。

二、纯母乳喂养与母婴同室

婴儿从出生至产后6个月,除给母乳外不给婴儿其他食品及饮料,包括水(除药品、维生素、矿物质滴剂外),称为纯母乳喂养。

母婴同室是指生后母婴24小时在一起,母婴分离不应超过1小时。母婴同室可使母亲对孩子有反应,有助于母婴感情的联络,婴儿哭闹减少,母亲对母乳喂养信心增加,并可随时喂养孩子。

三、影响母乳喂养成功的因素

(一)母亲的因素

1.心理因素

(1)产前母乳喂养心理准备是影响母乳喂养的保护性因素。产前母乳喂养心理准备越充分,在产后便更有信心坚持较长时间母乳喂养。因此,保证在孕期做好母乳喂养心理准备是产前母乳喂养宣教工作的重点。

(2)产后焦虑、抑郁,不良的分娩体验,分娩后的疲劳,缺乏自信,是影响第一个月纯母乳喂养的重要因素。因此,应在分娩中减少产妇的痛苦,保证产后休息,使产妇能保持一个良好的心态。

2.社会因素

产后访视是影响母乳喂养的又一个保护性因素,它是提供母乳喂养支持与帮助的又一途径。这对持续进行母乳喂养具有积极的影响。如果母亲缺乏支持系统,加之工作负担过重,家庭模式的改变,孩子由他人照顾使母婴分离等,都可影响母乳喂养的成功率。

3.生理因素

严重的心脏病,子痫,传染病,营养不良,乳房问题,睡眠不足,或使用某些药物如麦角新碱、甲硝唑、巴比妥类等。

(二)婴儿的因素

早产儿,婴儿畸形如唇腭裂,产时并发症如颅内出血,新生儿窒息等。

四、护理评估

(一)健康史

了解母亲妊娠史、分娩史、用药史、疾病史。注意搜集新生儿的出生情况,如阿氏评分、体重等。

(二)母婴身体状况

1.评估母亲的身体状况

(1)全身情况:有无急性传染性疾病,身体发育,营养状况,有无严重的心脏病、妊娠期高血压疾病等。

(2)乳房情况:乳房的形态,乳头有无凹陷,乳头有无皲裂或乳头是否平坦等。

(3)乳汁的质和量:乳汁的颜色,初乳是质稠、半透明,成熟乳呈白色。

(4)休息和饮食:产后是否母婴同室,母亲能否和婴儿同步休息。产后饮食易清淡,注意摄入高蛋白、高营养的饮食。

2.评估婴儿的身体状况

婴儿的吸吮能力,喂奶时能否听见吞咽声,两次喂奶之间,婴儿是否满足、是否安静,体重增长如何。大小便情况,有无畸形如唇腭裂,有无分娩并发症如颅内出血等征象。

(三)心理社会评估

评估产妇有无焦虑、抑郁的表现,如时常哭泣,情绪不稳定,对周围事情不感兴趣,不愿意触摸、照顾孩子。

评估产妇的家庭情况,如经济状况,产后有无支持系统照顾母婴等。

五、护理诊断和医护合作性问题

1.母乳喂养无效

与母亲缺乏哺喂的技巧和知识、自信心不足、母亲疲劳等因素有关。

2.乳房肿胀

与婴儿含接姿势不正确,未做到按需哺乳有关。

3.乳头疼痛

与婴儿含接姿势不正确引起乳头皲裂有关。

4.有感染的危险

与乳头皲裂,致病菌侵入有关。

六、计划与实施

（一）预期目标

（1）母亲能掌握母乳喂养的知识和技巧。

（2）新生儿喂养后每日尿量增加，体重增长理想。

（3）促进亲子关系建立。

（4）母亲能坚持母乳喂养 4～6 个月。

（二）计划与实施

1.产前喂养知识教育

在孕妇学校由护士向孕妇讲解婴儿的营养需求，母乳喂养的好处，孕期妇女的营养，除必需的饮食外，应禁烟酒、咖啡和禁忌药物。并使孕妇了解乳房的大小与泌乳量无关，母乳喂养不会影响产妇的外形，反而会促进子宫的复旧。护士应用模型向孕妇示范母乳喂养的体位，如何怀抱婴儿等，如有可能请孕妇自己进行练习，以增强孕妇母乳喂养的自信心。

2.产前乳房护理

（1）擦洗乳头：告之孕妇在妊娠 7 个月后用湿毛巾擦洗乳头，每日 1 次，擦洗时用力适当，不要损伤皮肤，不能用肥皂和酒精。产前经常擦洗乳头能使乳头、乳晕皮肤坚韧，可预防喂奶时乳头疼痛和皲裂，但有流产及早产先兆的孕妇应禁止刺激乳头。

（2）乳房按摩：指导孕妇在妊娠 7 个月后用手掌侧面轻按乳房壁，露出乳头，并围绕乳房均匀按摩，每日 1 次，其目的是增加乳房的血液循环，促进乳汁分泌。

3.乳母的心理准备

（1）产后产妇常担心自己乳汁少，不够喂养婴儿。因此，护理人员应消除产妇紧张的心理，告之产妇婴儿是伴着水、葡萄糖和脂肪储存而诞生的，产后几日的少量初乳完全能满足婴儿需要。只要让婴儿勤吸吮，注意饮食及休息，母乳会分泌很快。

（2）出生最初几日婴儿体重呈生理性下降的趋势，只要坚持频繁吸吮，婴儿体重会很快恢复。但婴儿体重下降不应超过出生体重的 10%。

（3）坚持按需哺乳，婴儿啼哭或母亲觉得乳房肿胀或觉得需要哺乳时，就给婴儿喂奶。因为婴儿早期频繁吸吮，按需哺乳有助于母亲分泌乳汁，并让婴儿吸吮到营养和免疫价值极高的初乳，以促进胎粪排泄。产后 1 小时内开始哺乳，产后 1 周内，哺乳次数应频繁些，每 2～3 小时哺乳一次，每次 15～20 分钟或更长些，只要婴儿想吃就不要停止。每次哺乳时，母亲用一手托扶并轻轻挤压乳房，手呈 C 字形，协助乳汁外溢，防止乳房堵住婴儿鼻孔。哺乳后，应将婴儿抱起轻拍背部 1～2 分钟，以便排出胃内空气，防止婴儿溢乳。

（4）注意休息，母婴同室打乱了产妇以往的睡眠习惯，常感到疲劳，产妇应与婴儿同步休息，以保证充足的体力和精力。

4.母乳喂养的技巧指导

（1）母亲的体位：母亲可采取坐位或卧位，全身肌肉放松抱好婴儿。母亲的手指贴靠在乳房下的胸壁上，拇指轻压乳房上部，这可改善乳房形态，使婴儿容易含接。注意托乳房的手不要太靠近乳头处，食指支撑着乳房基底部。婴儿的头与身体呈一直线，脸对着乳房，鼻子对着乳头,婴儿身体紧贴母亲,若是新生儿,应托着其臀部。

(2)婴儿含接姿势:婴儿的下颌接触到乳房,嘴张得够大,让乳头和大部分乳晕都含在婴儿口内,下唇外翻,婴儿嘴下方露的乳晕比上方少。

5.乳头皲裂的护理

由于婴儿含接姿势不良可造成乳头皲裂,母亲常感到乳头疼痛。发生皲裂后,若症状较轻,可先喂健侧乳房,再喂患侧。喂奶结束时,母亲用食指轻轻向下按压婴儿下颌,避免在口腔负压情况下拉出乳头而引起局部疼痛或皮肤损伤。如果母亲因疼痛拒绝哺乳时,应将乳汁挤出收集在一个消毒容器内,用小勺喂哺婴儿,每3小时一次,直至好转。每次哺乳后,再挤出数滴奶涂于皲裂的乳头、乳晕上,因乳汁具有抑菌作用且含有丰富的蛋白质,能起修复表皮的作用,并将乳房暴露在新鲜的空气中,使乳头干燥,有利于伤口愈合。

6.乳房肿胀的护理

(1)原因:产后开奶时间晚、婴儿含接姿势不良、限定喂奶时间、未做到按需哺乳。

(2)预防:首先于分娩后尽早开奶,确保正确的含接姿势,做到充分有效的吸吮,鼓励按需哺乳(只要婴儿想吃或母亲乳胀时)。

(3)处理:如果婴儿能吸吮应采取正确的含接姿势频繁喂养,若因乳房过度肿胀,婴儿无法吸吮时应将乳汁挤出喂哺婴儿,挤奶前先刺激射乳反射。可采用热敷、按摩、拍打等方法,母亲应精神放松,然后再用手或吸奶器将乳汁挤出,每次挤奶时间一般为20~30分钟。

(4)手工挤奶方法:护士要教会母亲自己做。让母亲把双手彻底洗净,将已消毒的挤奶容器靠近乳房。拇指及食指放在乳晕上,距乳头根部2cm处,二指相对,其他手指托着乳房。用拇指及食指向胸壁方向轻轻下压,不可压得太深,否则将引起乳导管阻塞。压力应作用于乳晕下方的乳窦上,反复一压一放。第一次挤压可能无奶水滴出,如果射乳反射活跃,奶水还会流出甚至喷出。挤压乳晕的手指不能滑动或摩擦,应依各个方向挤压乳晕,使每个乳窦的乳汁都被挤出。一侧乳房至少挤压3~5分钟,待乳汁少了,就可挤另一侧乳房,如此反复数次持续20~30分钟。

7.乳腺炎护理

产妇的乳房若出现红、肿、热、痛的症状,或有硬结,提示可能患有乳腺炎。轻度时,哺乳前湿热敷乳房4~6分钟并按摩乳房,由乳房外侧向乳头方向环行按摩。哺乳时先喂患侧,因饥饿时的婴儿吸吮力最强,有利于吸通乳腺管。同时按摩患侧乳房,充分吸空乳汁,并增加哺乳的次数,每次哺乳20~30分钟。哺乳后,母亲应充分休息,给予清淡饮食。体温高时应多喝水,遵医嘱给予抗生素或镇痛药。

8.平坦或凹陷乳头的护理

产后应树立母亲的信心,向母亲讲清楚婴儿吸的是乳晕而不是乳头。帮助母亲哺乳时采取正确的体位,尝试不同的哺乳体位,如环抱式。也可采取其他方法,如用手刺激乳头,手动吸奶器或用空针筒抽吸乳头将乳头竖立起来,有利于婴儿含接。

9.出院指导

出院时应通知社区保健部门,以便母亲能得到进一步的母乳喂养方面的支持。嘱咐母亲在出院后,应合理安排饮食,保持精神愉快,注意个人卫生,注意休息和睡眠。如果母亲需外出工作时,可在上班前将乳汁挤出存放于冰箱内,白天由他人用奶瓶继续喂母乳,母亲下班后及节假日时间仍坚持母乳喂养,时间可长达 4～6 个月。

七、护理评价

母亲能叙述母乳喂养的知识并能进行有效的喂养。婴儿小便次数正常,体重增长理想。母亲能很好地照顾婴儿,母子感情亲密。

八、母乳喂养成功的十项措施

要求每个妇幼保健机构都应做到以下方面。

(1)有书面的母乳喂养政策,并常规传达到所有的保健人员。

(2)对所有保健人员进行必要的技术培训,使她们能实施这一政策。

(3)要把有关母乳喂养的好处及处理方法告诉所有的孕妇。

(4)帮助母亲在产后 1 小时内开奶。

(5)指导母亲如何哺乳,以及在需与其婴儿分开的情况下如何保持泌乳。

(6)除母乳外,禁止给新生儿喂任何食物或饮料,除非有医学指征。

(7)实行母婴同室,让母亲与其婴儿 24 小时在一起。

(8)鼓励按需喂养。

(9)不要给母乳喂养的婴儿吸橡皮奶头,或使用奶头作安慰物。

(10)促进母乳喂养支持组织的建立,并将出院的母亲转给这些组织。

第四章　异常分娩的护理

决定分娩的因素有产力、产道、胎儿、精神心理因素。其中一个或一个以上因素不正常,或几个因素不能相互适应,常可发生产程停滞,使分娩受阻,并给母儿带来危害,造成异常分娩,即难产。外在因素处理不当,顺产可变为难产,难产处理及时又可变为顺产。因此产程的严密观察是非常重要的。异常分娩分为产力异常、产道异常、胎位及胎儿异常。

第一节　产力异常

产力包括子宫收缩力(宫缩)、腹肌和膈肌收缩力(腹压)及肛提肌收缩力,其中临产后最主要的产力是子宫收缩力,贯穿整个产程。正常宫缩的特点是节律性、对称性和极性以及缩复作用。当分娩过程中子宫收缩的节律性、对称性、极性发生异常或宫缩强度、频率发生改变,都属于产力异常。原发性的产力异常或由于产道异常、胎儿异常导致的继发性的产力异常都会造成难产。常见的产力异常分为子宫收缩乏力和子宫收缩过强,每类又分为协调性与不协调性子宫收缩乏力和子宫收缩过程。

一、子宫收缩乏力

(一)病因

子宫收缩乏力的病因尚不清楚,临床观察以下情况与引起宫缩乏力有关。

1.精神因素

多见于初产妇,尤其是高龄初产妇,由于对分娩恐惧,过度紧张,扰乱了中枢神经系统的正常功能,引起宫缩乏力。

2.子宫因素

双胎、巨大胎儿、羊水过多,使得子宫张力大、弹性差,失去正常宫缩或因子宫畸形,如双子宫、双角子宫,使子宫收缩失去正常极性、对称性,造成收缩乏力。

3.阻力增加

胎儿过大、胎位异常、胎头高浮,使胎头不能紧贴子宫下段及宫颈,不能引起有效的反射宫缩。

4.内分泌异常

体内黄体酮过多,雌激素、缩宫素、前列腺素、乙酰胆碱相对不足,影响子宫肌肉兴奋性,使子宫肌肉敏感度下降,导致收缩力减弱。

5.处理不当

过早过量使用镇静剂和麻醉剂如哌替啶(杜冷丁)、吗啡、宫缩抑制剂如硫酸镁可使子宫收缩受到抑制或产妇进食少,尿潴留未及时处理均可影响宫缩。

(二)护理评估

1.健康史

评估产前检查的一般资料如身高、骨盆测量值、孕期胎儿生长速度、头盆关系等,评估既往病史尤其是既往妊娠及分娩史情况。

2.临床表现

根据发生时间可分为以下两种类型。

原发子宫收缩乏力:产程开始就宫缩无力、规律不强、宫口不能进行性扩张、胎先露不下降、产程延长。

继发子宫收缩乏力:产程已发动,开始进展好,转而进展缓慢或停滞,往往认为由胎位异常造成。

子宫收缩乏力临床表现:原发宫缩乏力产妇多无大痛苦,继发宫缩乏力产妇有时极度疲乏无力,常有尿潴留、肠胀气、脉搏加快、脱水等。

根据宫缩特点分为协调性(低张性)宫缩乏力和不协调性(高张性)宫缩乏力。

协调性(低张性)宫缩乏力:指子宫收缩的节律性、对称性和极性正常,但是功能低下,表现为收缩强度弱,宫腔内压力低($<2kPa$,即$<15mmHg$),持续时间短,间隔时间长(<2 次/10分),收缩高峰期手压子宫底部肌壁可出现凹陷。产妇在产程刚开始并无不适,随产程时间延长或停滞,产妇休息差、进食少,严重者出现脱水、酸中毒、电解质紊乱。产妇精神及体力消耗可出现肠胀气、尿潴留等表现,也会加重子宫收缩乏力。由于宫腔内压力低,对胎儿的影响不大。

不协调性(高张性)宫缩乏力:指正常宫缩的极性消失甚至倒置,子宫收缩不是起自两侧子宫角,宫缩的兴奋点来自子宫的一处或多处,收缩不协调,子宫下段收缩强于底部,宫缩间歇时子宫壁也不能完全放松,宫缩间歇短或不规则,此异常极性的宫缩不能使宫口扩张,造成产程延长或发生停滞。子宫收缩时间不长但产妇自觉宫缩强,疼痛剧烈,拒按腹部。胎心音听诊不清楚或不规律,胎儿窘迫发生早。

产程曲线异常:产程图是监护产程和识别难产的重要手段,产程进展主要观察宫口扩张情况和胎先露下降情况。无论哪种类型的宫缩乏力均可导致产程曲线异常,常见有以下情况。

1.潜伏期延长

宫口开大 3cm 以前为潜伏期,规律宫缩开始>16 小时未达到 3cm 为潜伏期延长,正常初产妇需 8 小时。

2.活跃期延长

宫口大 $3\sim10$cm 为活跃期,>8 小时为活跃期延长,正常初产妇需 4 小时。

3.活跃期停滞

进入活跃期后宫口不再扩张达 2 小时以上,为活跃期停滞。

4.第二产程延长

第二产程初产妇超过 2 小时、经产妇超过 1 小时尚未分娩,为第二产程延长。

5.第二产程停滞

第二产程胎头下降无进展达 1 小时,为第二产程停滞。

6.滞产

总产程超过 24 小时为滞产。

(三)辅助检查

1.一般检查

测量孕妇血压、脉搏、呼吸、心率,观察神志、皮肤弹性等。

2.产程观察

临产后,护士应监测宫缩的节律性、强度和频率的改变情况,常用的方法有传统的手法,将手掌放于宫底感触宫缩情况,胎儿电子监护仪可以监测宫缩与胎心率的关系,判断胎儿的安危。定时阴道检查宫口开大情况和胎先露部下降情况,并描记产程图,根据产程图判断产程进展。重点在于区别是协调性的宫缩乏力还是不协调性的宫缩乏力,是单纯的子宫收缩异常还是有其他因素并存。

3.实验室检查

尿液分析可出现尿酮体阳性;血生化检查可出现血钾、钠、钙及氯的值改变;二氧化碳结合力可降低。

(三)护理诊断和医护合作性问题

1.疼痛

与产程过长有关。

2.疲乏

与产程延长过度消耗、进食困难有关。

3.焦虑

与担心自身及胎儿或新生儿健康有关。

4.潜在并发症

胎儿受损。

(四)计划与实施

1.预期目标

(1)待产妇能识别引起疼痛的因素,并设法缓解疼痛。

(2)孕产妇能有效保存体力,尽快结束分娩。

(3)护士能及时发现异常,保证产妇及胎儿或新生儿健康。

2.处理原则及护理措施

(1)预防子宫收缩乏力:在孕期要对孕妇进行适当的教育,使其了解分娩的过程,增强信心。向孕妇及家属介绍医院的环境,特别是待产室和产房的环境对于缓解孕妇紧张情绪有一定的作用。目前国内外均设有康乐待产室、分娩室,即分娩的全过程都允许有配偶及亲属的陪伴,可以预防由于精神紧张造成的子宫收缩乏力。待产时鼓励孕妇多进食营养丰富、易消化的食物,每隔 2 小时自解小便一次,以防止膀胱充盈影响正常的宫缩。指导待产妇宫缩时使用按摩法、放松及深呼吸等技巧缓解宫缩疼痛,宫缩间歇时充分休息。加强产时监护,定时听诊胎心音,重点评估宫缩的节律性、对称性和极性,宫缩强度及频率,了解宫口扩张、胎先露下降情况,描绘产程图,避免过多使用镇静药物。一旦出现异常情况及时报告医生。

（2）积极处理宫缩乏力

1）协调性宫缩乏力：如孕妇为协调性宫缩乏力，应配合医生寻找原因。明显头盆不称，估计不能经阴道分娩者，应做好剖宫产的术前准备。若可从阴道分娩则应积极改善全身症状，消除紧张情绪，鼓励多进食，并按医嘱给予哌替啶或地西泮以镇静休息；进食少者可按医嘱给予葡萄糖、维生素 C 静脉滴注；伴有酸中毒时，应补充 5％碳酸氢钠。经处理 2～4 小时后，子宫收缩力应转强。若效果不明显，产程无明显进展，可选用下列方法加强宫缩。①人工破膜：宫口开大≥3cm、无头盆不称、胎头已衔接者可在宫缩间歇期行人工破膜。破膜后，前羊水囊羊水流出，胎头直接贴紧子宫下段及宫颈内口，引起反射性子宫收缩加速产程进展。破膜后要注意胎心音是否改变，防止脐带脱垂，并可参考 Bishop 宫颈成熟度评分法（表 4-1）估计加强宫缩措施的效果。若孕妇得分≤3 分，说明人工破膜后的效果不好，应该用其他方法，4～6 分的成功率约为 500/0，7～9 分的成功率约为 80％，>9 分均成功。②遵医嘱静脉滴注缩宫素：缩宫素滴注适用于协调性宫缩乏力者，且胎位正常、胎心好、无头盆不称情况。将缩宫素 2.5U 加于 5％葡萄糖注射液 500ml 中摇匀，从 8 滴/分开始，根据宫缩强弱进行调整，通常不超过 32 滴/分，调至宫缩间隔 2～3 分钟 1 次，每次宫缩持续 40～60 秒为有效宫缩。缩宫素催产期间需专人守护，随时调节浓度，浓度需从小剂量开始，及时观察产程进展，监测宫缩，听胎心率及测量血压。若出现宫缩不协调，胎心大于 160 次/分或小于 120 次/分，孕妇出现尿少、高血压等表现应减慢滴注速度，必要时停药。③遵医嘱静脉推注地西泮：地西泮能使宫颈平滑肌松弛、软化宫颈、促进宫口扩张，适用于宫口扩张缓慢及宫颈水肿者。常用剂量为 10mg，间隔 4～6 小时可重复应用。经上述处理后，一般宫缩可以转为正常，进入第二产程，此时应做好阴道助产和抢救新生儿的准备。若第二产程出现宫缩乏力也应加强宫缩，遵医嘱给予缩宫素静脉滴注促进产程进展。若胎头双顶径已通过坐骨棘水平，应等待自然分娩，或行会阴侧切、胎头吸引术或产钳术助产准备。若胎头仍未衔接或伴有胎儿窘迫征象，应行剖宫产术。第三产程期间，应与医生继续合作，遵医嘱于胎儿前肩娩出时即用缩宫素 10U 或麦角新碱 0.2mg 静脉推注，同时静脉滴注缩宫素 10U，使宫缩加强，促使胎盘剥离与娩出及子宫血窦关闭，以预防产后出血。

表 4-1　Bishop 宫颈成熟度评分法

指标	分数			
	0	1	2	3
宫口开大（cm）	0	1～2	3～4	5～6
宫颈管消退（％）（未消退为 2～3cm）	0～30	40～50	60～70	80～100
先露位置（坐骨棘水平＝0）	-3	-2	-1～0	＋1～＋2
宫颈硬度	硬	中	软	
宫口位置	后	中	前	

2）不协调性宫缩乏力：处理原则是调节子宫收缩，恢复正常的节律性和极性。遵医嘱给予强镇静剂哌替啶 100mg 或吗啡 10～15mg 肌内注射，或地西泮 10mg 静脉推注，使产妇充分休

息,医护人员应多关心孕妇,耐心解释疼痛的原因,稳定其情绪。孕妇醒后不协调性宫缩多能恢复为协调性宫缩。若不协调性宫缩已被控制,但宫缩仍较弱时,可用协调性宫缩乏力时加强宫缩的各种方法。在协调性恢复为宫缩之前,严禁应用缩宫素。若经上述处理,不协调性宫缩未能得到纠正,或伴有胎儿窘迫征象,或伴有头盆不称,应及时通知医生,并行剖宫产术和抢救新生儿的准备。

(五)护理评价

待产妇能获得来自医护人员和家属的支持且舒适度增加。孕产妇能有效保存体力,水、电解质平衡,平安度过分娩。护士能协助待产妇重新获得有效的分娩型态。

二、子宫收缩过强

(一)病因

子宫收缩过强的原因尚不十分明确,与以下因素有关。

(1)急产几乎都发生于经产妇,其主要原因是软产道阻力小。

(2)缩宫素引产时剂量过大或误注子宫收缩剂,个体对缩宫素过于敏感等,分娩发生梗阻,胎盘早剥血液浸润子宫肌层,可导致强直性子宫收缩。

(3)待产妇精神紧张、过度疲劳以及粗暴地或多次进行阴道内操作均可引起子宫壁某部肌肉呈痉挛性不协调性宫缩过强。

(二)护理评估

1.健康史

评估孕妇既往分娩情况,是否有急产史。评估胎儿大小、骨盆测量值。重点评估临产的时间,宫缩频率、强度及孕妇的精神状态。产程中有无使用缩宫素及有无阴道内和宫腔内操作史等。

2.临床表现

(1)协调性子宫收缩过强:子宫收缩的节律性、对称性和极性均正常,但强度过大、间隔短,10分钟内有5次或5次以上的宫缩且持续时间达60秒或更长,宫腔内压力大(6.67kPa,即50mmHg)。如无头盆不称情况,宫口迅速开大,分娩在短时间内结束,造成急产,即总产程不超过3小时,多见于经产妇。由于宫缩过强,产妇多呈痛苦面容,大声喊叫,由于宫缩间歇短,可出现胎儿窘迫,新生儿窒息。胎头迅速下降可出现新生儿颅内出血。产程图表现为总产程短,产妇可伴有软产道损伤,产后子宫收缩无力,易发生产后出血。接产时来不及消毒,易发生感染,若坠地可致新生儿骨折、外伤。

(2)不协调性子宫收缩过强:宫缩失去了正常的节律性、对称性和极性,宫缩不能很好地传导至下段使宫口扩张,有两种表现。

1)强直性子宫收缩:子宫强力收缩,宫缩间歇期短或无间歇,宫颈内口以上部分子宫肌层出现强直性痉挛性收缩。通常不是子宫肌组织功能异常,几乎均由外界因素异常造成,例如临产后不适当地应用缩宫素或对缩宫素较为敏感以及胎盘早剥血液浸润子宫肌层等。产妇烦躁不安、持续性腹痛、拒按、胎位触不清、胎心听不清。有时可出现病理缩复环、肉眼血尿等先兆子宫破裂征象。

2)子宫痉挛性狭窄环:子宫壁局部肌肉呈痉挛性不协调收缩,子宫下段肌肉变薄,拉长,上段肌肉变厚,出现子宫痉挛性狭窄环,持续不放松。此环多发生在子宫上下段交界处或胎体的较细部位,如胎颈、胎儿腹部,阴道检查时在宫腔内触及较硬而无弹性的狭窄环,不随宫缩而上升。产妇出现持续性腹痛,烦躁不安,宫颈扩张缓慢,胎先露下降停滞,胎心时快时慢。

3.辅助检查

(1)一般检查:测量孕妇血压、脉搏、呼吸、心率,观察神志、精神状态等。

(2)产程观察:通过观察宫缩情况可发现宫缩持续时间长,宫缩时宫腔内压力很高。宫体硬,宫缩间歇时间短,松弛不良。触诊胎方位不清,胎心音听诊不清。如产道无梗阻,产程进展很快,胎头下降迅速。如遇产道梗阻,可在腹部见到一环状凹陷即病理性缩复环。此时子宫下段很薄,压痛明显,膀胱充盈或有血尿等先兆子宫破裂征象。

(3)阴道检查:如为不协调性宫缩过强,宫颈口扩张慢,胎先露不能如期下降,产程停滞。若是子宫痉挛性狭窄环,经阴道检查可触及不随宫缩而上升的狭窄环。

(4)实验室检查:尿液分析可出现尿酮体阳性;血生化检查可出现血钾、钠、钙及氯的值有改变;二氧化碳结合力可降低。

(三)护理诊断和医护合作性问题

1.疼痛

与过强过频的宫缩有关。

2.潜在并发症

胎儿受损、产后出血、子宫破裂。

(四)计划与实施

1.预期目标

(1)待产妇能应用减轻疼痛的常用技巧应对不适。

(2)护士及时发现异常情况,配合抢救,使孕妇顺利度过分娩期。

(3)护士能协助医生的治疗,促进胎儿或新生儿的健康。

2.处理原则及护理措施

(1)孕期检查注意核对预产期,有急产史者或经产妇需提前1～2周入院,入院后不可随意离开外出,以防院外分娩造成损伤和意外。经常巡视孕妇,一旦发生先兆临产需卧床休息,采取左侧卧位,提供缓解疼痛、减轻焦虑的支持性措施。鼓励孕妇做深呼吸,提供背部按摩,嘱其不要向下屏气用力,以减慢分娩过程。孕妇需要大小便时先查宫口开大及胎先露下降情况,以防在厕所内分娩造成意外伤害,临产后不可灌肠。

(2)常规监测宫缩、胎心率及母体生命体征变化,描记产程图以随时了解产程进展,吸氧以减少胎儿宫内缺氧,提早做好接生及抢救新生儿的准备。若发现异常及时通知医生,与医生配合妥善处理。产程中注意保护会阴,控制产妇使用腹压,如发生会阴撕裂及时缝合。

(3)注意观察,预防产后出血,如发现宫缩乏力,给予缩宫素 10U 溶于 5％葡萄糖溶液 500ml 静脉滴注。

(4)如生产迅速,未消毒接生,产后给予抗生素预防感染。新生儿坠地者应肌注维生素 K110mg 预防颅内出血,必要时肌注精制破伤风抗毒素 1500U。

(5)如为强直性子宫收缩,应及时给予宫缩抑制剂,如 25％硫酸镁 20ml 加入 25％葡萄糖

20ml 缓慢静脉推注,等待异常宫缩消失。如存在梗阻因素,应停止一切刺激,如禁止阴道内操作、停用缩宫素等,若经治疗不缓解,胎儿出现宫内窘迫,应立即行剖宫产术。

(6)认真寻找导致子宫痉挛性狭窄环的原因并及时纠正。停止阴道内操作,停止使用缩宫素。若无胎儿窘迫征象,可给予镇静剂如派替啶、吗啡,或宫缩抑制剂如 25% 硫酸镁,等待异常宫缩消失。当宫缩恢复正常,可行阴道助产或等待自然分娩。若经上述处理,子宫痉挛性狭窄环不能缓解,宫口未开全,胎先露部高或伴有胎儿窘迫征象,均应立即行剖宫产术。

(7)为产妇提供舒适的环境,采取左侧卧位,擦拭汗液,换上干净衣服,按摩其背部及腹部,促进舒适感。产后除观察子宫复旧、会阴伤口、生命体征外,应向产妇进行健康教育及出院指导,使产妇了解产褥期如发生阴道流血增多或持续不尽,或伴下腹痛,全身不适、发热等,提示发生感染,出现晚期产后出血等征象应及时就医。新生儿如出现不测,需协助产妇及家属顺利度过哀伤期,并为产妇提供出院后的避孕指导。

(五)护理评价

待产妇能应用减轻疼痛的技巧,舒适感增加,产妇能顺利地度过分娩期。

第二节 产道异常

产道异常分为骨产道(骨盆)异常和软产道(子宫下段、子宫颈和阴道)异常。临床上以骨产道异常为多见。产道异常可致胎儿娩出受阻。

一、骨产道异常

(一)概述

骨盆的大小及形态直接影响胎儿是否能通过产道,顺利分娩。它的异常可引起产程延长,先露部不下降,甚至不能经阴道分娩。骨盆异常通常分为入口平面狭窄、中骨盆及出口平面狭窄、均小骨盆、畸形骨盆。有时几种异常骨盆会同时存在。胎先露通过异常骨盆时可被卡在任何一个平面上,以下分述各个平面异常。

(二)护理评估

1.健康史

评估孕妇产前检查资料,尤其是骨盆测量值等提示产道异常的有关记录,曾经的处理情况。询问既往生育史和内、外科疾病史如佝偻病、脊柱和髋关节结核及外伤史等。

2.临床表现

(1)骨盆入口平面狭窄(扁平骨盆)

1)单纯扁平骨盆:由于骶骨岬向前下突出,使骨盆入口前后径缩短,横径正常,在做骨盆测量时,发现对角径<11.5cm,进行 X 线测量时,入口前后径<11cm,前后径与横径之和<21.5cm,出现以上情况,中等大小胎儿通过困难。

2)佝偻病性扁平骨盆:由于童年患佝偻病骨骼软化使骨盆严重变形,入口前后径明显缩短,骶骨岬明显突出,髂骨外翻,坐骨结节间径宽大,阴道分娩困难。

骨盆入口平面狭窄临床表现为胎头浮,于妊娠末期不能入盆或胎头骑跨在耻骨联合上方

（即跨耻征阳性）。

　　胎位异常如臀先露或肩先露发生率增加,脐带脱垂发生率增加。若已临产,有可能发生胎头矢状缝衔接于入口横径上,使双顶径先后入盆,表现为潜伏期及活跃期早期延长,胎膜早破发生率增加,常见继发性宫缩乏力,活跃期后期产程进展顺利。如骨盆入口为边缘性狭窄,胎儿不大,可短期试产,如双顶径能通过入口平面,基本可经阴道分娩。骨盆严重变形者应选择剖宫产。

　　(2)中骨盆狭窄:中骨盆二条重要径线为坐骨棘间径和后矢状径。骨盆测量,双侧坐骨棘明显突出,侧壁内聚,X线测量,坐骨棘间径＜10cm,坐骨切迹宽度＜2横指(或中骨盆后矢状径＜4cm)。中骨盆狭窄通常表现为产程延长,胎头内旋转困难,造成持续性枕横位、后位。如果轻度中骨盆狭窄,胎儿不大,常能通过中骨盆平面,可经阴道分娩。

　　(3)骨盆出口狭窄:常与中骨盆狭窄并存,骨盆出口横径(坐骨结节间径)＜8cm 为出口狭窄,入口正常,中骨盆狭窄,中骨盆以下呈漏斗状,耻骨弓角度＜90°诊断为漏斗骨盆。出口狭窄可测量骨盆出口后矢状径,骨盆出口横径与骨盆出口后矢状径二者之和＜15cm,中等以上胎儿通过有困难,一般出口狭窄不宜试产,所以应充分估计胎儿,如胎儿＞3500g,阴道分娩可能困难,密切观察产程进展,放宽剖宫产指征。

　　(4)均小骨盆:骨盆外形属于女型骨盆,但做 X 线骨盆测量,骨盆三个平面各径线均比正常值小 2cm 或更多,多见于身材矮小、体型匀称的妇女。如胎儿小,产力正常,胎位正常,有可能经阴道分娩;胎儿 3500g 以上经阴道分娩有困难,应尽早行剖宫产。

　　(5)骨产道的特殊情况:各种畸形骨盆、如偏斜骨盆、骨软化症骨盆、髋关节病变造成的骨盆畸形,尾骨与骨盆骨折后使骨盆变形严重者,常需行剖宫产。

　　3.辅助检查

　　(1)一般检查:测量孕妇身高,身高＜145cm 者应警惕均小骨盆。观察孕妇体形,注意有无跛行步态,有无脊柱及髋关节畸形。

　　(2)腹部检查:观察腹部形态是纵椭圆形或横椭圆形,尺测子宫长度及腹围,B超观察胎先露部与骨盆关系,还应测量胎头双顶径、胸围、腹围、股骨长,预测胎儿体重,判断胎儿能否通过骨产道。四步触诊估计头盆关系,正常情况下,部分初产妇在预产期前 2 周,经产妇于临产后,胎头应入盆。若已临产,胎头仍未入盆,则应充分估计头盆关系。具体方法为:孕妇排空膀胱,仰卧,两腿伸直。检查者将手放在耻骨联合上方,将浮动的胎头向骨盆腔方向推压。若胎头低于耻骨联合平面,表示胎头可以入盆,头盆相称,称胎头跨耻征阴性;若胎头与耻骨联合在同一平面,表示可疑头盆不称,称胎头跨耻征可疑阳性;若胎头高于耻骨联合平面,表示头盆明显不称,称胎头跨耻征阳性。

　　(3)骨盆测量:骨盆外测量的结果可以间接反映出真骨盆的大小。骨盆外测量发现异常应进行骨盆内测量。

　　(三)护理诊断和医护合作性问题

　　1.潜在并发症

　　子宫破裂。

2.有感染的危险

与产程延长、胎膜早破、手术操作有关。

3.知识缺乏

缺乏有关头盆不称及其相关并发症的知识。

(四)计划与实施

1.预期目标

(1)护士能及时发现异常情况并配合医生的处理,协助产妇平安分娩,未发生并发症。

(2)孕产妇能列举感染的症状,出现异常情况能主动报告。

(3)孕妇能描述头盆不称给母儿造成的影响,并积极配合治疗。

2.处理原则及护理措施

(1)首先应协助医生明确狭窄骨盆的类别和程度,了解胎位、胎儿大小、胎心率、宫缩强弱、宫口扩张程度、是否破膜,结合年龄、产次、既往分娩史进行综合判断,决定分娩方式。

(2)骨盆入口平面狭窄

1)明显头盆不称(绝对性骨盆狭窄):骶耻外径≤16.0cm,骨盆入口前后径≤8.0cm,胎头跨耻征阳性者,足月活胎不能入盆,不能经阴道分娩,应行剖宫产术结束分娩。

2)轻度头盆不称(相对性骨盆狭窄):骶耻外径 16.5～17.5cm,骨盆入口前后径 8.5～9.5cm,胎头跨耻征可疑阳性。足月活胎体重<3000g,胎心率正常,应在严密监护下试产。骨盆入口平面狭窄的试产,必须以宫口开大 3～4cm,胎膜已破为试产前提。胎膜未破者可在宫口扩张 3cm 时行人工破膜。若破膜后宫缩较强,产程进展顺利,多数能经阴道分娩。试产过程中若出现宫缩乏力,可用缩宫素静脉滴注以加强宫缩。试产 2～4 小时,胎头仍迟迟不能入盆、宫口扩张缓慢,或伴有胎儿窘迫征象,应及时行剖宫产术结束分娩。若胎膜已破,为了减少感染,应适当缩短试产时间。

(3)中骨盆平面狭窄:在分娩过程中,胎儿在中骨盆平面完成俯屈及内旋转动作。若中骨盆平面狭窄,则胎头俯屈及内旋转受阻,易发生持续性枕横位或枕后位。产妇多表现为活跃期或第二产程延长及停滞、继发性宫缩乏力等。若宫口开全,胎头双顶径达坐骨棘水平或更低,可经阴道助产。若胎头双顶径未达坐骨棘水平,或出现胎儿窘迫征象,应行剖宫产术结束分娩。

(4)骨盆出口平面狭窄:骨盆出口平面是产道的最低部位,临床上常用出口横径与出口后矢状径之和估计出口大小。若两者之和>15cm 时,多数可经阴道分娩,有时需用胎头吸引术或产钳术助产,应做较大的会阴后—斜切开,以免会阴严重撕裂。若两者之和<15cm,足月胎儿不易经阴道分娩,应行剖宫产术结束分娩。

(5)骨盆三个平面狭窄(均小骨盆):若估计胎儿不大,胎位正常,头盆相称,宫缩好,可以试产,通常可通过胎头变形和极度俯屈,以胎头最小径线通过骨盆腔,可能经阴道分娩。若胎儿较大,有明显头盆不称,胎儿不能通过产道,应尽早行剖宫产术。

(6)畸形骨盆:根据畸形骨盆种类、狭窄程度、胎儿大小、产力等情况具体分析。畸形严重、明显头盆不称者,应及时行剖宫产术。

(7)在分娩过程中,护士应安慰产妇,使其精神舒畅,增加信心,保证营养及水分的摄入,必要时补液,嘱产妇注意休息,要监测宫缩强弱,勤听胎心,检查胎先露部下降及宫口扩张程度。

（8）胎儿娩出后及时注射宫缩剂,促进子宫收缩,预防产后大出血。按医嘱使用抗生素,保持产妇外阴清洁,每日擦洗会阴2次,使用消毒会阴垫。胎先露长时间压迫阴道或出现血尿时,应及时留置导尿管8～12日,必须保证导尿管通畅,以防止生殖道瘘。

（9）胎头在产道压迫时间过长或经手术助产的新生儿应按产伤处理,严密观察颅内出血或其他损伤征象。

（五）护理评价

护士能协助产妇平安分娩,未发生并发症。产妇无感染征象,产后体温、脉搏正常。产妇能描述产道异常给母儿造成的影响,并能积极配合治疗。

二、软产道异常

软产道异常包括外阴异常、阴道异常、宫颈异常。软产道异常所致难产较少见,但容易被忽视,因此在产科初诊时,应仔细检查外阴、阴道、宫颈、子宫下段及盆底软组织,以及时估计阴道分娩的可能性。

1.外阴异常

外阴病变造成会阴伸展性差,使阴道口狭小;外阴硬化性萎缩性苔藓、妊娠期高血压疾病、心脏病、慢性肾炎妇女外阴重度水肿;严重外阴静脉曲张、外阴手术后狭窄、外伤、药物腐蚀造成的外阴异常,均不宜经阴道分娩。

2.阴道异常

阴道横隔多数于妊娠前已切开,如未切开,视横隔位置高低,隔的厚度而确定能否阴道分娩。阴道纵隔多数在宫口开大、胎头下降受阻时发现切开。外伤造成的阴道瘢痕、失去弹性;阴道尖锐湿疣为预防新生儿感染,阴道内肿物不能切除者均应行剖宫产术。少见阴道囊肿阻碍产道,可行囊肿穿刺抽出其内容物,后经阴道分娩。

3.宫颈异常

宫颈锥切术、宫颈深部电烙术后,宫颈形成瘢痕,影响扩张,产程中产妇过早使用腹压出现宫颈水肿等,均可造成难产;少见宫颈癌及宫颈肌瘤,均需行剖宫产术。

第三节　胎儿异常

一、概述

胎儿异常分为胎位异常和胎儿发育异常。分娩时除了枕前位为正常胎位外,其余各种胎位均为异常胎位。临产常见头位难产有:持续性枕后位、枕横位,由于胎头旋转受阻所致;胎头俯屈不良呈仰伸者,有面先露,额先露;胎先露异常有臀先露,复合先露;胎儿发育异常有巨大儿及胎儿畸形,如连体胎儿、无脑儿等。

二、护理评估

(一)健康史

评估是否有分娩巨大儿、畸形儿等家族史,注意有无头盆不称史,有无糖尿病史。回顾产前检查资料,如身高、骨盆测量值、胎位、估计胎儿大小,有无羊水过多、前置胎盘、盆腔肿瘤等,评估产程进展情况和胎先露下降情况。

(二)临床类型和表现

1.头位难产

胎头枕骨直至分娩后期仍位于母体骨盆后方或侧方,致使分娩发生困难。常见持续性枕后位、枕横位。

(1)原因

1)骨盆狭窄:骨盆入口平面狭窄使胎头容易以枕后位或枕横位衔接,中骨盆平面及出口平面狭窄时胎头为适应骨盆形态而无法向前旋转,造成持续性枕后位、枕横位。

2)胎头俯屈不良:胎背与母体脊柱接近,影响胎头俯屈,前囟门是胎头的最低点,而图 9-9 持续性枕后位最低点常转向骨盆前方,当宫缩时,枕部则转向骨盆的后方或侧方,造成持续性枕后位。

3)子宫收缩乏力:胎儿过大、发育异常、前壁子宫肌瘤、前置胎盘、产程中尿潴留等造成子宫收缩乏力,可影响胎头下降、俯屈及内旋转,而形成持续性枕后位或枕横位。

(2)临床表现:临产后由于先露部不易紧贴子宫下段及宫颈内口,宫缩乏力及宫口扩张缓慢,易发生胎膜早破,枕骨持续压迫骨盆后方的直肠,产妇自觉肛门坠胀,产程中过早有大便感,致使过早运用腹压,造成宫颈水肿。胎背在孕妇侧腹壁或后方,胎心不易听到,腹部检查能摸到胎儿肢体,肛门检查宫口开全或近全,感到盆腔后部空虚,胎头明显塑形。

2.臀位

妊娠 30 周以前,臀先露较常见,妊娠 30 周以后多能自然转成头先露。临产后持续臀先露者,因胎头比胎臀大,分娩时胎头无明显变形造成通过困难,多见脐带脱垂。临床表现为孕妇感觉肋下有圆而硬的胎头,由于胎臀不能紧贴子宫下段及宫颈内口常致宫缩乏力,宫口扩张缓慢,产程延长。四步触诊在宫底部触及圆而硬、按压时有浮球感的胎头,耻骨联合上方触到不规则软而宽的胎臀,胎心听诊在脐左(或右)上方最清楚。

3.横位

妊娠 30 周后常用矫正胎位的方法有:膝胸卧位,激光照射或艾灸至阴穴、外转胎位术。分娩期根据产妇情况决定分娩方式:狭窄骨盆、软产道异常、胎儿体重大于 3500g、胎儿窘迫、胎膜早破、脐带脱垂、妊娠并发症、高龄初产、有难产史等均应行剖宫产术。

4.巨大胎儿

胎儿出生体重≥4000g 为巨大胎儿,占分娩总数 7% 左右,近年有逐渐上升趋势。

(1)原因:孕妇糖尿病、肥胖,胎儿双亲身材高大,孕期饮食摄入过多、活动过少、过期产、多产妇等。产前可根据宫高、腹围或 B 超胎儿双顶径(BPD)与股骨径(FL)、腹围(AL)等计算胎儿体重,做出巨大胎儿的诊断。

(2)临床表现:胎儿大,手术助产机会增加,可引起胎儿损伤,甚至死亡。母体易发生软产道裂伤、尿瘘、粪瘘等，产后出血、感染发生率均增加。

5.胎儿脑积水

胎头脑室内外有大量脑脊液积于颅腔内使颅腔体积增大、颅缝明显增宽、囟门增大，发生率约为 0.5‰。临床表现为明显头盆不称、跨耻征阳性，如不及时处理可致子宫破裂。

（三）辅助检查

1.腹部触诊和听诊

（1）持续性枕后位、臀位以及面先露、巨大胎儿：胎体纵轴与母体纵轴一致，子宫呈纵椭圆形。如在宫底部触到圆而硬、按压时有浮球感的胎头，在耻骨联合上方触及软而宽、不规则的胎臀，胎心在脐上左（右）侧听得最清楚者为臀位。宫底部触到胎臀，胎背偏向后方或侧方，在对侧可明显触及胎儿肢体，胎心在脐下偏外侧听得最清楚时可能为枕后位。若触诊宫底高度＞35cm，胎体粗大，先露高浮，脐下只听到一个胎心音，可能为巨大胎儿。如在耻骨联合上方可触及胎儿枕骨隆突与胎背之间有明显凹陷，胎心遥远而弱，则有可能是颏后位。如头先露在耻骨联合上方可触及宽大、骨质薄软、有弹性的胎头，胎头过大与胎体不相称，胎头高浮，跨耻征阳性，胎心在脐上听得清楚可考虑为脑积水。

（2）肩先露：腹部望诊子宫呈横椭圆形，胎儿纵轴与母体纵轴垂直，触诊宫底高度低于相应孕周，耻骨联合上方空虚，与腹部两侧可触及胎头或胎臀，胎心音在脐上、下听得较清楚。

2.阴道检查或肛门检查

当宫颈口部分开大或开全时，肛查或阴道检查如感到盆腔后部空虚，胎头矢状缝在骨盆斜径上，前囟在骨盆的左（右）前方，后囟即枕部在骨盆的左（右）后方，提示为持续性枕后位。若触到先露部呈高低不平、软硬不一的颜面部，则根据颏部所占位置确定面先露的胎方位。若触及软而宽且不规则的胎臀、胎足、胎膝或生殖器等可确定为臀先露。若触及肩胛骨、肩峰、腋窝或胎儿上肢则为肩先露。若感胎头很大、颅缝宽、囟门大且紧张、颅骨骨质薄而软如乒乓球的感觉则考虑脑积水。

3.B超检查

产前可估计头盆是否相称，探测胎头的位置、大小及形态做出胎位、多胎妊娠、脑积水及无脑儿的诊断。

4.实验室检查

可疑为巨大儿的孕妇产前应做血糖、尿糖分析；孕晚期抽羊水作胎儿肺成熟度（US）检查、胎盘功能检查；疑为脑积水合并脊柱裂者，妊娠期可查孕妇血清或羊水中的甲胎蛋白值。

三、护理诊断和医护合作性问题

1.潜在并发症

子宫破裂、胎儿受损。

2.恐惧

与知识缺乏、担心胎儿预后有关。

四、计划与实施

（一）预期目标

（1）护士能及时发现异常情况并配合医生的处理，协助产妇平安分娩，不发生并发症。

（2）孕产妇能表达自己的担心，接受处理方案，并积极配合治疗过程。

（二）处理原则及护理措施

1.预防并及早处理胎产式和胎儿发育异常情况

（1）加强产前检查，宣传产前检查的重要性，发现异常及时协助医生予以处理。妊娠期糖尿病患者应首先治疗孕妇的糖尿病；一旦发现脑积水等畸形儿，配合医生给予终止妊娠；巨大胎儿需查明原因，36周后根据胎儿肺成熟度、胎盘功能检查、孕妇血糖控制情况等择期引产或行剖宫产；妊娠30周后仍为臀位、肩先露等异常胎位者应给予矫治。常用的矫治方法有以下几种。①胸膝卧位：孕妇排空膀胱，松解裤带。每日2次，每次15分钟，连做1周后复查。这种姿势的目的是借助胎儿重心的改变，使胎头与胎背所形成的弧形顺着宫底弧面滑动，从而使胎臀退出盆腔。胸膝卧位纠正胎位的方法不适宜有高血压、心脏病的孕妇。②激光照射或艾灸至阴穴：胸膝卧位胎儿仍未转成头位时，可采用激光照射两侧至阴穴（足小指外侧，距趾甲角1分），也可用艾灸，每日1次，每次15～20分钟，5次为一疗程。③外转胎位术：应用上述矫治方法无效者，于妊娠32～34周时，可行外转胎位术。孕妇仰卧，髋、膝关节取屈曲位，以双足放于产床上，臀部稍抬高，使整个腹部显露，腹壁放松，术者站在产妇右旁。用手经孕妇腹壁将胎头推向骨盆，胎臀推向宫底，直至转为头先露。该法有发生胎盘早剥、脐带缠绕等严重并发症的可能，应用时要慎重，术前应先做B超，了解胎儿发育是否正常，有无脐带绕颈，胎盘位置，有无胎盘早剥及羊水量多少等。

2.持续性枕横位、枕后位者应加强分娩期的监测与护理，减少母儿并发症

（1）产妇朝胎背的对侧方向侧卧，以利胎头向前转。

（2）产程中及时发现产妇过早有排便感的主诉，宫口开大5cm，手转胎头后包腹、固定，有时可奏效，指导孕妇不要过早屏气以免宫颈水肿。

（3）严密观察产程，看宫口扩张及胎头下降的情况。若宫口开大＞1cm/h，伴胎头下降，多能经阴道分娩。

（4）使产妇及时进食，注意休息，避免膀胱充盈，影响宫缩。

（5）宫口开全1小时未分娩者，做好阴道助产的准备，胎头在坐骨棘以下2cm方可助产，如先露不下降，仅宫口开全，则需剖宫产，以免助产困难，造成胎儿损伤。

（6）第三产程注意产后出血，检查阴道有否裂伤，必要时给予抗生素预防感染。

五、护理评价

护士能协助产妇平安分娩，未发生并发症。孕产妇能表达自己的担心，并定期接受产前检查。

第五章　分娩期并发症的护理

第一节　胎膜早破

一、概述

正常破膜多发生在宫口近开全时,胎膜早破指胎膜在产程开始前即自然破裂,妊娠满 37 周后的发生率为 10%,不满 37 周的发生率为 2.0%～3.5%。胎膜早破后,母体阴道内病原微生物易上行感染,随时间推移,感染率上升,若破膜超过 24 小时,感染率上升 5～10 倍。若宫腔内原有压力较大,突然破膜后有时可引起胎盘早剥、羊膜腔感染而发生产后出血。对胎儿则易诱发早产、胎儿窘迫、脐带脱垂、感染等并发症。破膜孕周越小,胎肺发育不良发生率越高。

二、病因

病因尚不明确,常是多因素所致。目前研究发现与下列因素有关。

1.感染

母亲产道的病原微生物感染为最主要的致病因素。产道感染可引起前列腺素合成增加,致使早期子宫收缩;蛋白溶解酶、过氧化酶、溶菌酶等炎性物质促使羊膜组织脆弱而导致胎膜破裂。

2.宫腔压力上升

常见于双胎妊娠和羊水过多者。子宫壁肌纤维过度伸展,对子宫下段和宫颈产生机械性扩张作用引起宫缩,同时子宫肌纤维的过度伸展还可引起胶原酶等物质的激活,引发胎膜细胞外基质的降解,从而引起胎膜早破。

3.营养缺乏

正常胎膜于妊娠中期即停止生长,至妊娠晚期逐渐变薄。在胎膜发育过程中如孕妇缺乏维生素 C、铜和锌,可导致胎膜中胶原纤维和弹性纤维合成减少,使胎膜脆性增加,易于破裂。

4.宫颈功能不全

孕妇在正常情况下宫颈内口是紧闭的,如宫颈内口松弛,随妊娠进展,前羊膜囊楔形进入宫颈,使此处的胎膜受到的压力增大,容易发生破裂。

5.其他原因

如羊膜腔穿刺术后、胎先露部高浮、臀位足先露等均可导致胎膜早破。

三、护理评估

(一)健康史

(1)及时发现胎膜破裂的现象,因为破裂发生时间影响临床处理。

（2）核对孕周。

（二）临床表现

孕妇的自觉症状是突然感觉有较多的液体由阴道中流出，液体是清亮的，有时可混有胎脂和胎粪，无腹痛等其他先兆。肛查时，触不到前羊膜囊，如上推胎先露部，则有液体流出，阴道窥器检查可见阴道后穹隆有羊水积聚或有羊水自宫口流出，伴羊膜腔感染时，阴道流液有臭味，并伴有发热，母儿心率加快，子宫压痛，白细胞计数升高，C-反应蛋白升高。

（三）辅助检查

1.阴道 pH 值测定

正常阴道液 pH 为 4.5～5.5，羊水 pH 为 7.0～7.5，如阴道液 pH＞6.5，提示胎膜早破可能性。注意若阴道液被血、尿、精液及细菌性阴道病所致的大量白带污染，可产生假阳性。

2.阴道液涂片镜检

取阴道后穹隆积液置于干净玻片上，待其干燥后，显微镜下见到羊齿植物叶状结晶为羊水。

3.血常规检查

胎盘早破合并感染时，白细胞计数升高。

（四）心理社会评估

此时的产妇及家属会表现出对胎儿及产妇健康的担心，以及分娩能否顺利进行。

（五）处理原则

一旦发生胎膜早破，均应住院待产，卧床休息，密切观察胎心音的变化，根据个体的不同情况给予相应处理。

四、护理诊断和医护合作性问题

1.有感染的危险

与阴道病原体上行感染有关。

2.潜在并发症——胎儿窘迫

与脐带脱垂或受压影响胎盘血流及早产胎儿肺部不成熟有关。

3.焦虑

与担心胎儿及自己的安危及分娩是否能够顺利进行有关。

五、计划与实施

（一）预期目标

（1）孕妇无发热等感染征兆。

（2）胎动、胎心率维持在正常范围。

（3）孕妇的各项日常生活活动得到帮助，能保持身体各系统的最佳功能。

（4）孕妇能描述自己的焦虑，并陈述心理和生理舒适感有所增加。

（二）护理措施

（1）孕妇若发生感染或胎儿出现危机时，应以自然或催产的方式立刻结束妊娠，但若有催产禁忌证，则应采取剖宫产术。同时抗感染治疗，做好新生儿复苏准备。

（2）孕妇无合并感染症状时，妊娠 35 周以下可进行以下处理。

1)一般处理:绝对卧床休息。保持外阴清洁,每日会阴擦洗 2～3 次,避免不必要的肛诊及阴道检查,密切观察孕妇体征、心率、宫缩、阴道流液性状,进行胎心监护评估胎儿情况。

2)破膜超过 12 小时预防性给予抗生素。

3)有宫缩者,可静脉滴注硫酸镁等抑制宫缩。

4)肌内注射地塞米松,以助胎儿肺部成熟,减低因早产而导致新生儿肺透明膜病发生的概率。

5)收集血液标本,监测血常规中白细胞的数值,或做子宫颈细菌培养以监测感染征象。

6)若羊水停止流出,观察 72 小时后,未发生感染,则可以出院在家待产,但需继续使用抗生素。

(3)孕妇无合并感染症状时,孕 35 周以上,由临床评估如羊水中 L/S 比值而判定胎儿肺部成熟度.或由 X 线片、超声波评估胎儿的大小及位置、羊水量,来决定分娩的时机。

(4)胎肺成熟、宫颈成熟、无禁忌证者可引产,催产 24 小时后胎儿仍未娩出者,则考虑剖宫产术。

(5)给予心理支持:向孕妇及家属说明病程及治疗方案,可减轻其焦虑;也需要告知他们早产或剖宫产对新生儿的健康可能产生威胁甚至可能导致新生儿死亡,请其作好心理准备。

(三)健康教育

1.孕期生活指导

孕期注意加强营养,可适当补充维生素 C、锌、铜等营养素,以增强羊膜抗张能力。不宜过劳,避免做增加腹压的体力劳动,如提重物等。妊娠最后 3 个月禁止性交,避免性交产生的机械性刺激。

2.其他

让产妇了解孕期的自身变化,定期做产前检查。对宫颈内口松弛者于妊娠 14～16 周行宫颈环扎术并积极治疗生殖道感染。

六、护理评价

产妇能顺利分娩。产妇出院时未发生感染等并发症。

第二节　子宫破裂

一、概述

子宫破裂是指子宫体或子宫下段于妊娠末期或分娩期发生自发裂伤,是极其严重的产科并发症,危及母婴安全。子宫破裂发生率在不同国家、不同地区是不同的,在 1∶18500～1∶3000 之间,多见于经产妇,由于我国计划生育政策的实施和孕期、分娩期保健意识的增强,子宫破裂的发生率已明显降低。

二、病因

1.梗阻性难产

由于骨盆狭窄、胎位异常、巨大儿、胎儿畸形(如脑积水)或肿瘤阻塞软产道等梗阻性难产,均可使胎先露下降受阻。当子宫为克服阻力长时间强烈收缩,使子宫下段被拉长变薄,超过极限后导致子宫破裂,是引起子宫破裂最常见的原因。

2.瘢痕子宫

剖宫产史、肌瘤剔除术史使子宫肌壁留有瘢痕,子宫穿孔、外伤史或其他子宫手术使得子宫有薄弱点,由于妊娠晚期子宫张力增大或临产宫缩时牵拉使瘢痕处裂开。

3.宫缩剂使用不当

胎儿娩出前使用过量缩宫素,造成子宫强直性收缩,子宫下段拉薄,造成子宫破裂。

4.产科手术损伤

行内倒转术、穿颅术、臀位牵引术、上高位产钳时,可因器械、胎儿骨片损伤子宫或因操作不当导致子宫破裂。

三、分类

(1)根据子宫破裂发生的原因分为自然子宫破裂和损伤性子宫破裂。

(2)根据子宫破裂发生的部位分为子宫下段破裂和子宫体部破裂。

(3)根据子宫破裂发生时间分为妊娠期破裂和分娩期破裂。

(4)根据子宫破裂的程度分为完全子宫破裂和不完全子宫破裂。完全破裂即肌层、浆膜、内膜全层破裂;不完全破裂即浆膜层完整、肌层与内膜层全部或部分破裂,宫腔与腹腔未相通。

四、护理评估

(一)健康史

评估诱发子宫破裂相关的因素,如:产次、有无子宫瘢痕、此次妊娠胎心、胎位情况及分娩过程中宫缩剂的使用情况,产程进展情况等。

(二)临床表现

1.先兆子宫破裂

多发生在产程已进展相当一段时间后停滞,常见于有梗阻性难产因素的妇女。可表现为①子宫呈强直性或痉挛性过强收缩,产妇脉搏增快,呼吸短促,烦躁不安,下腹部剧痛。②因胎先露部下降受阻,子宫收缩过强时子宫体部肌肉增厚变短,子宫下段肌肉变薄拉长,在两者间形成环状凹陷,称为病理性缩复环。在孕妇脐平面或以上可见明显的环状凹陷,随子宫收缩而上升,子宫收缩时呈葫芦状。子宫下段于宫缩时隆起,变薄,压痛明显。宫口扩大无进展,胎先露下降不明。③由于先露部长时间压迫膀胱,有血尿及排尿困难。④因宫缩过强过频使胎儿触不清,胎心音变快或不规则。子宫病理性缩复环形成、下腹部压痛、胎心音异常和血尿为子宫先兆破裂的四大主要表现。

2.子宫破裂

(1)完全子宫破裂:子宫破裂往往发生在一瞬间,产妇突感腹部撕裂样剧痛,宫缩随即停止,产妇稍感舒适后,因羊水、血液进入腹腔,很快进入休克状态,表现为面色苍白、全身冷汗、脉快、血压下降等,全腹压痛、反跳痛、肌紧张,胎儿进入腹腔,在腹壁下可清楚地触及胎儿肢体,缩小的子宫在胎儿侧边扪及。阴道可见鲜血流出,腹腔内出血多,叩诊有移动性浊音。

(2)不完全子宫破裂:子宫轮廓清晰,破口处压痛明显,腹痛等症状和体征不明显,若血液流向阔韧带,可在子宫一侧扪及逐渐增大且有压痛的包块,多有胎心率异常。

（三）辅助检查

1.胎心监护

先兆子宫破裂表现为胎心率加快,可大于 160 次/分。当胎心消失时提示子宫破裂。

2.B 超检查

可协助确定子宫破裂的部位。

3.实验室检查

血常规检查血红蛋白下降、白细胞计数增加,尿常规检查可见肉眼血尿或镜下血尿。

（四）心理社会评估

1.先兆子宫破裂

产妇疼痛不安、呼吸急促、脉搏加快、产程延长、产妇疲乏、口渴、精神差。家属见产妇痛苦状,表现为焦虑,请医护人员立即提供有效措施减轻产妇痛苦,挽救母婴生命。

2.子宫破裂

产妇突感下腹一阵撕裂样剧痛后,顿感轻松,腹痛缓解,但很快感到全腹痛,继而进入休克状态,生命垂危。家属得知详情后表现为否认、恐惧、悲哀等情绪。

（五）处理原则

发现先兆子宫破裂时,应迅速抑制子宫收缩,首选硫酸镁或哌替啶、地西泮,尽快全麻行剖宫产术结束分娩,挽救母婴生命。如子宫已破裂,在积极纠正休克的同时,立即剖腹探查。根据破裂的部位、时间与程度,酌情处理,行子宫修补或切除术。如破裂时间长有感染迹象,切除子宫后应放置引流管,手术前后应用大量广谱抗生素静脉点滴以控制感染,如无活胎的产妇年轻,尽量做修补以保留生育功能,也可行双侧髂内动脉结扎法或动脉造影栓塞法来控制出血。

五、护理诊断和医护合作性问题

1.疼痛

与子宫收缩过强、先兆子宫破裂有关。

2.组织灌注量改变

与子宫破裂出血有关。

3.恐惧

与大量出血及濒死感有关。

4.有感染的危险

与产后出血造成贫血、机体抵抗力下降,胎盘剥离创面、阴道内或宫腔内操作及软产道开放性伤口等因素有关。

5.潜在并发症——胎儿窘迫

与过度宫缩时胎儿血供受阻和母体失血有关。

六、计划与实施

（一）预期目标

（1）孕妇能陈述与子宫破裂有关的高危因素及预防措施,并能用语言表达焦虑、恐惧的心理,且能克服上述不良心理反应。

（2）及时发现子宫破裂的先兆,尽最大可能保障母儿安全。

（3）孕妇能维持体液平衡状态。

（4）预防感染等并发症的发生，产妇能陈述感染的症状及列举预防措施。

（二）护理措施

1.预防

加强产前检查，及早发现胎位异常及骨盆狭窄，予以处理，减少发生子宫破裂的因素。

2.产程护理

严格掌握缩宫素引产指征，应用缩宫素引产时应有专人守护或监护，按规定稀释为小剂量缓慢静脉滴注。密切观察产程，注意产妇生命体征——血压、脉搏、呼吸。产妇腹痛剧烈、血尿、排尿困难、腹部出现病理缩复环、胎心异常时应及时通知医生，及早发现先兆子宫破裂。

对剖宫产史、肌瘤剔除史、骨盆边缘狭窄、短期试产者，如产程进展缓慢、先露不降的产妇，密切观察腹部体征及生命体征。对体温正常、脉快的产妇提高警惕。

已发生子宫破裂者，应尽快做好各项抢救准备，如配血、输液、给氧，除配合医生抢救外，立即进行腹部手术前准备。

（三）健康教育

鼓励阴道分娩。对妊娠期妇女，如无剖宫产适应证者，应讲明阴道分娩虽有一定的痛苦，但可预防多种并发症的出现，鼓励其选择阴道分娩；同时，健康教育的对象应包括产妇的丈夫，使产妇在分娩过程中得到有效的支持。

除了帮助制定产褥期休养计划外，还需告知产妇及家属再次怀孕的注意事项，如再怀孕，应定期去产科高危门诊检查，尤其注意腹部伤口有无压痛，遵医嘱于预产期前2周住院待产，根据指征及上次手术情况决定分娩方式。

对于胎儿已死亡的产妇应帮助产妇及家属度过悲伤阶段，指导并协助产妇退乳。

4.护理评价

产妇的组织灌注量及时得到改善。出院时产妇情绪稳定，身体逐步恢复正常，未发生并发症。

第三节　胎儿窘迫

一、概述

胎儿窘迫是以胎儿胎盘系统的呼吸循环功能不全为主的一组综合症状。根据出现时间、原因及变化程度，分为急性胎儿窘迫与慢性胎儿窘迫。临床上常忽视慢性胎儿宫内窘迫，但是许多急性胎儿窘迫是在慢性胎儿窘迫的基础上发生的，故对慢性胎儿窘迫应予重视。

二、病因

（一）急性胎儿窘迫常见原因

1.子宫收缩过频过强

使宫内压长时间超过母血进入绒毛间隙的平均动脉压，引起绒毛间隙血流减少，造成胎儿缺氧。

2.脐带因素

脐带过短、绕颈、缠身,在胎先露下降过程中牵拉使脐血管受压,影响血供。

3.胎盘早期剥离、前置胎盘

出血过多,影响胎儿血供,胎儿获氧减少。

4.孕妇严重血循环障碍

孕妇合并某些疾病,如心肺疾病、贫血、酸中毒及妊娠期高血压疾病引起胎盘血管栓塞等,各种原因导致休克,使得母血氧饱和度低,胎儿供氧不足。

(二)慢性胎儿窘迫常见原因

1.母体血液含氧量不足

如孕妇患有心肺疾病、重度贫血,自身血液红细胞携氧不足,通过胎盘循环供给胎儿的氧分也会不足。

2.胎盘功能不全

常见于血管病变,如妊娠期高血压疾病、慢性肾炎、糖尿病等,使得绒毛间隙血流减少,胎儿处于慢性缺氧状态。

3.胎儿严重的心血管、呼吸系统疾病

致使胎儿运输及利用氧的能力下降。

三、病理生理变化

胎儿血氧降低最初表现为呼吸性酸中毒,通过自主神经反射,兴奋交感神经,肾上腺、儿茶酚胺及皮质醇分泌增多,血压上升、心率加快加以代偿;继续缺氧,则转为兴奋迷走神经,胎心率减慢,胎儿血液重新分布,集中于重要脏器。无氧糖酵解增加,用于补偿能量消耗。此时乳酸等有机酸增加,胎儿血 pH 降低,转为代谢性酸中毒。缺氧使肠蠕动亢进,肛门括约肌松弛,胎粪排出污染羊水。细胞膜通透性破坏,胎儿血中钾及氮素增加,以及因自主神经反射性兴奋,使胎儿出现宫内呼吸运动增强,导致混有胎粪的羊水吸入,对胎儿有一定危险,出生后极易发生肺不张及肺炎,导致新生儿窒息、死亡。缺氧可使肾血管收缩,血流量减少,胎儿尿形成减少致羊水量减少。妊娠期慢性缺氧使胎儿生长受限,分娩期急性缺氧可发生缺血缺氧性脑病及脑瘫等终身残疾。

四、护理评估

(一)健康史

了解孕妇孕前有无急慢性全身疾病,妊娠期有无并发症。了解孕期有无感染史。

(二)临床表现

1.胎心率的变化

是胎儿窘迫最明显的临床征象。急性胎儿窘迫主要发生在分娩期,早期缺氧,胎心率加快,可大于 160 次/分;如持续缺氧,胎心率变慢,低于 120 次/分。胎心监护可表现为:多发晚期减速,重度变异减速和基线平直(基线变异<5 次/分)。慢性胎儿窘迫时,胎心率可出现:①NST 无反应型,即持续监护 20～40 分钟,胎动时胎心率加速≤15 次/分,持续时间≤15 秒;②在无胎动与宫缩时,胎心率大于 180 次/分,或小于 120 次/分,持续 10 分钟以上;③重度变异减速或基线平直。

2.羊水变化

羊水中有胎粪,说明缺氧加重,引起迷走神经兴奋,肠蠕动亢进而肛门括约肌松弛,使胎粪排于羊水中,羊水污染分为 3 度:羊水Ⅰ度污染,羊水浑浊呈浅绿色,常见胎儿慢性缺氧;羊水Ⅱ度污染,羊水呈深绿色或黄绿色,提示胎儿急性缺氧;羊水Ⅲ度污染,羊水呈浑浊棕黄色、稠厚,提示胎儿缺氧严重。

3.胎动变化

如为脐带受压时的急性胎儿窘迫缺氧初期表现胎动频繁、躁动,继而转弱并消失。慢性缺氧胎动次数减少是重要表现,胎动<10 次/12 小时,临床常见胎动消失 24 小时后胎心消失。

4.胎儿酸中毒

胎儿头皮血血气分析 pH<7.20(正常值 7.25～7.35),氧分压下降,二氧化碳分压升高,提示胎儿酸中毒,情况危险。

(三)辅助检查

1.胎盘功能检查

如胎儿窘迫 24 小时,尿雌三醇(E3)值急剧减少(30%～40%),妊娠末期测多在 10mg/24h 以下。

2.胎心音监测

NST 可能无反应;OCT 会出现晚期减速。

3.胎儿头皮血气分析

pH<7.20(正常值 7.25～7.35),PO_2<1.3kPa(10mmHg,正常值 15～30mmHg),PCO_2>8.0kPa(60mmHg,正常值 35～55mmHg)可诊断为胎儿酸中毒。

(四)心理社会评估

孕妇因胎儿的生命危在旦夕而产生焦虑,对需要手术分娩产生犹豫、无助感,家属及亲友均感悲伤。

(五)治疗原则

严密监护,及时发现,及时处理,避免新生儿窒息。

1.急性胎儿窘迫

(1)一般处理:左侧卧位,高流量面罩给氧,同时纠正脱水、酸中毒及电解质紊乱。

(2)病因治疗:因缩宫素使用不当引起的不协调性子宫收缩过强,应停用缩宫素,应用宫缩抑制剂如硫酸镁抑制宫缩。如为羊水过少脐带受压,可经腹羊膜腔输液。

(3)尽快终止妊娠:分娩期突然发生急性胎儿窘迫者,如宫颈口未完全扩张,经上述处理,胎儿情况没有改善者,应立即剖宫产结束分娩。若宫口开全,胎先露已达坐骨棘平面以下 3cm者,应尽快助产经阴道娩出胎儿。

2.慢性胎儿窘迫

应针对病因,视孕周、胎儿成熟度及胎儿窘迫程度决定期待疗法或终止妊娠。

五、护理诊断和医护合作性问题

1.焦虑

与预感胎儿健康受到威胁有关。

2.预感性悲哀

与胎儿可能夭折有关。

3.气体交换受损

与胎盘子宫的血流改变,血流中断(脐带受压)或血流减慢有关。

六、计划与实施

(一)预期目标

(1)孕产妇焦虑有所减轻,生理和心理舒适感增加。

(2)如果胎儿不能存活,产妇能接受现实。

(3)分娩顺利,新生儿得到救治,生命体征在正常范围。

(二)护理措施

1.急性胎儿窘迫

应立即协助医生采取果断措施,改善胎儿缺氧状态。

(1)指导孕产妇左侧卧位,以改善胎盘血流灌注。高流量给氧提高母血氧饱和度含量,提高胎儿血氧浓度。

(2)严密监测胎心变化,如连续出现晚减速,胎粪样羊水,宫颈开全,尽快阴道助产,做好抢救新生儿准备。

(3)如发现胎儿窘迫、在短期不能自然分娩,应立即抑制宫缩,改善胎盘血液循环,尽早剖宫产结束分娩。

2.慢性胎儿窘迫

对于慢性缺氧疾病造成宫内生长迟缓的胎儿,对宫缩时缺氧耐受性差,在产程中应严密监测胎心,尽早选择安全分娩方式,减少新生儿窒息的发生。

(三)健康教育

教会孕妇自数胎动,发现异常及时就诊,定期产前检查。

七、护理评价

产程进展顺利,新生儿阿氏评分 10 分。

第四节 羊水栓塞

一、概述

羊水栓塞是指分娩过程中,羊水进入母体血液循环,引起急性肺栓塞、过敏性休克、弥散性血管内凝血、肾衰竭或猝死等一系列严重症状的综合征。是严重的分娩期并发症,死亡率高达80%,是孕产妇死亡的重要原因之一。

二、病因

造成羊水进入母血的诱因有胎膜早破、宫缩过强、急产、子宫颈裂伤、手术产等。

羊水进入母血的两个途径。

1.经子宫颈内膜静脉

宫缩时羊膜腔压力与子宫体肌层内压力相似,肌层内静脉受压,羊水不易进入;而子宫颈部因无收缩力,静脉不受压,尤其子宫收缩时,使子宫内压力增高,羊水由裂伤的宫颈内静脉进入母体血液循环。故本症多发生于宫缩过强、破膜或破膜后不久。

2.经胎盘附着部位的血窦

如胎盘早剥、前置胎盘、胎盘边缘血窦破裂、子宫破裂或剖宫产时,在子宫收缩间隙或子宫收缩早期,均有利于羊水通过开放的子宫血管进入母体血液循环。

三、病理生理变化

1.肺动脉高压

由于羊水中的有形成分,如鳞状上皮、毳毛、胎脂、黏液、胎粪等进入母血后,可引起机械性阻塞及血管痉挛,造成严重的肺血管堵塞及肺动脉高压,致使肺组织灌注量减少,通气和血流比例失调,肺组织缺氧,肺泡毛细血管通透性增加,液体渗出,发生肺水肿及肺出血,导致呼吸功能衰竭。

2.过敏性休克

羊水中的胎粪、胎脂等有形物质均为致敏原,当进入母体血液循环后,引起Ⅰ型变态反应,导致过敏性休克。

3.DIC

羊水中含有大量凝血质,进入母体血液循环,消耗了大量凝血因子,发生广泛性血管内凝血。

4.器官功能障碍

呼吸和循环衰竭等所致的休克造成严重缺氧,引起脑、心、肝、肾等重要器官功能障碍,发病后可致产妇迅速死亡。

四、护理评估

(一)健康史

有无以下诱因:胎膜早破或人工破膜、宫缩过强、强直性宫缩或高张性宫缩乏力时使用缩宫素、前置胎盘、胎盘早剥、羊膜腔穿刺术等病史;急产、宫颈裂伤、子宫破裂及手术产史。

(二)临床表现

临产过程中,尤其是破膜后、剖宫产手术中,产妇突然烦躁、憋气、呛咳、呼吸困难、寒战、发绀,很快休克、抽搐、昏迷死亡。发病急剧,经过凶险,有时数分钟或数小时产妇即死亡。如能度过休克期,继之出现大量子宫出血,持续不断,血液不凝固,止血困难,手术伤口及全身黏膜、皮肤、胃肠道和泌尿道均有出血,再进一步发展成急性肾衰竭,少尿、无尿及尿毒症的征象。休克、出血、急性肾衰竭三个阶段的症状基本上按顺序出现,但也有休克、呼吸困难等与出血同时出现,或仅出现血不凝固的出血及休克者。

(三)辅助检查

(1)X线胸片:出现症状后6小时,双肺有散在性及斑状浸润,有融合于肺门倾向。

(2)痰液用硫酸罗尼蓝染色可发现胎儿碎屑或用末梢血涂片查找羊水有形物。

(3)高度怀疑DIC时可急查血小板计数及血纤维蛋白原,表现为明显下降,尤其血小板呈进行性下降,凝血酶原时间延长,血浆鱼精蛋白副凝固试验阳性。

（4）明确是否羊水栓塞:中心静脉压测量处或在死者右心、肺动脉、下腔静脉抽血后离心,在上层找到羊水内容物可确诊。

（四）心理社会评估

产妇呈痛苦状,家属高度焦虑,担心母婴的安危。

（五）处理原则

羊水栓塞患者由于病情危重,需在产科、内科、外科及麻醉科医生的共同协作下进行抢救。处理原则为抗过敏,纠正呼吸、循环功能衰竭和改善低氧血症,抗休克,防止 DIC 和肾衰竭发生。

1.正压给氧

迅速改善肺内氧的交换,应行气管插管正压供氧。如插管困难,需气管切开给纯氧,以改善肺泡毛细血管缺氧及减少肺泡渗出液和减轻肺水肿,从而改善肺呼吸功能,减轻心脏负担及脑缺氧,有利于昏迷的复醒。

2.抗过敏

在改善缺氧的同时,尽快给予大剂量肾上腺皮质激素抗过敏、解痉,稳定溶酶体,保护细胞,常用氢化可的松或地塞米松。

3.解除肺血管及支气管痉挛,常用下述药物解除肺动脉高压

（1）盐酸罂粟碱:可阻断迷走神经引起肺血管及支气管平滑肌痉挛,促进气体交换,解除迷走神经对心脏的抑制,对肺、脑血管及冠状动脉均有扩张作用,是解除肺动脉高压的首选药物。

（2）阿托品:可阻断迷走神经对心脏的抑制,使心率加快,改善微循环,增加回心血量,减轻肺血管及支气管痉挛,增加氧的交换。

（3）氨茶碱:可解除肺血管痉挛,舒张支气管平滑肌,降低静脉压与右心负荷。可兴奋心肌,增加心排出量,适用于急性肺水肿,改善肺血流灌注,预防右心衰竭所致呼吸循环衰竭。

4.抗休克

保持两条输液通道,应用升压药多巴胺增加回心血量,使血压回升,增加肾血流量。补充血容量可积极输新鲜血,5% $NaHCO_3$ 可纠正酸中毒,去乙酰毛花苷可纠正心衰。

5.防止 DIC

羊水栓塞初期血液呈高凝状态时,短期可应用肝素,及时补充凝血因子。纤溶亢进时补充纤维蛋白原。

6.预防肾衰竭

羊水栓塞发展为肾衰竭阶段应注意尿量,血容量补足后若仍少尿,应选用利尿剂如呋塞米、甘露醇等药物,扩张肾小球动脉,预防肾衰,并应检测血电解质。

7.迅速终止妊娠

排出子宫内容物,去除病因,阻断羊水内容物继续进入母体血液循环,产科处理应迅速排出胎儿及其附属物。如有阴道分娩条件阴道助产,否则剖宫产。已并发 DIC 治疗无效者,应尽早切除子宫。

五、护理诊断和医护合作性问题

1.气体交换受损

与肺血管阻力增加(肺动脉高压)、肺水肿有关。

2.组织灌注量改变

与失血和 DIC 有关。

3.恐惧

与病情危重及濒死感有关。

六、计划与实施

(一)预期目标

(1)经及时处理产妇的胸闷、气促症状有所改善。

(2)产妇能维持体液平衡及最基本的生理功能。

(3)产妇能感受到或说出恐惧的感觉减轻,在心理和生理上的舒适感有所增加。

(二)护理措施

(1)严密监测产程进展和产妇生命体征:发现产妇异常、呼吸困难、发绀等症状,及时通知医生处理。

(2)抬高产妇头肩部,正压给氧,迅速建立并保持输液通道。遵医嘱给予解痉、抗过敏药物,及早使用大剂量肾上腺皮质激素,维持呼吸功能及氧合作用。

(3)及时补充血容量,增加有效循环量:遵医嘱给予低分子右旋糖酐及新鲜血。

(4)观察尿量,防止肾衰竭。

(5)积极配合处理,做好手术准备。

(6)提供心理支持:鼓励和支持产妇,使其有信心,对家属的心情应表示同情和理解,耐心回答他们的询问。

(三)健康教育

。待产妇病情稳定后,针对其具体情况提供出院指导,鼓励产妇家属参与制定出院后康复计划。

七、护理评价

产妇能及时有效地维持呼吸和循环功能,24 小时内呼吸困难症状得以缓解,血压、尿量基本正常,产妇出院时无并发症。

第五节　产后出血

一、概述

胎儿娩出后 24 小时内出血量超过 500ml 者,称为产后出血。产后出血是产科常见而又严重的并发症,居我国目前孕产妇死亡原因的首位,产后出血的发生率占分娩总数的 2%～3%。其中 80% 以上发生在产后 2 小时内。迅速大量的失血可发生失血性休克,若得不到及时救治可危及生命,休克时间过长,可引起脑垂体缺血坏死,继发严重的腺垂体功能减退——希恩综合征。因此,应特别重视产后出血的护理以加强其防治工作。

二、病因

(一)主要原因

子宫收缩乏力、胎盘因素、软产道裂伤和凝血功能障碍。其中以子宫收缩乏力所致者最多见,占产后出血总数的 70%～80%。

1.子宫收缩乏力

可因产妇全身性因素引起,如产妇精神过度紧张,分娩过程中过多使用镇静剂、麻醉剂,产程过长、产妇体力过度消耗,产妇合并急慢性全身性疾病等。局部因素:双胎妊娠、巨大儿、羊水过多可引起子宫张力过大,使子宫肌纤维过度伸展,子宫畸形或子宫肌瘤等可影响子宫肌正常收缩。胎儿娩出后,若发生宫缩乏力使子宫不能正常收缩和缩复,如胎盘尚未剥离、血窦未开放时不致发生出血,若胎盘有部分剥离或剥离排除后,因宫缩乏力不能有效关闭胎盘附着处子宫壁血窦而致流血过多,是产后出血的主要原因。

2.胎盘因素

包括胎盘剥离不全、胎盘剥离后滞留、胎盘嵌顿、胎盘粘连、胎盘植入、胎盘和(或)胎膜残留。造成胎盘残留的原因主要有:胎盘未完全分离前过早挤压或牵拉脐带,使得部分胎盘剥离,影响子宫收缩,剥离面血窦开放出血;胎盘粘连,胎盘的基底蜕膜层和绒毛植入太深,并和子宫肌层结合形成植入性胎盘,因子宫收缩有部分胎盘剥离时,而其余附着在子宫壁的部分胎盘影响了子宫收缩引起出血。子宫收缩不良,胎盘无法完整剥离,使胎盘滞留在子宫内而造成大出血。

3.软产道损伤

子宫收缩力过强,产程进展过快,胎儿过大,接产时未保护好会阴,助产手术操作不当等,可致会阴阴道裂伤。会阴阴道严重裂伤可上延达穹隆、阴道旁间隙,甚至深达盆壁,阴道深部近穹隆处严重撕裂,其血肿可向上扩展至阔韧带内。宫颈裂伤发生在胎儿过快通过尚未开全的宫颈,严重时可向下累及阴道穹隆,上延可达子宫下段而致大出血。

4.凝血功能障碍

主要分两种情况:妊娠合并凝血功能障碍性疾病,如原发性血小板减少性紫癜、血友病、白血病、再生障碍性贫血等;妊娠并发症导致的凝血功能障碍,如胎盘早剥、羊水栓塞、妊娠期高血压疾病等及宫内死胎滞留过久均可影响凝血功能,甚至发生弥散性血管内凝血,致产后严重出血。

三、护理评估

(一)健康史

详细询问产妇的孕产史、孕次、产次、多胎妊娠的胎儿数目,胎儿的大小,是否曾有人工流产、早产、死胎的病史,产妇的出血性疾病史,妊娠期合并重症肝炎史,妊娠期高血压疾病、前置胎盘、胎盘早剥、羊水过多等病史以及分娩期过多地使用镇静剂、产程延长、难产、手术操作不顺利等病史。

(二)临床表现

常见的临床表现是阴道流血过多,失血性休克及继发性感染。因出血原因不同,临床表现也各有差异。

1.子宫收缩乏力

出血特点是间歇性阴道流血,血色暗红,有凝血块,宫缩差时出血量增多,宫缩增强时出血量减少。若短时间内出血量多,产妇可出现失血性休克,表现为面色苍白、头晕、心悸、出冷汗、脉搏细弱及血压下降。腹部检查:子宫轮廓不清,摸不到宫底,系子宫收缩乏力性出血。

2.胎盘因素

胎盘剥离不全及剥离后胎盘滞留宫腔,常表现为胎盘娩出前阴道流血量多并伴有子宫收缩乏力,胎盘嵌顿时子宫下段可发现狭窄环。胎盘部分粘连或部分植入时易发生剥离不全,滞留的胎盘影响子宫收缩;胎盘未粘连或植入部分发生剥离而出血不止。

3.软产道裂伤

发生在胎儿娩出后,出血持续不断,血色鲜红且自凝。若损伤小动脉,出血较多,此时宫缩良好。宫颈裂伤多在两侧,也可能呈花瓣样。若裂伤较重,出血量大。阴道裂伤多发生在阴道侧壁、后壁和会阴部,多呈不规则裂伤,由于血运丰富,可引起严重出血。按会阴裂伤的程度可分为4度。Ⅰ度系指会阴部皮肤及阴道入口黏膜撕裂,出血不多;Ⅱ度系指裂伤已达到会阴体筋膜及肌层,累及阴道后壁黏膜,向阴道后壁两侧沟延伸并向上撕裂,解剖结构不易辨认,出血较多;Ⅲ度系指裂伤向深部扩展,肛门外括约肌已断裂,直肠黏膜尚完整;Ⅳ度裂伤指肛门、直肠和阴道完全贯通,直肠肠腔外露,组织损伤严重,出血量可不多。

4.凝血功能障碍

在孕前或妊娠期已有出血倾向,如牙龈出血。当胎盘剥离或产道有裂伤时,凝血功能障碍表现为全身不同部位的出血,最常见为子宫大量出血或少量持续出血,血液不凝,不易止血。

(三)辅助检查

1.测血压、脉搏、中心静脉压、体温

测量前三项主要了解循环血量减少的程度,观察体温变化以识别感染征象。

2.实验室检查

检查血型、血常规、血小板计数、出凝血时间、凝血酶原时间、纤维蛋白原测定和3P试验,以及纤溶酶确诊试验等。

(四)心理社会评估

产妇一旦发生产后出血,创面局部针眼出血或阴道流血不凝时,家属及产妇均会产生恐惧、烦躁不安、悲观绝望等心理,担心产妇生命安危,渴望得到紧急抢救。

(五)治疗原则

迅速止血、维持正常的循环血量及预防感染。

(1)静脉输液、输血,以纠正失血性休克。

(2)针对出血原因,提供相应的止血措施以达到迅速有效的止血。

(3)适当给予预防性的广谱抗生素,以预防感染的发生。

四、护理诊断和医护合作性问题

1.组织灌注量改变

与产后出血有关。

2.有感染的危险

与产后出血造成抵抗力降低,侵入性临床操作有关。

3.焦虑

与担心自身健康与婴儿喂养有关。

4.自我照顾能力缺失

与产后出血使产妇活动受限需卧床时间延长,产后失血性贫血及体质极度虚弱有关。

五、计划与实施

(一)预期目标

产妇能维持体液及电解质的平衡,改善组织灌注量。住院期间,产妇无感染和并发症的发生。产妇及家属的焦虑心理减轻,情绪稳定。

(二)护理措施

1.产后出血的预防

(1)产前预防措施:①加强孕前及孕期的保健工作,对于合并凝血功能障碍、重症肝炎等不宜继续妊娠的妇女,及时在早孕时终止妊娠;②产前检查需做好血液系统检查,以早期诊断和治疗血液系统疾病及各种妊娠并发症。对有可能发生产后出血的孕妇,如妊娠期高血压疾病、胎盘早剥、多胎、子宫发育不良、羊水过多等应提前住院分娩,检查血型配血备用。

(2)产时的预防措施:①第一产程密切观察产妇情况,为孕妇提供心理护理消除其恐惧、焦虑情绪,注意产妇的饮食、休息和排尿情况。密切观察产程进展情况,防止产程延长。②第二产程加强会阴保护,指导产妇正确使用腹压,防止胎儿娩出过快,会阴侧切应适时适度,防止软产道损伤。胎肩娩出后,立即肌注缩宫素10U或静脉滴注缩宫素,以加强子宫收缩减少出血。③第三产程应妥善处理。准确收集并测量产后出血量。胎盘未剥离前,不可过早牵拉脐带或按摩、挤压子宫;待胎盘剥离征象出现后,及时协助胎盘娩出,并仔细检查胎盘、胎膜是否完整,检查软产道有无撕裂或血肿,观察子宫收缩情况并按摩子宫以促进子宫收缩。

(3)产后的预防措施:产后出血约80%发生在产后2小时内,应让产妇在胎盘娩出后继续留置产房观察两小时,严密观察产妇一般情况、生命体征、子宫收缩和阴道出血情况,重视产妇的主诉,对可能发生产后出血的高危孕产妇,分娩时保持静脉通路,以及早补充血。

第六章 异常产褥的护理

第一节 产褥感染

一、概述

产褥感染是指在分娩期和产褥期病原体侵入生殖道引起的局部或全身性炎症反应。产褥感染发病率约为 6％。产褥病率指分娩 24 小时后的 10 日内,每日用口表测体温 4 次,间隔 4 小时,有 2 次体温大于等于 38℃。产褥感染与产褥病率之间,既有区别又有联系。产褥病率的主要原因是生殖道感染,但也可能是其他系统、器官的感染,如常见的上呼吸道感染、泌尿系感染、乳腺炎等。

二、病因

(一)诱因

能够造成产妇生殖道防御功能和自净作用降低的因素均为产褥感染的诱因。

(1)胎膜早破,病原体侵入子宫。

(2)胎盘残留,组织坏死有利于病原体生长。

(3)产程延长、难产时,手术助产造成产道损伤,病原体入侵。

(4)妊娠期生殖道感染未得到控制,妊娠后期性生活不注意卫生,感染扩散。

(5)孕期贫血、产后出血,导致产妇身体虚弱,抵抗力下降。

以上因素增加了病原体侵入生殖道的机会。

(二)病原体

妊娠期、产褥期女性生殖道内寄生着大量病原体,有厌氧菌、需氧菌、真菌、支原体、衣原体等,其中一部分是非致病菌,但在特定环境下可以致病。

1.需氧性链球菌

是外源性产褥感染的主要原因,其中以 β-溶血性链球菌致病性最强,感染迅速扩散,可引起败血症。

2.厌氧革兰阳性球菌

正常情况下阴道中寄生着消化链球菌和消化球菌,当有产道损伤、胎盘残留、局部组织坏死缺氧时,细菌迅速繁殖,与大肠杆菌混合感染,分泌物有异常恶臭气味。

3.葡萄球菌

主要是金黄色葡萄球菌和表皮葡萄球菌。前者多为外源性感染,可引起严重的伤口感染。后者存在于阴道菌群中,引起的感染较轻。

4.大肠杆菌属

大肠杆菌与其相关的革兰阴性杆菌、变形杆菌常寄生于阴道、会阴、尿道口周围,能产生内毒素,是菌血症和感染性休克的最常见原因。

5.其他病原体

厌氧芽孢梭菌产生的外毒素可溶解蛋白,产生气体和溶血,产气荚膜梭菌可引起子宫内膜炎、腹膜炎,严重时引起溶血、急性肾衰竭、气性坏疽导致死亡。厌氧革兰阴性杆菌可加速血液凝固,引起感染临近部位的血栓性静脉炎。沙眼衣原体寄生在女性生殖道内,可引起感染,但临床表现轻微,多无明显症状。

(三)感染来源

造成产褥感染的病原体来源有两个:一是内源性感染,正常孕妇生殖道和身体其他部位寄生有病原体,多数不致病,当身体抵抗力下降时可转化为致病菌引起感染。研究表明内源性感染更为重要,因为孕妇生殖道内的病原体不仅可以引起产褥感染,还可以透过胎盘、胎膜、羊水感染胎儿,导致流产、早产、胎膜早破、胎死宫内等。二是外源性感染,病原体可通过被污染的手术器械、敷料、衣服、甚至医务人员的手传播。

三、护理评估

(一)健康史

了解患者的既往健康状况,有无泌尿系统及生殖道感染史;全身营养状况,是否有严重的贫血、营养不良;个人卫生习惯。

(二)本次妊娠、分娩经过

重点了解妊娠、分娩的经过。是否合并糖尿病、心脏病,是否并发妊娠期高血压疾病;分娩过程中有无产程延长、胎膜早破、手术助产、产道损伤;产后评估会阴、腹部伤口状况、恶露性状、子宫复旧情况以及产妇体温变化。

(三)临床表现

发热、疼痛、恶露异常是产褥感染的三个主要症状,一般出现在产后 3～7 日,血栓静脉炎症状出现在产后 7～14 日。症状因感染的病原体、部位、严重程度不同而不同。

1.急性外阴、阴道、宫颈炎

通常由于自然分娩时损伤或手术助产引起,病原体主要为葡萄球菌和大肠杆菌。会阴裂伤或侧切伤口可见红肿,有压痛,产妇不能取坐位,伤口裂开,有脓性分泌物,感染蔓延可出现发热。阴道裂伤或挫伤时表现为阴道黏膜充血、溃疡、脓性分泌物增多。感染部位较深时,可引起阴道旁结缔组织炎。宫颈裂伤感染可出现黏膜充血、溃疡、分泌物增多,向深部蔓延可达宫旁组织,引起盆腔结缔组织炎。

2.急性子宫内膜炎、子宫肌炎

病原体经过胎盘剥离面侵入子宫内膜形成子宫内膜炎,侵入子宫肌层形成子宫肌炎。临床表现为子宫内膜坏死,恶露增多,脓性,有臭味。炎症侵入子宫肌层,子宫复旧不佳,恶露呈脓性,下腹痛加重,宫底部有压痛,伴寒战,体温升高达 38℃,白细胞数量增多。

3.急性盆腔结缔组织炎、急性输卵管炎

病原体侵入宫旁组织,形成炎性包块,并波及输卵管,形成输卵管炎。产妇可出现寒战、高热、腹胀、下腹压痛、反跳痛、肌紧张等症状和体征,严重时病变可波及整个盆腔形成"冰冻骨盆"。

4.急性盆腔腹膜炎及弥漫性腹膜炎

病原体还可扩散至子宫浆膜层,形成盆腔腹膜炎,继续发展为弥漫性腹膜炎,出现高热、恶心、呕吐、腹胀等全身中毒症状,下腹部有明显的压痛、反跳痛。急性期治疗不彻底可转为慢性腹膜炎。

5.血栓性静脉炎

以厌氧菌感染为主。血栓来自胎盘剥离处,随血液循环播散,侵入子宫静脉、卵巢静脉、髂内静脉、髂总静脉,盆腔静脉炎向下扩散可形成下肢深静脉炎。盆腔内血栓静脉炎患者表现为寒战、高热。下肢静脉血栓的产妇可出现下肢持续性疼痛,局部静脉压痛或触及硬索状物,血液回流受阻,皮肤发白、疼痛,下肢水肿,俗称"股白肿"。

6.脓毒血症及败血症

脱落的感染血栓或大量病原体进入血液循环,引起脓毒血症、败血症,患者可出现持续高热、寒战等全身中毒症状,严重时可出现感染性休克,危及生命。

(四)辅助检查

1.血常规

白细胞总数增高,中性粒细胞升高明显,血沉加快。

2.药物敏感试验

会阴伤口分泌物、宫腔分泌物培养、血液细菌培养和药物敏感试验,寻找病原体,为选择抗生素提供依据。

3.B超

检查子宫及盆腔组织,可发现炎症包块、脓肿的位置及性质。

4.C-反应蛋白

检测血清 C-反应蛋白 $>8mg/L$,有助于早期诊断感染。

(五)社会心理评估

产褥感染的产妇因发热、腹痛等身体不适,可能降低母乳喂养和对新生儿的照顾能力,感染严重时,因治疗需要可能停止母乳喂养甚至造成母子分离,产妇常表现为疲劳、烦躁、睡眠不佳、焦虑等。

(六)治疗原则

1.抗生素治疗

先根据临床表现选用广谱高效抗生素,然后根据细菌培养和药物敏感试验结果调整抗生素种类和剂量。对于中毒症状严重的患者,为提高机体的应激能力,可加用肾上腺皮质激素。

2.支持疗法

为患者提供高热量、高蛋白质易消化的食物,以增加机体抵抗力。高热患者应行物理降温;病情严重者注意纠正水、电解质失衡;贫血患者可少量多次输血。

3.局部治疗

会阴伤口或腹部切口感染的患者,行切开引流;盆腔脓肿者可经后穹隆切开引流;胎盘胎膜残留者应清除宫腔内容物;产妇取半坐卧位以利恶露引流,使炎症局限于盆腔。

4.血栓性静脉炎的治疗

在应用抗生素治疗的同时,加用肝素、尿激酶进行溶栓治疗,用药期间注意监测凝血功能。口服双香豆素、阿司匹林等。

四、护理诊断和医护合作性问题

1.体温过高

与产褥感染有关。

2.体液不足

与发热消耗、摄入减少有关。

3.疼痛

与伤口裂开有关。

4.焦虑

与担心自身健康及新生儿喂养有关。

5.母乳喂养中断

与产褥感染有关。

五、计划与实施

(一)预期目标

(1)产妇炎症得到控制,体温及各项生命体征恢复正常。

(2)产妇液体的摄入能够满足机体需要,未出现电解质失衡。

(3)产妇主诉疼痛缓解。

(4)产妇能复述疾病、自我护理及新生儿喂养相关知识。

(5)新生儿得到有效喂养,生长发育正常。

(二)护理措施

1.一般护理

(1)做好生活护理;满足患者基本需要,提供舒适的休养环境,保证患者能够充分休息;协助取半坐卧位,促进恶露排出。

(2)增加营养,提供高热量、高蛋白、高维生素的食物,补充消耗,增强机体抵抗力,同时要保证液体的摄入,保持电解质平衡,必要时可通过静脉输液补充液体。

2.病情观察

(1)监测患者的体温、脉搏及其他生命体征;观察患者全身状况,有无寒战、腹痛等;监测血清电解质、白细胞计数变化;准确记录出入量。

(2)评估会阴、腹部伤口情况;观察恶露的量、颜色、性状、气味;每日定时检查子宫复旧情况。

(3)观察患者有无下肢持续性疼痛、局部静脉压痛或触及硬索状物,下肢是否水肿及皮肤颜色。

3.配合治疗

(1)遵医嘱给予抗生素治疗,保持有效血药浓度;定期采血检查,了解白细胞计数、分类。

（2）协助医生进行脓肿引流、伤口清创或清除宫腔残留物，术后注意观察引流液的量、性状、伤口愈合情况，子宫收缩及阴道出血情况。

4.预防感染

妊娠、分娩过程中注意预防感染，减少阴道操作。产妇的便盆等用物应一人一物，用后消毒，防止交叉感染。医护人员在操作过程中要严格执行无菌操作原则，被污染的物品要按规定处理，避免医源性感染。

（三）健康指导

（1）产褥感染的预防：平时应养成良好的卫生习惯，积极治疗生殖道炎症。妊娠后期避免性生活及盆浴。

（2）指导产妇注意个人卫生，做好会阴部护理。每日用 1∶5000 高锰酸钾溶液或 1∶40 络合碘溶液冲洗外阴两次；产后 10 日可温水坐浴，每日 2 次；教会产妇正确、及时地更换会阴垫。

（3）指导母乳喂养，新生儿吸吮乳头，反射性地刺激子宫收缩，促进恶露排出。

（4）向产妇讲解产褥感染及其治疗的相关知识，缓解产妇的焦虑情绪。如母婴分离，指导产妇、家属如何挤出和贮存乳汁，喂养新生儿。

（5）教会产妇及家属识别产褥感染的症状、体征。有发热、腹痛、恶露异常应及时就医。

（6）提供产后休养、饮食、活动、产后复查等相关信息。

六、评价

产妇的感染症状得到及时控制，体温恢复正常，疼痛缓解，心理状态趋于稳定，能够进行产后自我护理，新生儿生长发育正常。

第二节　晚期产后出血

一、概述

分娩结束 24 小时后，在产褥期内发生的子宫大量出血，称晚期产后出血。多发生在产后 1～2 周，也有发生在产后 6 周者。表现为阴道少量或中量出血，持续或间断，严重者可大量出血，患者晕厥甚至休克。

二、病因

1.胎盘、胎膜残留

是自然分娩产妇晚期产后出血的主要原因，多发生在产后 10 日左右。残留在宫腔内的胎盘组织发生变性、坏死、机化，形成胎盘息肉，当坏死组织脱落时，暴露基底部血管，引起大量出血。

2.蜕膜残留

正常情况下蜕膜多在产后一周内脱落，随恶露排出。若蜕膜剥离不全、长时间残留，也可影响子宫复旧，继发子宫内膜炎症，引起晚期产后出血。

3.子宫胎盘附着面感染或复旧不全

子宫胎盘附着面的血管在胎盘娩出后形成血栓,继而血栓机化,出现玻璃样变,血管上皮增厚,管腔上皮增厚,管腔变窄、堵塞。胎盘附着部边缘有内膜向内生长,底蜕膜深层的残留腺体和内膜亦重新生长,使子宫内膜得以修复,这个过程需要6～8周。如胎盘附着面感染、复旧不全,可引起血栓脱落,血窦重新开放,子宫出血。

4.剖宫产术后子宫伤口裂开

多见于子宫下段剖宫产横切口两侧。主要原因是止血不良、切口选择过低或过高、缝合技术不当,切口感染等,这些原因均可使得肠线溶解脱落后,血窦重新开放,产妇大量阴道出血。

5.其他原因

产后子宫滋养细胞肿瘤、子宫黏膜下肌瘤等也可引起晚期产后出血。

三、护理评估

(一)健康史

除一般病史外,应特别注意收集与产后出血有关的资料,如是否有多胎史、全身出血性疾病史、产后出血史等。

(二)本次妊娠经过

了解胎儿大小、有无前置胎盘、胎盘早剥、分娩方式、是否有产程延长、有无宫缩乏力,剖宫产手术指征、手术方式、术后恢复情况,产褥期子宫复旧状况、恶露性状等。

(三)临床表现

1.胎盘、胎膜残留出血

产后血性恶露多,持续时间长,子宫复旧差,子宫增大、软、宫口松弛,反复出血或突然大量阴道出血,有子宫底压痛、低热等感染征象。出血多发生在产后数日至十余日。

2.蜕膜残留出血

与胎盘残留出血相似,宫腔刮出物病理检查可见坏死蜕膜,但没有绒毛。

3.胎盘附着面感染或复旧不全出血

常于产后十余日突然发生阴道大量出血,妇科检查发现子宫大而软,宫口松弛,阴道及宫口有血块堵塞。

4.剖宫产后出血

发生于产后二十余日,表现为急性大量出血,也可反复出血,可因失血过多引起休克。

(四)辅助检查

1.血常规

检查白细胞计数及分类和血红蛋白含量,了解感染和贫血情况。

2.宫腔分泌物培养、涂片检查

了解有无感染。

3.B超

了解子宫大小、宫腔内有无残留的胎盘、胎膜,子宫伤口愈合情况。

4.病理检查

行清宫术,宫腔刮出物送病理检查。

5. 血 β-hCG 测定

了解有无胎盘残留,排除绒毛膜癌。

(五)社会心理评估

晚期产后出血一旦发生,特别是出血较多时,产妇及家属均会产生恐惧、烦躁不安、甚至悲观绝望等心理,担心产妇生命安危,渴望得到紧急抢救,同时也担心婴儿的照顾。

(六)治疗原则

(1)明确原因,通过血 hCG 检查、B 超检查,发现有无胎盘、胎膜、蜕膜残留、子宫伤口裂开。

(2)疑有胎盘、胎膜、蜕膜残留或胎盘附着部位复旧不全者,应行刮宫术,可起到止血的作用,刮出物应送病理检查,以明确诊断。刮宫后给予抗生素及子宫收缩剂。

(3)疑有剖宫产术后切口裂开者,根据出血情况做清创缝合及髂内动脉、子宫动脉结扎止血或髂内动脉栓塞术,组织坏死范围大者,行子宫次全切除术或子宫全切术。

(4)若因肿瘤引起的阴道出血,应作相应处理。

四、护理诊断和医护合作性问题

1. 潜在并发症

出血性休克。

2. 有感染的危险

与出血造成抵抗力降低或胎盘、胎膜残留有关。

3. 组织灌注量改变

与晚期产后出血有关。

4. 焦虑

与担心自身健康、生命安全及婴儿喂养有关。

五、计划与实施

(一)预期目标

(1)护士及时发现产妇出血性休克的症状体征,报告医生及时处理。

(2)产妇住院期间体温正常,未出现感染。

(3)产妇维持体液平衡,维持基本生理功能。

(4)产妇能复述产褥期自我照顾及新生儿照顾的知识。

(二)护理措施

(1)观察子宫复旧情况,阴道出血的量、颜色、性状和气味,剖宫产伤口愈合情况。监测患者的体温、脉搏等生命体征并注意其一般情况。

(2)大量出血、反复出血可导致贫血,应注意监测产妇的血红蛋白值及一般情况,遵医嘱应用止血药物,为其提供高热量、高蛋白、高维生素的饮食,以纠正贫血,增强抵抗力。

(3)怀疑胎盘、胎膜残留者应配血,建立静脉通路,准备行刮宫术,术中注意观察患者的一般情况及出血量,刮出物送病理检查。术后遵医嘱给予抗生素及缩宫素,并注意观察子宫收缩及阴道出血情况。

(4)剖宫产伤口清创者,应注意观察伤口的愈合情况。

（5）保持产妇外阴清洁，及时更换会阴垫，每日外阴冲洗 2 次。

（6）做好生活护理，满足产妇的基本需要。母婴分离者如无禁忌可将乳汁挤出，喂养婴儿。

（7）预防：分娩后仔细检查胎盘、胎膜是否完整，产后 2 小时内密切观察子宫收缩及阴道出血情况，产褥期密切观察并促进子宫复旧。

（三）健康指导

（1）通过孕妇学校授课及产后健康教育指导产妇及家属进行子宫按摩，观察子宫复旧情况、恶露的变化及会阴护理的技巧。

（2）讲解产褥期的康复技巧，强调营养、休息和运动的重要性。

（3）向产妇及家属强调出院后复查的时间、目的、意义，强调按时产后复查的重要性。出院后仍应注意继续观察产后出血的症状，发现异常情况及时返院就诊。

六、护理评价

产妇出血状况得到及时控制，未出现感染、休克，婴儿得到照顾。

第三节　产褥期抑郁症

一、概述

产褥期抑郁症是指产妇在产褥期内出现抑郁症状，是产褥期精神综合征中最常见的一种类型。有关其发病率，国外报道发生率高达 30％，国内研究表明发病率在 3.8％～16.7％之间。通常在产后 2 周内出现症状，表现为易激惹、烦躁、悲伤、焦虑、沮丧和对自身及婴儿健康过度担忧，常失去生活自理及照顾婴儿的能力，甚至自杀或伤害婴儿。

二、病因

造成产后抑郁的因素很多，包括生理、心理、社会因素，其中社会心理因素被认为是主要因素。

（一）生理因素

在妊娠、分娩过程中，体内激素水平发生变化，尤其是在产后雌、孕激素水平的突然下降及不平衡是产褥期抑郁症的可能原因，和产褥期抑郁症相关的激素还有人绒毛膜促性腺激素、胎盘生乳素、肾上腺类固醇等。

（二）遗传因素

有精神病家族史特别是有抑郁症家族史的产妇易患产褥期抑郁症。过去有情感障碍、经前抑郁者易患产褥期抑郁症。曾患过产褥期抑郁症的产妇再次妊娠分娩，复发率较高。

（三）心理因素

有学者指出患有产褥期抑郁症的产妇具有敏感、情绪不稳定、固执、自我为中心等个性特征，时常表现出焦虑以及强迫的特殊品质，或者出现过度自我控制和顺从，容易产生产后心理障碍。另外，对母亲角色有认同缺陷的产妇，时常有强烈的依赖需求，这种依赖需求会使产妇无法适应母亲角色，一直对自己的母亲角色产生冲突和适应不良，无法应对初为人母的角色期望所带来的压力,容易形成产褥期抑郁症。另外有些学者认为妊娠期间情绪压力大、高度焦虑、人际关系不协调、婴儿健康状况差等因素易诱发产后精神异常。

(四)产科因素

分娩过程不顺利、新生儿畸形、对分娩的恐惧导致躯体和心理应激增强,可诱发产褥期抑郁症。产褥感染对产褥期抑郁症的发生也有一定影响。

(五)社会因素

大多数产妇是第一次生育,缺乏育儿经验,可能出现角色适应不良,产生焦虑、罪恶感和敌意,并逐渐丧失自我照顾能力和照顾婴儿的能力,最终使她们产生无助和绝望感,导致抑郁。另外,目前以核心家庭居多,家中可以帮忙照顾新生儿的亲属极少,雇用月嫂的费用又很高,产妇面临经济与照顾孩子的双重压力。

造成产后妇女压力源的 4 个主要因素有母亲角色不胜任、支持系统缺乏、面临抉择、身体心像改变等。

1.母亲角色不胜任

产妇特别是初产妇在照顾新生儿的过程中,常常遇到各种各样的问题,例如,"孩子哭闹不停是饿了还是病了"、"孩子打嗝、吐奶怎么办"、"孩子穿多少衣服合适"等等,由于缺乏经验,这些问题日复一日地困扰着产妇,使她们感到紧张、焦虑,丧失信心,造成心理压力而无法履行母亲的职责。

2.支持系统缺乏

产妇得不到来自家庭和社会的支持,尤其是丈夫、长辈以及专业人员在育儿方面的指导和帮助。丈夫也没有适应父亲的角色,没有参与家务或照顾婴儿的工作,不能理解产妇情绪的变化,不能提供育儿以及心理、精神方面的支持。另外,产妇经历的负性生活事件、家庭经济条件的恶化等也可诱发产褥期抑郁症。

3.面临抉择

孩子的出生使原来的家庭生活内容、节奏甚至结构都发生了变化,产妇面临着许多选择,例如"谁可以帮助自己带小孩"、"是否雇用保姆"、"哪一种品牌的奶粉更好"、"给孩子起什么名字"等。

4.身体心像改变

产妇因妊娠和分娩身体结构、身体功能、身体感觉和社会功能等方面发生改变,常常会担心"体形恢复不到理想状态"、"担心性生活后再次妊娠"等。

三、护理评估

(一)健康史

既往有无心理问题、精神疾病,有无精神病家族史。

(二)本次妊娠经过

本次妊娠、分娩是否正常,新生儿是否健康。

(三)临床表现

产褥期抑郁症通常在产后 2 周出现症状,产后 4～6 周症状明显,表现为以下几个方面。

(1)焦虑、恐惧、易怒等情绪问题,产妇常感到心情压抑、沮丧、情绪淡漠、孤独、害羞、不愿见人,伤心、流泪等。

(2)自暴自弃、自责、自罪等自我评价降低表现,对身边的人有戒心甚至敌意,与家人、丈夫关系不协调,负向情绪、对自身和新生儿健康过度担忧。

(3)主动性降低,行动反应迟钝,注意力无法集中、健忘、工作效率和处理问题的能力下降。

(4)对事物缺乏兴趣,对生活缺乏信心,出现厌食、失眠、疲倦,可能伴有头痛、便秘、呼吸心率加快、泌乳减少等躯体症状。

(5)严重者常常失去生活自理和照顾新生儿的能力。一些产妇甚至出现伤害婴儿或自我伤害的行为。由于不能建立正常的母婴关系,可能影响婴儿的生理、认知及情感发育。

(四)辅助检查

产褥期抑郁症至今尚无统一的诊断标准。

(1)美国精神学会(1994)在《精神疾病的诊断与统计手册》一书中,制定了产褥期抑郁症的诊断标准(表 6-1)。

表 6-1　产褥期抑郁症的诊断标准

1.在产后 2 周内出现下列 5 条或 5 条以上的症状,必须具备(1)(2)两条。

(1)情绪抑郁。

(2)对全部或多数活动明显缺乏兴趣或愉悦。

(3)体重显著下降或增加。

(4)失眠或睡眠过度。

(5)精神运动性兴奋或阻滞。

(6)疲劳或乏力。

(7)遇事皆感毫无意义或自罪感。

(8)思维力减退或注意力溃散。

(9)反复出现死亡想法。

2.在产后 4 周内发病。

(2)爱丁堡产后抑郁量表:是应用广泛的自评量表,共 10 个项目,在产后 6 周进行调查。根据症状的严重程度,每个项目的评分设 0、1、2、3 四个等级。10 个项目分值总和为总分,总分≥13 分提示可能有抑郁障碍,在初级保健人员进行常规筛查时也可用 9/10 作为抑郁的区分点。

(五)心理社会评估

评估产妇的人际关系、情感表达方式、社会支持系统、近期有无重大生活事件发生、婚姻关系是否稳定等。

(六)治疗原则

治疗包括心理治疗和药物治疗。

1.心理治疗

通过心理咨询,解除致病的心理因素(如婚姻关系紧张、想要男孩却生女孩,既往有精神障碍史等）。对产妇多加关心和照顾，尽量调整好家庭关系，指导其养成良好睡眠习惯，可减轻抑郁症状。

2.药物治疗

应用抗抑郁药，主要选择 5-羟色胺再吸收抑制剂、三环类抗抑郁药等，如帕罗西汀、舍曲林、氟西汀、阿米替林等。这类药物不进入乳汁中，可用于产褥期抑郁症。

四、护理诊断和医护合作性问题

1.个人/家庭应对无效

与产妇抑郁造成角色冲突有关。

2.父母不称职

与产妇的抑郁行为有关。

3.有自伤的危险

与产后严重的悲观情绪、自责、自罪感有关。

4.睡眠型态紊乱

与焦虑、恐惧等情绪有关。

五、计划与实施

(一)预期目标

(1)产妇的生理、心理舒适感增加。

(2)产妇和婴儿健康安全，产妇能照顾自己和婴儿。

(3)产妇的情绪稳定，能配合护理人员与家人采取有效应对措施。

(二)护理措施

(1)在妊娠、分娩及产褥期关注孕产妇的精神、心理状态，及时发现问题，加以干预。指导产妇认识产褥期的生理变化及其影响，调节情绪。

(2)协助产妇照顾新生儿，指导母乳喂养，保证产妇有充足的休息时间。帮助产妇掌握母乳喂养、照顾新生儿及产后自我护理的技巧，使其树立信心，尽快适应母亲角色。

(3)调动家庭及社会资源，为产妇提供支持。向产妇介绍社区卫生服务的资源，鼓励其在遇到困难时，积极寻求帮助。鼓励产妇的丈夫学习、参与新生儿的照顾，减轻产妇负担。

(4)药物治疗的护理：督促产妇按时服药，监测药物副作用，严重时及时处理。

(三)健康指导

产褥期抑郁症的发生，受社会因素、心理因素及妊娠因素影响。产前利用孕妇学校等多种渠道普及有关妊娠、分娩常识，减轻孕妇对妊娠、分娩的紧张、恐惧心理，完善自我保健。开展心理教育、放松训练、社会支持干预疗法等预防产褥期抑郁症发生。分娩过程中，运用导乐分娩，助产士注意倾听产妇的主诉，提供全程连续护理。产后向产妇和家属介绍抑郁知识，社区护士提供家庭访视，帮助解决产后恢复和婴儿喂养中遇到的问题。

六、护理评价

产妇情绪稳定，掌握照顾新生儿的技巧，树立信心，适应母亲角色。

第七章 女性生殖系统炎症的护理

第一节 概述

生殖系统炎症是女性常见病，可发生于生殖器官任何部位。主要包括下生殖道的外阴炎、阴道炎、宫颈炎和上生殖道的子宫内膜炎、输卵管炎、输卵管卵巢炎、盆腔腹膜炎及盆腔结缔组织炎。

女性生殖器外口直接与外界相通，并邻近尿道和肛门，病原体易于侵入。健康女性的生殖系统具备较完善的自然防御功能，当机体内外环境发生变化干扰了正常的防御功能时，就会发生炎症。护理人员应能帮助患者应用正确的治疗方法，在最短的时间内恢复健康，并指导患者积极预防，养成良好的卫生习惯避免复发，同时进行心理护理解除患者心理负担。

一、健康妇女生殖道的自然防御功能

（1）两侧大阴唇自然合拢，遮掩尿道口、阴道口，防止外界微生物污染。

（2）在盆底肌的作用下阴道口闭合，阴道前、后壁紧贴，可以防止外界的污染。经产妇阴道松弛，此种防御功能相对较差。

（3）阴道具有自净作用。阴道上皮在雌激素的作用下增生变厚，增加了对病原体的抵抗力；阴道上皮内含有丰富的糖原，在阴道杆菌的作用下糖原分解为乳酸，维持正常的阴道酸性环境使 $pH \leqslant 4.5$（pH 值 $3.8 \sim 4.4$），使适应弱碱环境中繁殖的病原体受到抑制。

（4）宫颈黏膜为柱状上皮细胞，黏膜层中的腺体分泌的碱性黏液形成黏液栓，将宫颈管与外界隔开。

（5）宫颈阴道表面覆以复层鳞状上皮，具有较强的抗感染能力。

（6）输卵管的蠕动以及输卵管黏膜上皮细胞的纤毛向子宫腔方向摆动，对阻止病原体的侵入有一定的作用。

（7）育龄期妇女子宫内膜周期性脱落，可及时消除子宫腔内的感染。此外，子宫内膜分泌液也含有乳铁蛋白、溶菌酶，可抑制细菌侵入子宫内膜。

二、生殖系统菌群

（一）阴道正常菌群

正常阴道内有多种病原体寄居形成阴道正常菌群，如乳酸杆菌、棒状杆菌、非溶血性链球菌、肠球菌及表面葡萄球菌、加德纳菌、大肠杆菌、摩根菌及消化球菌等。此外，还有支原体及假丝酵母菌。

（二）引起生殖系统炎症的病原体

虽然正常阴道内有多种细菌存在，但正常情况下，阴道与这些菌群之间形成生态平衡并不致病。但当某些因素一旦打破了此种平衡或外源性病原体侵入，即可导致炎症发生。引起外

阴阴道炎症的病原体主要有以下几种。

1.需氧菌

大肠杆菌、金黄色葡萄球菌、乙型溶血性链球菌、淋病奈瑟菌(简称淋菌)、阴道加德纳菌等。

2.厌氧菌

脆弱类杆菌、消化链球菌、消化球菌、放线菌属等。

3.原虫

主要是阴道毛滴虫最多见,其次为阿米巴原虫。

4.真菌

主要是假丝酵母菌。

5.病毒

以疱疹病毒、人乳头瘤病毒为多见。

6.螺旋体

主要是苍白密螺旋体。

7.衣原体

常见为沙眼衣原体,感染症状不明显,但常导致严重的输卵管黏膜结构及功能破坏,并可引起盆腔广泛粘连。

8.支原体

为条件致病菌,是阴道正常菌群的一种。

三、传播途径

1.上行蔓延

病原体侵入外阴阴道后,沿黏膜上行经宫颈、子宫内膜、输卵管至卵巢及腹腔。淋病奈瑟菌、沙眼衣原体及葡萄球菌沿此途径扩散。

2.血液循环蔓延

病原体先侵入人体其他系统,再经血液循环感染生殖器。生殖器结核杆菌主要以此种方式感染。

3.经淋巴系统蔓延

细菌经外阴阴道、宫颈及宫体创伤处的淋巴管进入盆腔结缔组织及内生殖器其他部位。常见的有产褥感染、人工流产术后感染、放置宫内节育器后感染。感染的细菌主要有链球菌、大肠杆菌及厌氧菌等。

4.直接蔓延

腹腔其他脏器感染后,直接蔓延到内生殖器。如阑尾炎可引起右侧输卵管炎。

四、阴道分泌物检查

正常妇女的阴道分泌物为清亮、透明、无味,量适中,不引起外阴刺激症状。当阴道分泌物增多,呈脓性并有异味时,多可能出现外阴阴道炎症。此时应对阴道分泌物进行检查及全面的妇科检查。

外阴阴道炎症的共同特点是阴道分泌物增加及外阴瘙痒,但由于病因不同,引起感染的病原体不同,其分泌物的特点、性质及瘙痒程度也不尽相同。在进行妇科检查时,应认真观察阴道分泌物的颜色、气味,并进行分泌物 pH 值测定及病原体检查。

五、炎症的发展与转归

1.痊愈绝大部分生殖系统炎症

经治疗后均能痊愈。痊愈后组织结构、功能都可恢复正常。但如果坏死组织、炎性渗出物机化形成瘢痕或粘连,则组织结构和功能不能完全恢复,只能是炎症消失。

2.转为慢性炎症

炎症治疗不及时、不彻底或病原体对抗生素不敏感,患者身体防御功能与病原体的破坏作用处于相持状态,使炎症长期存在。当机体抵抗力强时,炎症可以暂时被控制并逐渐好转,但当机体抵抗力下降时,慢性炎症可急性发作。

3.扩散与蔓延

当病原体作用强大,而患者的抵抗力低下时,炎症可经血液、淋巴或直接蔓延到邻近器官。严重时可形成败血症,危及患者生命。由于医疗水平不断提高,此种情况在临床极为少见,只有当患者全身状况极差或伴有其他疾病(如肿瘤等)才可能出现。

第二节　外阴炎

一、外阴炎

(一)概述

外阴部皮肤或前庭部黏膜发炎,称为外阴炎。由于外阴部位暴露于外,又与尿道、肛门、阴道邻近,因此外阴较易发生炎症。外阴炎可发生于任何年龄的女性,多发生于大、小阴唇。外阴炎以非特异性外阴炎多见。

(二)病因

(1)外阴与尿道、肛门临近,经常受到经血、阴道分泌物、尿液、粪便的刺激,若不注意皮肤清洁易引起外阴炎。

(2)糖尿病患者糖尿的刺激、粪瘘患者粪便的刺激以及尿瘘患者尿液的长期浸渍等。

(3)穿紧身化纤内裤,导致局部通透性差,局部潮湿以及经期使用卫生巾的刺激,均可引起非特异性外阴炎。

(4)营养不良可使皮肤抵抗力低下,易受细菌的侵袭,也可发生本病。

(三)护理评估

1.健康史

重点评估患者年龄;平时卫生习惯;内裤材质及松紧度;是否应用抗生素及雌激素治疗;是否患有糖尿病、老年性疾病或慢性病等;育龄妇女应了解其采用的避孕措施及此次疾病症状等。

2.临床表现

外阴皮肤瘙痒、疼痛、烧灼感,于活动、性交、排尿、排便时加重。检查见局部充血、肿胀、糜烂,常有抓痕,严重者形成溃疡或湿疹。慢性炎症可使皮肤增厚、粗糙、皲裂,甚至苔藓样变。严重时腹股沟淋巴结肿大且有压痛,体温升高,白细胞数量增多。糖尿病性外阴炎常表现为皮肤变厚,色红或呈棕色,有抓痕,因为尿糖是良好的培养基而常并发假丝酵母菌感染。幼儿性外阴炎还可发生两侧小阴唇粘连,覆盖阴道口甚至尿道口。

3.辅助检查

取外阴处分泌物做细菌培养,寻找致病菌。

4.心理社会评估

评估出现外阴瘙痒症状后对患者生活有无影响,以及影响程度;患者就医的情况及是否为此产生心理负担。

5.治疗原则

(1)病因治疗:积极寻找病因,若发现糖尿病应积极治疗糖尿病,若有尿瘘、粪瘘,应及时行修补术。

(2)局部治疗:可用 1∶5000 高锰酸钾液坐浴,每日 2 次,每次 15～20 分钟。若有破溃涂抗生素软膏或局部涂擦 40% 紫草油。此外,可选用中药苦参、蛇床子、白癣皮、土茯苓、黄檗各 15g,川椒 6g,水煎熏洗外阴部,每日 2 次。急性期可选用微波或红外线局部物理治疗。

(四)护理诊断和医护合作性问题

1.皮肤黏膜完整性受损

与炎症引起的外阴皮肤黏膜充血,破损有关。

2.舒适的改变

与皮肤瘙痒、烧灼感有关。

3.知识缺乏

缺乏疾病及其防护知识。

(五)计划与实施

1.预期目标

(1)患者能正确使用药物,避免皮肤抓伤,皮损范围不增大。

(2)患者症状在最短时间内解除或减轻,舒适感增强。

(3)患者了解疾病有关的知识及防护措施。

2.护理措施

(1)告知患者坐浴的方法。取高锰酸钾放入清洁容器内加温开水配成 1∶5000 的溶液,配制好的溶液呈淡玫瑰红色。每次坐浴 20 分钟,每日 2 次。坐浴时,整个会阴部应全部浸入溶液中,月经期间停止坐浴。

(2)应积极协助医生寻找病因,进行外阴处分泌物检查,必要时进行血糖或尿糖检查。

(3)指导患者遵医嘱正确使用药物,将剂量、使用方法向患者解释清楚。

(4)告知患者按医生要求进行复诊,治疗期间如出现新的症状或症状加重应及时就诊。

3.健康指导

(1)保持外阴部清洁干燥,严禁穿化纤及过紧内裤,穿纯棉内裤并每日更换。

(2)做好经期、孕期、分娩期及产褥期卫生护理。发现过敏性用物后立即停止使用。

（3）饮食注意勿饮酒或辛辣食物,增加新鲜蔬菜和水果的摄入。

（4）严禁搔抓局部,勿热水烫洗和用刺激性药物或肥皂擦洗外阴。

（5）配制高锰酸钾溶液时,浓度不可过高,防止灼伤局部皮肤。

（六）护理评价

患者在治疗期间能够按医嘱使用药物,症状减轻。患者了解与外阴炎相关知识及防护措施。

二、前庭大腺炎

（一）概述

前庭大腺炎是病原体侵入前庭大腺引起的炎症。包括前庭大腺脓肿和前庭大腺囊肿。前庭大腺位于两侧大阴唇后 1/3 深部,腺管开口于处女膜与小阴唇之间。因解剖部位的特点,在性交、分娩等其他情况污染外阴部时,病原体容易侵入而引起前庭大腺炎。此病多见于育龄妇女,幼女及绝经后妇女较少见。

（二）病因

主要病原体为内源性及性传播疾病的病原体。内源性病原体有葡萄球菌、大肠杆菌、链球菌、肠球菌等。性传播疾病的病原体常见的是淋病奈瑟菌及沙眼衣原体。

急性炎症发作时,病原体首先侵犯腺管,腺管呈急性化脓性炎症,腺管开口往往因肿胀或渗出物凝聚而阻塞,脓液不能外流、积存而形成脓肿,称前庭大腺脓肿。在急性炎症消退后腺管堵塞,分泌物不能排出,脓液逐渐转为清液而形成囊肿,或由于慢性炎症使腺管堵塞或狭窄,分泌物不能排出或排出不畅,也可形成囊肿。

（三）护理评估

1.健康史

重点评估患者年龄,平时卫生习惯,近期是否有流产、分娩等特殊情况,育龄妇女应了解其性生活情况,有无不洁性生活史。

2.临床表现

炎症多发生于一侧,初起时局部肿胀、疼痛、灼热感,行走不便,有时会致大小便困难。检查见局部皮肤红肿、发热、压痛明显。若为淋病奈瑟菌感染,挤压局部可流出稀薄、淡黄色脓汁。当脓肿形成时,可触及波动感,脓肿直径可达 5～6cm,患者出现发热等全身症状。当脓肿内压力增大时,表面皮肤变薄,脓肿自行破溃,若破孔大,可自行引流,炎症较快消退而痊愈,若破孔小,引流不畅,则炎症持续不消退,并可反复急性发作。慢性期囊肿形成时,患者有外阴部坠胀感,偶有性交不适,检查时局部可触及囊性肿物,常为单侧,大小不等,无压痛。囊肿可存在数年而无症状,有时可反复急性发作。

3.辅助检查

可取前庭大腺开口处分泌物作细菌培养,确定病原体。

4.心理社会评估

评估症状出现后对患者生活影响的程度;评估患者就医的情况及有无因害怕疼痛和害羞的心理而使自己的疾病未能得到及时治疗及对疾病的治愈是否有信心等。对性传播疾病的病原体感染的患者,应通过与其交谈、接触了解其心理状态,帮助患者积极就医并采取正确的治疗措施。

5.治疗原则

根据病原体选用口服或肌注抗生素。在获得培养结果前应使用广谱抗生素治疗。此外，可选用清热、解毒的中药，如蒲公英、紫花地丁、金银花、连翘等，局部热敷或坐浴。脓肿形成后可切开引流并作造口术。单纯切开引流只能暂时缓解症状，切口闭合后，仍可形成囊肿或反复感染，故应行造口术。

(四)护理诊断和医护合作性问题

1.舒适的改变

与局部皮肤肿胀、疼痛有关。

2.焦虑

与疾病反复发作有关。

3.体温升高

与脓肿形成有关。

4.知识缺乏

缺乏前庭大腺炎的相关知识及预防措施。

(五)计划与实施

1.预期目标

(1)患者在最短时间内解除或减轻症状，舒适感增强。

(2)患者紧张焦虑的心情恢复平静。

(3)患者及时接受治疗，体温恢复正常。

(4)患者了解前庭大腺炎的相关知识并掌握预防措施。

2.护理措施

(1)急性炎症发作时，患者需卧床休息，保持外阴部清洁。

(2)局部热敷或用 1：5000 高锰酸钾溶液坐浴，每日 2 次。

(3)遵医嘱正确使用抗生素。

(4)引流造口的护理：术前护理人员应备好引流条。术后应局部保持清洁，患者最好取半卧位，以利于引流。每日用 1：40 络合碘棉球擦洗外阴 2 次，并更换引流条，直至伤口愈合。以后继续用 1：5000 高锰酸钾溶液坐浴，每日 2 次。

3.健康指导

注意个人卫生，尤其是经期卫生；勤洗澡勤换内裤，外阴处出现局部红、肿、热、痛时及时就诊，以免延误病情。

(六)护理评价

患者接受治疗后，舒适感增加，症状减轻。患者能够了解前庭大腺炎的相关知识并掌握了预防措施，焦虑感减轻，并能保持良好的卫生习惯，主动实施促进健康的行为。

第三节　阴道炎

一、滴虫阴道炎

(一)概述

滴虫阴道炎是由阴道毛滴虫感染而引起的阴道炎症,是临床上常见的阴道炎。

(二)病因

阴道毛滴虫适宜在温度为 25～40℃、pH 值为 5.2～6.6 的潮湿环境中生长,在 pH 5 以下或 7.5 以上的环境中不能生长。滴虫的生活史简单,只有滋养体而无包囊期,滋养体活力较强,能在 3～5℃的环境中生存 21 日;在 46℃时生存 20～60 分钟;在半干燥环境中约生存 10 小时;在普通肥皂水中也能生存 45～120 分钟。阴道毛滴虫呈梨形,后端尖,大小为多核白细胞的 2～3 倍。虫体顶端有 4 根鞭毛,体部有波动膜,后端有轴柱凸出。活的滴虫透明无色,呈水滴状,诸鞭毛随波动膜的波动而摆动。

滴虫有嗜血及耐碱的特性。隐藏在腺体及阴道皱襞中的滴虫,在月经前、后,阴道 pH 发生变化时得以繁殖,引起炎症的发作。阴道毛滴虫能消耗或吞噬阴道上皮细胞内的糖原,阻碍乳酸生成,使阴道内 pH 值升高。滴虫不仅寄生于阴道,还常侵入尿道或尿道旁腺,甚至膀胱、肾盂以及男性的包皮皱褶、尿道或前列腺中。

临床上,滴虫阴道炎往往与其他阴道炎并存,多合并细菌性阴道病。

(三)发病机制与传染方式

1.发病机制

滴虫主要是通过其表面的凝集素及半胱氨酸蛋白酶黏附于阴道上皮细胞,进而经阿米巴样运动的机械损伤以及分泌物的蛋白水解酶、蛋白溶解酶的细胞毒作用,共同损伤上皮细胞,并诱导炎症介质的产生,最后导致上皮细胞溶解、脱落,局部炎症发生。

2.传染方式

①经性交直接传播:与女性患者有一次非保护性交后,约 70% 男性发生感染,通过性交男性传给女性的概率更高。由于男性感染后常无症状,因此易成为感染源;②经公共浴池、浴盆、浴巾、游泳池、坐式便器、衣物等间接传播;③医源性传播:通过污染的器械及敷料传播。

(四)护理评估

1.健康史

询问患者的年龄,可能的发病原因。了解患者个人卫生及月经期卫生保健情况,以及症状与月经的关系。了解其性伙伴有无滴虫感染,发病前是否到公共浴池或游泳池等。

2.临床表现

(1)潜伏期:4～28 日。

(2)症状:有 25%～50% 患者在感染初期无症状,其中 1/3 在感染 6 个月内出现症状,症状的轻重取决于局部免疫因素、滴虫数量多少及毒力强弱。滴虫阴道炎的主要症状是阴道分泌物增加及外阴瘙痒,分泌物为稀薄的泡沫状,黄绿色有臭味。瘙痒部位主要为阴道口及外阴,间或有灼热、疼痛、性交痛等。若尿道口有感染,可有尿频、尿痛,有时可见血尿。阴道毛滴虫能吞噬精子,并能阻碍乳酸生成,影响精子在阴道内存活,可致不孕。

(3)体征:检查时见阴道黏膜充血,严重者有散在出血斑点,甚至宫颈有出血点,形成"草莓样"宫颈。后穹隆有大量白带,呈灰黄色、黄白色稀薄液体或黄绿色脓性分泌物,常呈泡沫状。带虫者阴道黏膜常无异常改变。

3.辅助检查

在阴道分泌物中找到滴虫即可确诊。生理盐水悬滴法是进行阴道毛滴虫检查最简便的方法。具体方法是:在载玻片上加温生理盐水1小滴,于阴道后穹隆处取少许分泌物混于生理盐水中,立即在低倍光镜下寻找滴虫。显微镜下可见到波状运动的滴虫及增多的白细胞被推移。此方法敏感性为60%～70%。对可疑但多次未能发现滴虫的患者,可取阴道分泌物进行培养,其准确率可达98%。取阴道分泌物送检时应注意及时和保暖,并且在取分泌物前24～48小时避免性交、阴道灌洗及局部用药,取分泌物时应注意不要使用润滑剂等。

目前,检查阴道毛滴虫还可用聚合酶链反应,其敏感性为90%,特异性为99.8%。

4.社会心理评估

评估患者的心理状况,了解患者是否会因害羞不愿到医院就诊。同时评估影响治疗效果的心理压力和反复发作造成的苦恼,以及家属对患者的理解和配合。

5.治疗原则

由于阴道毛滴虫可同时感染尿道、尿道旁腺、前庭大腺,因此,滴虫阴道炎患者需要全身用药,主要治疗的药物为甲硝唑和替硝唑。

(1)全身用药方法:初次治疗可单次口服甲硝唑2g或替硝唑2g。也可选用甲硝唑400mg,每日2次,7日为一个疗程;或用替硝唑500mg,每日2次,7日为一个疗程。女性患者口服药物治疗治愈率为82%～89%,若性伴侣同时治疗,治愈率可达95%。患者服药后偶见胃肠道反应,如食欲减退、恶心、呕吐。此外,偶见头痛、皮疹、白细胞数量减少等,一旦发现应停药。

(2)局部用药:不能耐受口服药物治疗的患者可以选用阴道局部用药。但单独阴道用药的效果不如全身用药好。局部可选用甲硝唑阴道泡腾片200mg,每晚1次,连用7日。局部用药的有效率低于50%。局部用药前,可先用1%乳酸液或0.1%～0.5%醋酸液冲洗阴道,改善阴道内环境,以提高疗效。

(五)护理诊断和医护合作性问题

1.舒适的改变

与阴部瘙痒及白带增多有关。

2.自我形象紊乱

与阴道分泌物异味有关。

3.排尿异常

与尿道口感染有关。

4.性生活型态改变

与炎症引起性交痛,治疗期间禁性生活有关。

（六）计划与实施

1.预期目标

（1）患者在最短时间内解除或减轻症状，舒适感增强。

（2）经过积极治疗和护理，患者阴道分泌物增多及有异味的症状减轻。

（3）患者能积极配合治疗，相应症状得到缓解。

（4）患者了解治疗期间禁性生活的重要性。

2.护理措施

（1）指导患者注意个人卫生，保持外阴部清洁、干燥，尽量避免搔抓外阴部，以免局部皮肤损伤加重症状。

（2）向患者讲解易感因素和传播途径，特别是要到正规的浴池和游泳池等场所活动。

（3）治疗期间禁止性生活。服用甲硝唑或替硝唑期间及停药 24 小时内要禁酒，因药物与乙醇结合可出现皮肤潮红、呕吐、腹痛、腹泻等反应。甲硝唑能通过乳汁排泄，因此，哺乳期妇女用药期间及用药后 24 小时内不能哺乳。

（4）性伴侣治疗：滴虫阴道炎主要是由性交传播，性伴侣应同时治疗，治疗期间禁止性生活。

（5）观察用药反应：患者口服甲硝唑后如出现食欲减退、恶心、呕吐，以及头痛、皮疹、白细胞数量减少等，应及时告知医生并停药。

（6）留取阴道分泌物送检时，应注意及时和保暖。告知患者在取分泌物前 24～48 小时避免性交、阴道灌洗及局部用药，取分泌物时应注意不要使用润滑剂等。

3.健康指导

（1）预防措施：做好卫生宣传，积极开展普查普治工作，消灭传染源。严格管理制度，应禁止滴虫患者或带虫者进入游泳池。浴盆、浴巾等用具应消毒。医疗单位必须作好消毒隔离，防止交叉感染。

（2）治疗中注意事项：患病期间应每日更换内裤，内裤及洗涤用毛巾应用开水煮沸消毒 5～10 分钟，以消灭病原体。洗浴用具应注意专人使用，以免交叉感染。

（3）随访：部分滴虫阴道炎治疗后可发生再次感染或与月经后复发，治疗后应随访到症状消失。告知患者如治疗 7 日后症状仍持续存在应及时复诊。

（4）治愈标准：滴虫阴道炎常于月经后复发，应向患者解释检查治疗的重要性，防止复发。复查阴道分泌物时，应选择在月经干净后来院复诊。若经 3 次检查阴道分泌物为阴性时，为治愈。

（七）护理评价

患者了解滴虫阴道炎的相关知识及预防措施。治疗期间能够按医生的方案坚持用药，并按时复诊，使疾病得到彻底治愈。

二、外阴阴道假丝酵母菌病

（一）概述

外阴阴道假丝酵母菌病（VVC）由假丝酵母菌引起的一种常见的外阴阴道炎，曾被称为外阴阴道念珠菌病。外阴阴道假丝酵母菌病发病率较高，据资料显示，约 75% 的妇女一生中至少患过一次 VVC,其中 40%~50%的妇女经历过一次复发。

(二)病因

引起外阴阴道假丝酵母菌病的病原体 80%~90%为白假丝酵母菌,10%~20%为光滑假丝酵母菌、近平滑假丝酵母菌及热带假丝酵母菌等。该菌对热的抵抗力不强,加热至 60℃1 小时即可死亡,但对干燥、日光、紫外线及化学制剂有较强的抵抗力。酸性环境适宜假丝酵母菌的生长,有假丝酵母菌感染的阴道 pH 值多在 4.0~4.7 之间,通常<4.5。

白假丝酵母菌为条件致病菌,10%~20%的非孕妇女及 30%孕妇阴道中有此菌寄生,但菌量很少,并不引起症状。但当全身及阴道局部免疫力下降,尤其是局部免疫力下降时,病原体大量繁殖而引发阴道炎。常见的诱发因素有妊娠、糖尿病、大量应用免疫抑制剂及广谱抗生素。妊娠时机体免疫力下降,雌激素水平高,阴道组织内糖原增加,酸度增高,有利于假丝酵母菌生长。此外,雌激素可与假丝酵母菌表面的激素受体结合,促进阴道黏附及假菌丝形成。糖尿病患者机体免疫力下降,阴道内糖原增加,适合假丝酵母菌繁殖。大量应用免疫抑制剂使机体抵抗力降低。长期应用广谱抗生素,改变了阴道内病原体的平衡,尤其是抑制了乳杆菌的生长。其他诱因有胃肠道假丝酵母菌、含高剂量雌激素的避孕药,另外,穿紧身化纤内裤及肥胖会使会阴局部温度及湿度增加,假丝酵母菌易于繁殖而引起感染发生。

(三)发病机制与传染方式

1.发病机制

假丝酵母菌在阴道内寄居以致形成炎症,要经过黏附、形成菌丝、释放侵袭性酶类等过程。假丝酵母菌通过菌体表面的糖蛋白与阴道宿主细胞的糖蛋白受体结合,黏附宿主细胞,然后菌体出芽形成芽管和假菌丝,菌丝可穿透阴道鳞状上皮吸收营养,假丝酵母菌进而大量繁殖。假丝酵母菌生长过程中,分泌多种蛋白水解酶并可激活补体旁路途径,产生补体趋化因子和过敏毒素,导致局部血管扩张、通透性增强和炎性反应。

2.传染方式

①内源性传染,假丝酵母菌除寄生阴道外,还可寄生于人的口腔、肠道,这三个部位的念珠菌可互相传染,当局部环境条件适合时易发病;②性交传染,少部分患者可通过性交直接传染;③间接传染,极少数患者是接触感染的衣物间接传染。

(四)护理评估

1.健康史

评估患者有无诱发因素存在,如妊娠、糖尿病、长期应用激素或抗生素或免疫抑制剂等情况,以及发病后的治疗情况,是否为初次发病。

2.临床表现

主要表现为外阴瘙痒、灼痛,严重时坐卧不宁,异常痛苦,还可伴有尿频、尿痛及性交痛。急性期白带增多,白带特征是白色稠厚呈凝乳或豆渣样。检查见外阴抓痕,小阴唇内侧及阴道黏膜附有白色膜状物,擦除后露出红肿黏膜面,急性期还可能见到糜烂及浅表溃疡。

由于患者的流行情况、临床表现轻重不一,感染的假丝酵母菌菌株、宿主情况不同,对治疗的反应有差别。为利于治疗及比较治疗效果,目前将外阴阴道假丝酵母菌病根据宿主情况、发生频率、临床表现及真菌种类不同分为单纯性外阴阴道假丝酵母菌病和复杂性外阴阴道假丝酵母菌病。具体分类方法如表 7-1。

表 7-1　外阴阴道假丝酵母菌病的临床分类

	单纯性 VVC	复杂性 VVC
发生频率	散发或非经常发生	复发性
临床表现	轻到中度	重度
真菌种类	白假丝酵母菌	非白假丝酵母菌
宿主情况	免疫功能正常	免疫力低下或应用免疫抑制剂或糖尿病、妊娠

3.辅助检查

(1)悬滴法检查:将 10％氢氧化钾或生理盐水 1 滴滴于玻片上,取少许阴道分泌物混于其中,混匀后在显微镜下寻找孢子和假菌丝。由于 10％氢氧化钾可溶解其他细胞成分,假丝酵母菌检出率高于生理盐水,阳性率为 70％～80％。

(2)培养法检查:若有症状而多次悬滴法检查均为阴性,可用培养法。将阴道分泌物少许放入培养管内培养,结果(＋)确诊。

(3)pH 值测定:若 pH＜4.5,可能为单纯性假丝酵母菌感染,若 pH＞4.5,并且涂片中有大量白细胞,可能存在混合感染。

4.心理社会评估

外阴阴道假丝酵母菌病患者由于自觉症状较重,严重影响其日常生活和学习,特别是影响患者入睡,多会出现焦虑和烦躁情绪,因此,护理人员应着重评估患者的心理反应,了解其对于疾病和治疗有无顾虑,特别是需停用激素和抗生素的患者要做好解释工作,以便积极配合治疗。

5.治疗原则

(1)消除诱因:若有糖尿病应积极治疗;及时停用广谱抗生素、雌激素、类固醇激素。

(2)局部用药:单纯性 VVC 可选用以下药物进行局部治疗:①咪康唑栓剂,每晚 1 粒(200mg),连用 7 日,或每晚 1 粒(400mg),连用 3 日;②克霉唑栓剂或片剂,每晚 1 粒(150mg)或 1 片(250mg),连用 7 日或每日早晚各 1 粒(150mg),连用 3 日,或 1 粒(500mg),单次用药;③制霉菌素栓剂,每晚 1 粒(10 万 U),连用 10～14 日。复杂性 VVC 局部用药选择与单纯性 VVC 基本相同,均可适当延长治疗时间。

(3)全身用药:单纯性 VVC 也可选用口服药物:①伊曲康唑每次 200mg,每日 1 次口服,连用 3～5 日,或用 1 日疗法,口服 400mg,分两次服用;②氟康唑 150mg,顿服。复杂性 VVC 全身用药选择与单纯性 VVC 基本相同,均可适当延长治疗时间。

(4)复发性 VVC 的治疗:外阴阴道假丝酵母菌病治疗后容易在月经前复发,故治疗后应在月经前复查白带。VVC 治疗后 5％～10％复发。对复发病例应检查原因,如是否有糖尿病、应用抗生素、雌激素或类固醇激素、穿紧身化纤内裤、局部药物的刺激等,消除诱因。性伴侣应进行假丝酵母菌的检查及治疗。由于肠道及阴道深层假丝酵母菌是重复感染的重要来源,抗真菌剂以全身用药为主,可适当加大抗真菌剂的剂量及延长用药时间。

（五）护理诊断及医护合作性问题

1.睡眠型态改变

与阴部奇痒、烧灼痛有关。

2.焦虑

与疾病反复发作有关。

3.知识缺乏

缺乏疾病及防护知识。

4.皮肤黏膜完整性受损

与炎症引起的阴道黏膜充血、破损有关。

（六）计划与实施

1.护理目标

（1）患者在最短时间内解除或减轻症状，睡眠恢复正常。

（2）患者紧张焦虑的心情恢复平静。

（3）患者能够掌握有关外阴阴道假丝酵母菌病的防护措施。

（4）患者能正确使用药物，皮肤破损范围不增大。

2.护理措施

（1）心理护理：VVC患者多数有焦虑及烦躁心理，护理人员应耐心倾听其主诉，并安慰患者，向其讲清该病的治疗效果及效果显现时间，使其焦虑、烦躁情绪得到缓解和释放。还应告知患者按医生的用药和方案坚持治疗和按时复诊，不要随意中断，以免影响疗效。

（2）局部用药指导：局部用药前可用2%～4%碳酸氢钠液冲洗阴道，改变阴道酸碱度，不利于假丝酵母菌生长，可提高疗效。阴道上药时要尽量将药物放入阴道深处。

（3）保持外阴清洁和干燥，分泌物多时应勤换内裤，用过的内裤、盆及毛巾应用开水烫洗或煮沸消毒5～10分钟。

3.健康指导

（1）注意个人卫生，勤换内裤，用过的内裤、盆及毛巾均应用开水烫洗，尽量不穿紧身及化纤材质内衣裤。

（2）讲解外阴阴道假丝酵母菌病的易感因素，强调外阴清洁的重要性，洗浴卫生用品专人使用，避免交叉感染，特别注意妊娠期和月经期卫生，出现外阴瘙痒等症状及时就医。

（3）尽量避免长时间应用广谱抗生素，如有糖尿病应及时、积极治疗。

（4）患病及治疗期间应注意休息，避免过度劳累。饮食上增加新鲜蔬菜和水果的摄入，禁食辛辣食物及饮酒。

（七）护理评价

患者了解外阴阴道假丝酵母菌病的相关知识及预防措施。治疗期间能够遵医嘱坚持用药，并按时复诊，使疾病得到彻底治愈。随着病情的恢复，患者焦虑及烦躁心理得到缓解。

三、细菌性阴道病

（一）概述

细菌性阴道病是阴道内正常菌群失调所致的一种混合感染。曾被命名为嗜血杆菌阴道炎、加德纳菌阴道炎、非特异性阴道炎、棒状杆菌阴道炎,目前被命名为细菌性阴道病。细菌性阴道病是临床及病理特征无炎症改变的阴道炎。

(二)病因

细菌性阴道病非单一致病菌所引起,而是多种致病菌共同作用的结果。

(三)病理生理

生理情况下,阴道内有各种厌氧菌及需氧菌,其中以产生过氧化氢的乳杆菌占优势。细菌性阴道病时,阴道内乳杆菌减少而其他细菌大量繁殖,主要有加德纳尔菌、动弯杆菌、类杆菌、消化链球菌等及其他厌氧菌,部分患者合并人型支原体,其中以厌氧菌居多。厌氧菌的浓度可以是正常妇女的 100～1000 倍。厌氧菌繁殖的代谢产物使阴道分泌物的生化成分发生相应改变,pH 值升高,胺类物质、有机酸和一些酶类增加。胺类物质可使阴道分泌物增多并有臭味。酶和有机酸可破坏宿主的防御机制而引起炎症。

(四)护理评估

1.健康史

了解患者阴道分泌物的形状,分泌物量是否增多和有臭味。

2.临床表现

细菌性阴道病多发生在性活跃期妇女。10％～40％患者无临床症状,有症状者主要表现为阴道分泌物增多,有鱼腥臭味,于性交后加重。可伴有轻度外阴瘙痒或烧灼感。分泌物呈灰白色、均匀一致、稀薄,常黏附在阴道壁,其黏稠度低,容易将分泌物从阴道壁拭去。阴道黏膜无充血等炎症表现。

3.辅助检查

细菌性阴道病临床诊断标准为下列检查中有 3 项阳性即可明确诊断。

(1)阴道分泌物为匀质、稀薄白色。

(2)阴道 pH>4.5 阴道分泌物 pH 值通常在 4.7～5.7 之间,多为 5.0～5.5。

(3)胺臭味试验阳性取阴道分泌物少许放在玻片上,加入 10％氢氧化钾 1～2 滴,产生一种烂鱼肉样腥臭气味即为阳性。

(4)线索细胞阳性:取少许分泌物放在玻片上,加一滴生理盐水混合,置于高倍显微镜下寻找线索细胞。线索细胞即阴道脱落的表层细胞,于细胞边缘黏附大量颗粒状物即各种厌氧菌,尤其是加德纳菌,细胞边缘不清。严重病例,线索细胞可达 20％以上,但几乎无白细胞。

(5)可参考革兰染色的诊断标准,其标准为每个高倍光镜下,形态典型的乳杆菌≤5,两种或两种以上其他形态细菌(小的革兰阴性杆菌、弧形杆菌或阳性球菌)≥6。

4.心理社会评估

了解患者对自身疾病的心理反应。一般情况下,患者会因为阴道分泌物的异味而难为情,有一定的心理负担。

5.治疗原则

细菌性阴道病多选用抗厌氧菌药物,主要有甲硝唑、克林霉素。甲硝唑抑制厌氧菌生长,而不影响乳杆菌生长,是较理想的治疗药物,但对支原体效果差。

6.全身用药

口服甲硝唑 400mg,每日 2～3 次,共 7 日或单次口服甲硝唑 2g,必要时 24～48h 重复给药 1 次。甲硝唑单次口服效果不如连服 7 日效果好。也可选用口服克林霉素 300mg,每日 2 次,连服 7 日。

7.局部用药

阴道用甲硝唑泡腾片 200mg,每晚 1 次,连用 7～14 日。2%克林霉素软膏涂阴道,每晚 1 次,每次 5g,连用 7 日。局部用药与全身用药效果相似,治愈率可达 80%。

(五)护理诊断和医护合作性问题

1.自我形象紊乱

与阴道分泌物异味有关。

2.知识缺乏

缺乏疾病及防护知识。

(六)计划与实施

1.护理目标

(1)帮助患者建立治疗信心,积极接受治疗,使症状及早缓解。

(2)患者能够掌握有关生殖系统炎症的防护措施。

2.护理措施

(1)心理护理:向患者解释异味产生的原因,告知患者坚持用药和治疗,症状会缓解,使患者心理负担减轻。

(2)用药指导:向患者讲清口服药的用法、用量,阴道用药的方法及注意事项。

(3)协助医生进行阴道分泌物取材,注意取材时应取阴道侧壁的分泌物,不应取宫颈管或后穹隆处分泌物。

(4)阴道局部可用 1%乳酸溶液或 0.5%醋酸溶液冲洗阴道,改善阴道内环境以提高疗效。

3.健康指导

(1)注意个人卫生,勤换内裤。平时尽量不穿紧身及化纤材质内衣裤。清洁会阴部用品要专人专用,避免交叉感染。

(2)阴道用药方法阴道用药最好选在晚上睡前,先清洗会阴部,然后按医嘱放置药物,药物最好放置在阴道深部,可保证疗效。

(七)护理评价

患者阴道分泌物减少,异味消除,并了解细菌性阴道病的相关知识,掌握全身及局部用药方法。

四、萎缩性阴道炎

(一)概述

萎缩性阴道炎常见于自然绝经及卵巢去势后妇女,也可见于产后闭经或药物假绝经治疗的妇女。因卵巢功能衰退,雌激素水平降低,阴道壁萎缩,黏膜变薄,上皮细胞内糖原含量减少,阴道内 pH 值增高.局部抵抗力降低,致病菌容易入侵繁殖引起炎症。

（二）病因

由于卵巢功能衰退、雌激素水平降低、阴道壁萎缩、黏膜变薄，上皮细胞内糖原含量减少、阴道内 pH 值增高、局部抵抗力下降，致病菌容易侵入并繁殖，而引起炎症。

（三）护理评估

1.健康史

了解患者的年龄、是否已经绝经、是否有卵巢手术史、盆腔放射治疗史或药物性闭经史、近期身体状况、有无其他慢性疾病等。

2.临床表现

主要症状为阴道分泌物增多及外阴瘙痒、灼热感。阴道分泌物稀薄，呈淡黄色，严重者呈血样脓性白带，患者有性交痛。

阴道检查见阴道呈萎缩性改变，上皮萎缩、菲薄、皱襞消失，阴道黏膜充血，有小出血点，有时见浅表溃疡。若溃疡面与对侧粘连，阴道检查时粘连可被分开而引起出血，粘连严重时可造成阴道狭窄甚至闭锁，炎症分泌物引流不畅可形成阴道积脓或宫腔积脓。

3.辅助检查

（1）阴道分泌物检查：取阴道分泌物在显微镜下可见大量基底层细胞及白细胞而无滴虫及假丝酵母菌。

（2）宫颈细胞学检查：有血性白带的患者应行宫颈细胞学检查，首先应排除子宫颈癌的可能。

（3）分段诊刮：有血性分泌物的患者，应根据其情况进行分段诊刮，以排除子宫恶性肿瘤。

4.心理社会评估

萎缩性阴道炎患者多数为绝经期妇女，由于绝经期症状已经给患者带来严重的心理负担，患者多表现出严重的负性心理情绪，如烦躁、焦虑、紧张等。护理人员应对患者各种情绪反应做出准确评估，同时了解家属是否存在不耐烦等不良情绪。

5.治疗原则

萎缩性阴道炎的治疗原则是抑制细菌生长及增加阴道抵抗力，常用药物有以下几种。

（1）抑制细菌生长：用 1％乳酸液或 0.5％醋酸液冲洗阴道，每日 1 次，可增加阴道酸度，抑制细菌生长繁殖。阴道冲洗后，用甲硝唑 200mg 或氧氟沙星 100mg，放于阴道深部，每日 1 次，7～10 日为 1 疗程。

（2）增加阴道抵抗力：针对病因给雌激素治疗，可局部用药，也可全身用药。己烯雌酚 0.125～0.25mg，每晚放入阴道深部 1 次，7 日为一疗程或用 0.5％己烯雌酚软膏涂局部涂抹。全身用药，可口服尼尔雌醇，首次 4mg，以后每 2～4 周服 1 次，每次 2mg，维持 2～3 个月。尼尔雌醇是雌三醇的衍生物，剂量小、作用时间长、对子宫内膜影响小，较安全。对应用性激素替代治疗的患者，可口服结合雌激素 0.625mg 或戊酸雌二醇 1mg 和甲羟黄体酮 2mg，每日 1 次。乳癌或子宫内膜癌患者慎用雌激素制剂。

（四）护理诊断和医护合作性问题

1.皮肤黏膜完整性受损

与炎症引起的阴道黏膜充血、破损有关。

2.舒适的改变

与皮肤瘙痒、烧灼感有关。

3.知识缺乏

缺乏疾病及其防护知识。

4.焦虑

与外阴瘙痒等症状有关。

(五)计划与实施

1.预期目标

(1)患者能正确使用药物,避免皮肤抓伤,皮损范围不增大。

(2)患者在最短时间内解除或减轻症状,舒适感增强。

(3)患者了解疾病有关的知识及防护措施。

(4)患者焦虑感减轻,能够积极主动配合治疗。

2.护理措施

(1)心理护理:认真倾听患者对疾病的主诉及其内心感受;耐心向患者讲解有关萎缩性阴道炎的相关知识、治疗方法及效果,帮助其树立治疗信心。同时,与其家属沟通,了解家属的态度与反应,积极做好家属工作,使其能够劝导患者,减轻焦虑及烦躁情绪。

(2)用药指导:嘱患者遵医嘱用药,年龄较大的患者,应教会家属用药,使家属能够监督或协助使用。

3.健康指导

(1)注意个人卫生,勤换内裤。平时尽量不穿紧身及化纤材质内衣裤。

(2)阴道用药方法阴道用药最好选在晚上睡前,先清洗会阴部,然后按医嘱放置药物,药物最好放置在阴道深部,以保证疗效。

(六)护理评价

患者阴道分泌物减少,外阴瘙痒症状减轻或消失。患者焦虑紧张情绪好转,其家属能够理解并帮助患者缓解情绪及治疗疾病。

第四节　子宫颈炎

宫颈炎症是妇科最常见的疾病之一,包括宫颈阴道部炎症及宫颈管黏膜炎症。临床上多见的宫颈炎是宫颈管黏膜炎。子宫颈炎又分为急性子宫颈炎和慢性子宫颈炎,临床上以慢性子宫颈炎多见。

一、急性子宫颈炎

(一)概述

急性子宫颈炎是病原体感染宫颈引起的急性炎症,其常与急性子宫内膜炎或急性阴道炎同时发生。

（二）病因

急性宫颈炎主要见于感染性流产、产褥期感染、宫颈损伤或阴道异物并发感染。常见的病原体为葡萄球菌、链球菌、肠球菌等。近年来随着性传播疾病的增加，急性宫颈炎病例也不断增多。病原体主要是淋病奈瑟菌、沙眼衣原体。淋病奈瑟菌及沙眼衣原体均感染宫颈管柱状上皮，沿黏膜面扩散引起浅层感染，病变以宫颈管明显，引起黏液脓性宫颈黏膜炎。除宫颈管柱状上皮外，淋病奈瑟菌还常侵袭尿道移行上皮、尿道旁腺及前庭大腺。沙眼衣原体感染只发生在宫颈管柱状上皮，不感染鳞状上皮，故不引起阴道炎，仅形成急性宫颈炎症。葡萄球菌、链球菌更易累及宫颈淋巴管，侵入宫颈间质深部。

（三）病理

肉眼见宫颈红肿，宫颈管黏膜充血、水肿，脓性分泌物可经宫颈外口流出。镜下见血管充血，宫颈黏膜及黏膜下组织、腺体周围大量中性粒细胞浸润，腺体内口可见脓性分泌物。

（四）护理评估

1.健康史

了解患者近期有无妇科手术史、孕产史及性生活情况，评估患者的身体状况。

2.临床表现

主要症状为阴道分泌物增多，呈黏液脓性，阴道分泌物的刺激可引起外阴瘙痒和灼热感，伴有腰酸及下腹部坠痛。此外，常有下泌尿道症状，如尿急、尿频、尿痛。沙眼衣原体感染还可出现经量增多、经间期出血、性交后出血等症状。

妇科检查见宫颈充血、水肿、黏膜外翻，有黏液脓性分泌物从宫颈管流出。衣原体宫颈炎可见宫颈红肿、黏膜外翻、宫颈触痛，且常有接触性出血。淋病奈瑟菌感染还可见到尿道口、阴道口黏膜充血、水肿以及多量脓性分泌物。

3.辅助检查

宫颈分泌物涂片作革兰染色：先擦去宫颈表面分泌物后，用小棉拭子插入宫颈管内取出，肉眼看到拭子上有黄色或黄绿色黏液脓性分泌物，然后作革兰染色，若光镜下平均每个油镜视野有 10 个以上或每个高倍视野有 30 个以上中性粒细胞为阳性。

急性宫颈炎患者还应进行衣原体及淋病奈瑟菌的检查，包括宫颈分泌物涂片作革兰染色、分泌物培养、酶联免疫吸附试验及核酸检测，具体检查方法见性传播疾病相关章节。

4.心理社会评估

急性宫颈炎一般起病急，症状重，患者多会表现出紧张及焦虑的情绪，特别是有不洁性生活史的患者，担心自己患有性传播疾病，严重者可出现恐惧心理。护理人员应仔细评估患者患病后的内心感受，发现其不良情绪并进行合理的心理疏导。

5.治疗原则

主要针对病原体治疗，应做到及时、足量、规范、彻底治疗，如急性淋病奈瑟菌性宫颈炎，性伴侣需同时治疗。

（1）单纯急性淋菌性宫颈炎应大剂量、单次给药，常用第三代头孢菌素及大观霉素。

（2）衣原体性宫颈炎治疗常用的药物有四环素类、红霉素类及喹诺酮类。

(五)护理诊断和医护合作性问题

1.舒适的改变

与阴道分泌物增多、腰骶部疼痛及下腹部坠痛有关。

2.焦虑

与对疾病诊断的担心有关。

3.排尿型态改变

与炎症刺激产生尿频、尿急、尿痛症状有关。

4.知识缺乏

缺乏急性宫颈炎病因、治疗及预防等相关知识。

(六)计划与实施

1.预期目标

(1)经治疗后患者在最短时间内解除或减轻症状,舒适感增强。

(2)患者紧张焦虑的心情得到缓解。

(3)患者治疗后排尿型态恢复正常。

(4)患者了解急性宫颈炎的病因及治疗方法,掌握了预防措施。

2.护理措施

(1)患者出现症状后及时到医院急诊,使疾病能够得到及时诊断、正确治疗,并指导患者按医嘱使用抗生素。

(2)对症处理急性期应卧床休息。出现高热患者在遵医嘱用药的同时可给予物理降温、酒精或温水擦浴,也可用冰袋降温,并定时监测体温、脉搏、血压。有严重腰骶部疼痛的患者可遵医嘱服用镇痛药。有尿道刺激症状者应多饮水,以减轻症状。

(3)心理护理耐心倾听患者的主诉,了解和评估患者的心理状态。向患者介绍急性宫颈炎的发病原因及引起感染的病原菌,特别是要强调急性宫颈炎的治疗效果和意义,增强患者治疗疾病的信心,鼓励其坚持并严格按医嘱服药。

3.健康指导

(1)指导患者做好经期、孕期及产褥期的卫生;指导患者保持性生活卫生,以减少和避免性传播疾病。

(2)指导患者定期进行妇科检查,发现宫颈炎症积极予以治疗。

(七)护理评价

患者症状减轻或消失,焦虑紧张的情绪有所缓解,并随着症状的消失进一步好转并恢复正常。患者了解急性宫颈炎的相关知识,并掌握了预防措施。

二、慢性宫颈炎

(一)概述

慢性宫颈炎多由急性宫颈炎转变而来,常因急性宫颈炎未治疗或治疗不彻底,病原体隐藏于宫颈黏膜内形成慢性炎症。

(二)病因

慢性宫颈炎多由于分娩、流产或手术损伤宫颈后,病原体侵入而引起感染。也有的患者无急性宫颈炎症状,直接发生慢性宫颈炎。慢性宫颈炎的病原体主要为葡萄球菌、链球菌、大肠杆菌及厌氧菌,其次为性传播疾病的病原体,如淋病奈瑟菌及沙眼衣原体。

目前沙眼衣原体及淋病奈瑟菌感染引起的慢性宫颈炎亦日益增多。此外,单纯疱疹病毒也可能与慢性宫颈炎有关。病原体侵入宫颈黏膜,并在此处潜藏,由于宫颈黏膜皱襞多,感染不易彻底清除,往往形成慢性宫颈炎。

(三)病理

慢性宫颈炎根据病理组织形态临床上分为以下几种。

1.宫颈糜烂样改变

以往称为"宫颈糜烂",并认为是慢性宫颈炎常见的一种病理改变。随着阴道镜的发展以及对宫颈病理生理认识的提高,"宫颈糜烂"这一术语在西方国家的妇产科教材中已被废弃。宫颈外口处的宫颈阴道部外观呈细颗粒状的红色区,称宫颈糜烂样改变。糜烂面边界与正常宫颈上皮界限清楚,糜烂面为完整的单层宫颈管柱状上皮所覆盖,由于宫颈管柱状上皮抵抗力低,病原体易侵入发生炎症。在炎症初期,糜烂面仅为单层柱状上皮所覆盖,表面平坦,称单纯性糜烂,随后由于腺上皮过度增生并伴有间质增生,糜烂面凹凸不平呈颗粒状,称颗粒型糜烂。当间质增生显著,表面不平现象更加明显呈乳突状,称乳突型糜烂。幼女或未婚妇女,有时见宫颈呈红色,细颗粒状,形似糜烂,但事实上并无明显炎症,是宫颈管柱状上皮外移所致,不属于病理性宫颈糜烂。

2.宫颈肥大

由于慢性炎症的长期刺激,宫颈组织充血、水肿,腺体和间质增生,还可能在腺体深部有黏液潴留形成囊肿,使宫颈呈不同程度的肥大,但表面多光滑,有时可见到宫颈腺囊肿突起。由于纤维结缔组织增生,使宫颈硬度增加。

3.宫颈息肉

宫颈管黏膜增生,局部形成突起病灶称为宫颈息肉。慢性炎症长期刺激使宫颈管局部黏膜增生,子宫有排除异物的倾向,使增生的黏膜逐渐自基底部向宫颈外口突出而形成息肉,一个或多个不等,直径一般约1cm,色红、呈舌形、质软而脆,易出血,蒂细长,根部多附着于宫颈管外口,少数在宫颈管壁。光镜下见息肉中心为结缔组织伴有充血、水肿及炎性细胞浸润,表面覆盖单层高柱状上皮,与宫颈管上皮相同。宫颈息肉极少恶变,恶变率<1%,但临床上应注意子宫恶性肿瘤可呈息肉样突出于宫颈口,应予以鉴别。

4.宫颈腺囊肿

在宫颈转化区中,鳞状上皮取代柱状上皮过程中,新生的鳞状上皮覆盖宫颈腺管口或伸入腺管,将腺管口阻塞。腺管周围的结缔组织增生或瘢痕形成,压迫腺管,使腺管变窄甚至阻塞,腺体分泌物引流受阻,潴留形成囊肿。检查时见宫颈表面突出多个青白色小囊泡,内含无色黏液。若囊肿感染,则外观呈白色或无组织,宫颈阴道部外观很光滑,仅见宫颈外口有脓性分泌物堵塞,有时宫颈管黏膜增生向外口突出,可见宫颈口充血发红。

5.宫颈黏膜炎

病变局限于宫颈管黏膜及黏膜下组织,宫颈阴道部外观光滑,宫颈外口可见有脓性分泌物,有时宫颈管黏膜增生向外突出,可见宫颈口充血、发红。由于宫颈管黏膜及黏膜下组织充血、水肿、炎性细胞浸润和结缔组织增生,可使宫颈肥大。

(四)护理评估

1.健康史

了解和评估患者的一般情况、现身体状况、婚姻状况及孕产史。

2.临床表现

(1)症状及体征:慢性宫颈炎的主要症状是阴道分泌物增多。由于病原体、炎症的范围及程度不同,分泌物的量、性质、颜色及气味也不同。阴道分泌物多呈乳白色黏液状,有时呈淡黄色脓性,伴有息肉形成时易有血性白带或性交后出血。当炎症沿宫骶韧带扩散到盆腔时,可有腰骶部疼痛、盆腔部下坠痛等。当炎症涉及膀胱下结缔组织时,可出现尿急、尿频等症状。宫颈黏稠脓性分泌物不利于精子穿过,可造成不孕。

妇科检查时可见宫颈有不同程度糜烂、肥大,有时质较硬,有时可见息肉、裂伤、外翻及宫颈腺囊肿。

(2)宫颈糜烂的分度:根据糜烂面积大小将宫颈糜烂分为 3 度。轻度指糜烂面小于整个宫颈面积的 1/3;中度指糜烂面占整个宫颈面积的 1/3～2/3;重度指糜烂面占整个宫颈面积的 2/3 以上。根据糜烂的深浅程度可分为单纯型、颗粒型和乳突型 3 型。诊断宫颈糜烂应同时表示糜烂的面积和深浅。

3.辅助检查

(1)淋病奈瑟菌及衣原体检查:用于有性传播疾病的高危患者。

(2)宫颈刮片、宫颈管吸片检查:主要用于鉴别宫颈糜烂与宫颈上皮内瘤样病变或早期宫颈癌。

(3)阴道镜检查及活体组织检查:当高度怀疑宫颈上皮内瘤样病变或早期宫颈癌时,进行该项检查以明确诊断。

4.心理社会评估

慢性宫颈炎一般药物治疗效果欠佳,且临床症状出现时间较长,症状虽不重但影响其日常生活和工作,另外慢性宫颈炎还有可能癌变,上述因素使患者思想压力大,易产生烦躁和不安。家属也会因为患者的情绪及病情而产生焦虑和紧张的负性情绪。

5.治疗原则

慢性宫颈炎以局部治疗为主,可采用物理治疗、药物治疗及手术治疗,其中以物理治疗最常用。

(1)宫颈糜烂的治疗

1)物理治疗:物理治疗是最常用的有效治疗方法,其原理是以各种物理方法将宫颈糜烂面单层柱状上皮破坏,使其坏死脱落后,为新生的复层鳞状上皮覆盖。创面愈合需 3～4 周,病变较深者需 6～8 周。常用方法有激光治疗、冷冻治疗、红外线凝结疗法及微波法等。宫颈物理治疗有出血、宫颈管狭窄、不孕、感染的可能。

2)药物治疗:局部药物治疗适用于糜烂面积小和炎症浸润较浅的病例,过去局部涂硝酸银或铬酸腐蚀,现已少用。中药有许多验方、配方,临床应用有一定疗效。如子宫颈粉,内含黄矾、金银花各 9 克,五倍子 30 克,甘草 6 克。将药粉洒在棉球上,敷塞于子宫颈,24 小时后取出。月经后上药,每周 2 次,4 次为一疗程。已知宫颈糜烂与若干病毒及沙眼衣原体感染有关,也是诱发宫颈癌因素。干扰素是细胞受病毒感染后释放出的免疫物质,为病毒诱导白细胞产生的干扰素。重组人 α2a 干扰素具有抗病毒、抗肿瘤及免疫调节活性,睡前 1 粒塞入阴道深部,贴近宫颈部位,隔日 1 次,7 次为一疗程,可以重复应用。若为宫颈管炎,其宫颈外观光滑,宫颈管内有脓性排液,此处炎症局部用药疗效差,需行全身治疗。取宫颈管分泌物作培养及药敏试验,同时查找淋病奈瑟菌及沙眼衣原体,根据检测结果采用相应的抗感染药物。

(2)宫颈息肉治疗:宫颈息肉一般行息肉摘除术,术后将切除的组织送病理组织学检查。

(3)宫颈管黏膜炎治疗:宫颈管黏膜炎需进行全身治疗,局部治疗效果差。根据宫颈管分泌物培养及药敏试验结果,选用相应的抗生素进行全身抗感染治疗。

(4)宫颈腺囊肿:对小的宫颈腺囊肿,无任何临床症状的可不进行处理,若囊肿较大或合并感染者,可选用微波治疗或用激光治疗。

(五)护理诊断和医护合作性问题

1.舒适的改变

与阴道分泌物增多、腰骶部疼痛及下腹部坠痛有关。

2.焦虑

与接触性出血、不孕及该病有癌变可能有关。

3.有感染的可能

与物理治疗创面有关。

4.知识缺乏

缺乏慢性宫颈炎治疗、治疗前后注意事项及预防措施等相关知识。

(六)计划与实施

1.预期目标

(1)患者在最短时间内解除或减轻症状,舒适感增强。

(2)患者紧张焦虑的心情恢复平静。

(3)物理治疗期间未发生感染。

(4)患者能够了解治疗方法并掌握慢性宫颈炎治疗前后注意事项及预防措施。

2.护理措施

(1)心理护理:了解患者的心理状态及负性情绪表现程度,并进行心理疏导。帮助患者建立治疗的信心,并能够坚持治疗。同时应与家属沟通,评估家属对患者疾病的态度及看法,帮助其了解该病相关知识,使其能够主动关心和照顾患者。

(2)物理治疗的护理

1)治疗前护理:治疗前应配合医生做好宫颈刮片检查,有急性生殖器炎症的患者应暂缓此项检查先进行急性炎症的治疗,物理治疗应选择在月经干净后 3～7 日内进行。

2)治疗后护理:宫颈物理治疗后均有阴道分泌物增加,甚至有大量水样排液,此时患者应保持外阴部清洁,必要时垫会阴垫并及时更换,以防感染发生。一般术后 1～2 周脱痂时有少许出血属正常现象,如患者阴道流血量多于月经量应及时到医院就诊。在创面尚未完全愈合期间(4～8 周)禁盆浴、性交和阴道冲洗,以免发生大出血和感染。治疗后须定期检查,第一次检查时间是术后 2 个月月经干净后,复查内容有观察创面愈合情况及有无颈管狭窄等。

（3）用药指导：向患者解释药物的用法及使用注意事项。

3.健康指导

（1）预防措施：积极治疗急性宫颈炎；定期作妇科检查,发现宫颈炎症予积极治疗；避免分娩时或器械损伤宫颈；产后发现宫颈裂伤应及时缝合。

（2）物理治疗后,患者应禁性生活和盆浴 2 个月。保持外阴的清洁和干燥,每日用温开水清洗会阴并更换内裤及会阴垫。

（3）患者应遵医嘱定期进行随诊。

（七）护理评价

患者接受护理人员的指导后焦虑紧张的情绪有所缓解,其家属能够主动关心和帮助患者治疗疾病。物理治疗期间未发生感染,了解了慢性宫颈炎的相关知识,并掌握了物理治疗的注意事项及预防措施。

第五节　盆腔炎性疾病

一、盆腔炎性疾病

（一）概述

盆腔炎性疾病是指女性上生殖道的一组感染性疾病,主要包括子宫内膜炎、输卵管炎、输卵管卵巢脓肿、盆腔腹膜炎。炎症可局限于一个部位,也可同时累及几个部位,最常见的是输卵管炎及输卵管卵巢炎,单纯的子宫内膜炎或卵巢炎较少见。盆腔炎性疾病大多发生在性活跃期有月经的妇女。初潮前、绝经后或未婚者很少发生盆腔炎性疾病,若发生盆腔炎性疾病也往往是由于邻近器官炎症的扩散。

（二）病因

引起盆腔炎性疾病的病原体有两个来源,即内源性和外源性,两种病原体可单独存在,也可混合感染,临床上通常为混合感染。

1.内源性病原体

来自原寄居于阴道内的菌群,包括厌氧菌和需氧菌。厌氧菌及需氧菌都可单独感染,但通常是混合感染。常见的为大肠杆菌、溶血性链球菌、金黄色葡萄球菌、脆弱类杆菌、消化球菌、消化链球菌。

2.外源性病原体

主要为性传播疾病的病原体,如沙眼衣原体、淋病奈瑟菌、支原体等。

（三）感染途径

1.经淋巴系统蔓延

细菌经外阴、阴道、宫颈及宫体创伤处的淋巴管侵入盆腔结缔组织及内生殖器其他部分,足产褥感染、流产后感染及放置宫内节育器后感染的主要传播途径,多见于链球菌、大肠杆菌、厌氧菌引起的感染。

2.沿生殖器黏膜上行蔓延

病原体侵入外阴、阴道后或阴道内的菌群沿黏膜面经宫颈、子宫内膜、输卵管黏膜蔓延至卵巢及腹腔,是非妊娠期、非产褥期盆腔炎性疾病的主要感染途径。淋病奈瑟菌、沙眼衣原体及葡萄球菌等常沿此途径扩散。

3.经血循环传播

病原体先侵入人体的其他系统,再经血循环感染生殖器,为结核菌感染的主要途径。

4.直接蔓延

腹腔其他脏器感染后,直接蔓延到内生殖器,如阑尾炎可引起右侧输卵管炎。

(四)病理

1.急性子宫内膜炎及子宫肌炎

子宫内膜充血、水肿,有炎性渗出物,严重者内膜坏死、脱落形成溃疡。镜下见大量白细胞浸润,炎症向深部侵入形成子宫肌炎。

2.急性输卵管炎、输卵管积脓、输卵管卵巢脓肿

急性输卵管炎主要由化脓菌引起,根据不同的传播途径而有不同的病变特点。病变以输卵管间质炎为主。轻者输卵管仅有轻度充血、肿胀、略增粗;重者输卵管明显增粗、弯曲,纤维素性脓性渗出物多或与周围组织粘连。

若炎症经子宫内膜向上蔓延,首先引起输卵管黏膜炎,输卵管黏膜肿胀、间质水肿、充血及大量中性粒细胞浸润,引起输卵管黏膜粘连,导致输卵管管腔及伞端闭锁,若有脓液积聚于管腔内则形成输卵管积脓。

卵巢很少单独发生炎症,白膜是良好的防御屏障。卵巢常与发生炎症的输卵管伞粘连而发生卵巢周围炎,称输卵管卵巢炎,习称附件炎。炎症可通过卵巢排卵的破孔侵入卵巢实质形成卵巢脓肿,脓肿壁与输卵管积脓粘连并穿通,形成输卵管卵巢脓肿。脓肿多位于子宫后方或子宫、阔韧带后叶及肠管间粘连处,可破入直肠或阴道,若破入腹腔则引起弥漫性腹膜炎。

3.急性盆腔结缔组织炎

内生殖器急性炎症时或阴道、宫颈有创伤时,病原体经淋巴管进入盆腔结缔组织而引起结缔组织充血、水肿及中性粒细胞浸润,以宫旁结缔组织炎最常见,首先表现为局部增厚、质地较软、边界不清,然后向两侧盆壁呈扇形浸润,若组织化脓则形成盆腔腹膜外脓肿,可自发破入直肠或阴道。

4.急性盆腔腹膜炎

盆腔内器官发生严重感染时,往往蔓延到盆腔腹膜,发生炎症的腹膜充血、水肿,并有少量含纤维素的渗出液,形成盆腔脏器粘连。当有大量脓性渗出液积聚于粘连的间隙内,可形成散在小脓肿;积聚于直肠子宫陷凹处则形成盆腔脓肿,较多见。脓肿的前方为子宫,后方为直肠,顶部为粘连的肠管及大网膜,脓肿可破入直肠而使症状突然减轻,也可破入腹腔引起弥漫性腹膜炎。

5.败血症及脓毒血症

当病原体毒性强,数量多,患者抵抗力降低时,常发生败血症。多见于严重的产褥感染、感染流产,近年也有报道放置宫内节育器、输卵管结扎手术损伤器官引起的败血症,若不及时控

制,往往很快出现感染性休克,甚至死亡。发生感染后,若身体其他部位发现多处炎症病灶或脓肿,应考虑有脓毒血症存在,但需经血培养证实。

6.Fitz-Hugh-Curtis 综合征

指肝包膜炎症而无肝实质损害的肝周围炎,淋病奈瑟菌及衣原体感染均可引起,5%～10%输卵管炎可出现此综合征。

(五)护理评估

1.健康史

评估和了解患者的年龄、职业、近期身体状况等,特别要了解患者有无不洁性生活史,及目前表现出的各种症状。

2.临床表现

可因炎症轻重及范围大小而有不同的临床表现,轻者无症状或症状轻微。

(1)症状

1)常见症状:盆腔炎性疾病常见症状包括下腹痛、发热、阴道分泌物增加。月经期发病可出现月经量增加,经期延长。

2)下腹痛:腹痛为持续性,活动后或性交后加重。

3)重症症状:病情严重的可有寒战、高热、头痛、食欲缺乏。

4)其他:若出现腹膜炎,可有消化系统症状如恶心、呕吐、腹胀、腹泻等。若有脓肿形成,可有下腹包块及局部压迫刺激症状;包块位于子宫前方可出现膀胱刺激症状;包块位于子宫后方可有直肠刺激症状;若在腹膜外可致腹泻、里急后重感和排便困难。

(2)体征

1)盆腔炎性疾病的患者体征差异较大,轻者无明显异常表现或妇科检查仅发现宫颈举痛或宫体压痛或附件区压痛。

2)严重患者全身检查时,表现为急性病容,体温升高、心率加快,下腹部有压痛、反跳痛及肌紧张,叩诊鼓音明显,肠鸣音减弱或消失。

3)盆腔检查①阴道可见大量脓性分泌物,并有臭味;②宫颈充血、水肿、宫颈举痛,当宫颈管黏膜或宫腔有急性炎症时,将宫颈表面分泌物拭净,可见脓性分泌物从宫颈口流出;③宫体稍大,有压痛,活动受限;④子宫两侧压痛明显,若为单纯输卵管炎,可触及增粗的输卵管,有压痛;⑤若为输卵管积脓或输卵管卵巢脓肿,可触及包块且压痛明显,不活动;⑥宫旁结缔组织炎时,可扪到宫旁一侧或两侧有片状增厚或两侧宫骶韧带高度水肿、增粗,压痛明显;⑦若有盆腔脓肿形成且位置较低时,可扪及后穹隆或侧穹隆有肿块且有波动感,三合诊常能协助进一步了解盆腔情况。

3.辅助检查

临床诊断盆腔炎性疾病需同时具备下列 3 项:①下腹压痛伴或不伴反跳痛;②宫颈或宫体举痛或摇摆痛;③附件区压痛。以下标准可增加诊断的特异性。

(1)宫颈分泌物培养或革兰染色涂片:淋病奈瑟菌阳性或沙眼衣原体阳性。

(2)血常规检查:WBC 计数$>10\times10^{9}/L$。

(3)后穹隆穿刺:抽出脓性液体。

（4）双合诊、B超或腹腔镜检查检查：发现盆腔脓肿或炎性包块。腹腔镜检查能提高确诊率。其肉眼诊断标准有：①输卵管表面明显充血；②输卵管壁水肿；③输卵管伞端或浆膜面有脓性渗出物。

（5）分泌物做细菌培养及药物敏感试验：在做出急性盆腔炎的诊断后，要明确感染的病原体，通过剖腹探查或腹腔镜直接采取感染部位的分泌物做细菌培养及药物敏感试验结果最准确，但临床应用有一定的局限性。宫颈管分泌物及后穹隆穿刺液的涂片、培养及免疫荧光检测虽不如直接采取感染部位的分泌物做培养及药物敏感试验准确，但对明确病原体有帮助，涂片可作革兰染色，若找到淋病奈瑟菌可确诊，除查找淋病奈瑟菌外，可以根据细菌形态及革兰染色，为选用抗生素及时提供线索，培养阳性率高，可明确病原体。

（6）免疫荧光：主要用于衣原体检查。

4.心理社会评估

盆腔炎性疾病症状明显且较严重，特别是治疗不及时或未能使用恰当的抗生素时，患者往往会出现焦虑、甚至是恐惧心理。此时护理人员应重点了解患者的心理状态，评估因症状而造成的焦虑、恐惧的程度。同时，了解家属的态度。

5.治疗原则

主要为抗生素药物治疗，必要时手术治疗。

（1）药物治疗：应用抗生素的原则：经验性、广谱、及时及个体化。根据细菌培养及药物敏感试验合理选用抗生素治疗。盆腔炎性疾病经抗生素积极治疗，绝大多数能彻底治愈。

由于急性盆腔炎的病原体多为需氧菌、厌氧菌及衣原体的混合感染.需氧菌及厌氧菌又有革兰阴性及革兰阳性之分，因此，在抗生素的选择上多采用联合用药。常用的抗生素有第二代头孢菌素、第三代头孢菌素、氨基糖苷类、喹诺酮类及甲硝唑等。

（2）手术治疗：可根据情况选择开腹手术或腹腔镜手术。手术范围原则上以切除病灶为主，下列情况为手术指征。

1）药物治疗无效：盆腔脓肿形成，经药物治疗48～72小时，体温持续不降，患者中毒症状加重或包块增大者，应及时手术，以免发生脓肿破裂。

2）输卵管积脓或输卵管卵巢脓肿：经药物治疗病情有好转，继续控制炎症数日，肿块仍未消失但已局限化，应行手术切除，以免日后再次急性发作。

3）脓肿破裂：突然腹痛加剧，寒战、高热、恶心、呕吐、腹胀，检查腹部拒按或有中毒性休克表现，均应怀疑为脓肿破裂，需立即剖腹探查。

（3）支持疗法：患者应卧床休息。取半卧位，此卧位利用脓液积聚于直肠子宫陷凹而使炎症局限。高热量、高蛋白、高维生素流食或半流食饮食，注意补充水分，保持水电解质平衡，高热时可给予物理降温。

（4）中药治疗：主要为活血化瘀、清热解毒药物，如银翘解毒汤、安宫牛黄丸及紫血丹等。

（六）护理诊断和医护合作性问题

1.高热

与盆腔感染引起体温升高有关。

2.下腹痛

与盆腔感染引起生殖器脓肿形成有关。

3.营养失调——低于机体需要量

与高热、食欲缺乏、恶心、呕吐等症状有关。

4.潜在的并发症——感染性休克

与未能及时应用有效抗生素致病情加重有关。

5.知识缺乏

缺乏盆腔炎性疾病的相关知识及预防措施。

6.恐惧

与盆腔炎性疾病症状重、持续时间长有关。

(七)计划与实施

1.预期目标

(1)患者体温升高时得到及时处理。

(2)经治疗患者下腹痛症状减轻甚至消失。

(3)患者体液平衡,未发生水、电解质紊乱。

(4)经积极抗感染治疗,患者未出现感染性休克等并发症。

(5)患者了解盆腔炎性疾病的相关知识,并掌握该病的预防措施。

(6)患者恐惧感消失,能够积极配合治疗。

2.护理措施

(1)一般护理:卧床休息,半卧位有利于脓液积聚于直肠子宫陷凹而使炎症局限。给予高热量、高蛋白、高维生素流食或半流食,补充液体,注意纠正电解质紊乱及酸碱失衡,必要时少量输血,以增加身体抵抗力。尽量避免不必要的妇科检查,禁用阴道灌洗,以免引起炎症扩散,若有腹胀应行胃肠减压或肛管排气。腹痛时遵医嘱使用镇痛药。

(2)高热的护理:应每4小时测体温、脉搏、呼吸1次,体温超过39℃时应首先采用物理降温。根据患者全身状况,给予酒精或温水擦浴,也可用冰袋降温,若体温下降不明显,可按医嘱给药降温,如吲哚美辛(消炎痛)等。在降温过程中,患者大量出汗,可出现血压下降、脉快、四肢厥冷等虚脱症状,故应密切观察体温、脉搏、呼吸、血压,每0.5~1小时监测1次,同时应及时配合医生给予静脉输液或加快液体速度,必要时吸氧。应及时为患者更换被褥及衣物,鼓励其多饮水。

(3)使用抗生素期间,注意观察患者有无过敏反应或药物毒性反应,严格执行药物输入时间,以确保体内的药物浓度,维持药效。

(4)严格掌握产科、妇科手术指征,做好术前准备。进行妇科手术时严格无菌操作,术后做好护理,预防感染。

3.健康宣教

(1)治疗盆腔炎性疾病时,患者应积极配合医生,按时按量应用抗生素药物,并注意用药后的反应,观察症状是否有减轻。

(2)治疗期间应停止工作和学习,卧床休息,并取半坐卧位,这样有利于健康的恢复。

（3）饮食上应高热量、高蛋白、高维生素流食或半流食，注意多喝水，特别是高热的患者应用退热药后，需及时补充水分和盐分，可口服淡盐水，以保持水电解质平衡。

（4）教会患者或家属进行物理降温的方法和注意事项。

（5）平时注意性生活卫生，减少性传播疾病，经期禁止性交。做好经期、孕期及产褥期的卫生。

（6）保持良好的心态，树立战胜疾病的信心，以积极的态度坚持治疗。

（八）护理评价

患者全身、局部症状及阳性体征消失，身体康复，并了解盆腔炎性疾病的相关知识，并掌握防护措施，有良好的卫生习惯。在治疗期间，患者能够按时按量服用药物，未发生水电解质平衡紊乱及感染性休克等并发症。患者的心情恢复平静，能积极配合治疗，其家属在精神上能主动关心患者，生活上仔细照顾患者。

二、盆腔炎性疾病后遗症

（一）概述

盆腔炎性后遗症是指盆腔炎性疾病的遗留病变，主要改变为组织破坏、广泛粘连、增生及瘢痕形成。

（二）病理

输卵管卵巢炎及输卵管炎的遗留改变可造成输卵管阻塞及增粗；输卵管卵巢粘连形成输卵管卵巢肿块；输卵管伞端闭锁、浆液性渗出物聚集形成输卵管积水；输卵管积脓或输卵管卵巢脓肿的脓液吸收，被浆液性渗出物代替形成输卵管积水或输卵管卵巢囊肿。积水输卵管表面光滑，管壁甚薄，由于输卵管系膜不能随积水输卵管囊壁的增长扩大而相应延长，故积水输卵管向系膜侧弯曲，形似腊肠或呈曲颈的蒸馏瓶状，卷曲向后，可游离或与周围组织有膜样粘连。

盆腔结缔组织炎的改变为主韧带、骶韧带增生、变厚，若病变广泛，可使子宫固定。

（三）护理评估

1.健康史

了解患者患盆腔炎性疾病的时间、过程、治疗情况，以及近期的身体状况。

2.临床表现

（1）慢性盆腔痛：盆腔炎性疾病后慢性炎症形成的粘连、瘢痕以及盆腔充血，常引起下腹部坠胀、疼痛及腰骶部酸痛，常在疲劳、性交后及月经前后加重。

（2）盆腔炎反复发作：由于盆腔炎性疾病后遗症造成的输卵管组织结构的破坏，局部防御功能减退，若患者仍有高危因素，可造成盆腔炎性疾病再次感染导致反复发作。

（3）不孕：输卵管粘连阻塞可致患者不孕。盆腔炎性疾病后出现不孕发生率为 20%～30%。不孕的发生率与发作的次数有关，随着发作次数的增加，不孕的可能性增大。

（4）异位妊娠：盆腔炎后异位妊娠的发生率是正常女性的 8～10 倍，发生率随盆腔炎发作次数的增加而增大。

（5）体征：若为盆腔结缔组织病变，子宫常呈后倾后屈，活动受限或粘连固定，子宫一侧或两侧有片状增厚、压痛，宫骶韧带常增粗、变硬，有触痛。若为输卵管炎，则在子宫一侧或两侧触到呈索条状的增粗输卵管，并有轻度压痛。若为输卵管积水或输卵管卵巢囊肿，则在盆腔一侧或两侧触及囊性肿物,活动多受限。

3.辅助检查

盆腔炎性疾病后遗症可进行腹腔镜及 B 超检查协助诊断。

4.心理社会评估

盆腔炎性疾病后遗症的患者往往精神负担较重,护理人员应重点关注患者对疾病的认识及态度,是否有消极情绪,特别是有无悲观失望的表现。还应了解家属和亲友对患者的态度,以帮助患者寻求支持。

5.治疗原则

对盆腔炎性疾病后遗症尚无有效的治疗方法,重在预防。一般采用综合治疗,可缓解症状,增加受孕机会。

1.物理疗法

温热能促进盆腔局部血液循环,改善组织营养状态,提高新陈代谢,以利炎症吸收和消退。常用的有短波、超短波、微波、激光、离子透入(可加入各种药物如青霉素、链霉素)等。

2.中药治疗

慢性盆腔炎以湿热型居多,治疗以清热利湿,活血化瘀为主,方剂为丹参 18g、赤芍 15g、木香 12g、桃仁 9g、金银花 30g、蒲公英 30g、茯苓 12g、丹皮 9g、生地 9g,剧痛时加延胡索 9g。有些患者为寒凝气滞型,治则为温经散寒、行气活血,常用桂枝茯苓汤加减,气虚者加党参 15g、白术 9g、黄芪 15g,中药可口服或灌肠。

3.其他药物治疗

应用抗炎药物的同时,也可采用糜蛋白酶 5mg 或透明质酸酶 1500U 肌内注射,隔日 1 次,7～10 次为一疗程,以利粘连分解和炎症的吸收。个别患者局部或全身出现过敏反应时应停药。在某些情况下,抗生素与地塞米松同时应用,口服地塞米松 0.75mg,每日 3 次,停药前注意地塞米松应逐渐减量。

4.手术治疗

有肿块如输卵管积水或输卵管卵巢囊肿应行手术治疗;存在小感染灶,反复引起炎症急性发作者也应手术治疗。手术以彻底治愈为原则,避免遗留病灶有再复发的机会,行单侧附件切除术或全子宫切除术加双侧附件切除术。对年轻妇女应尽量保留卵巢功能。

(四)护理诊断和医护合作性问题

1.舒适的改变

与腰骶部疼痛及下坠感有关。

2.焦虑

与病程长,治疗效果不明显有关。

3.知识缺乏

缺乏盆腔炎性疾病后遗症的相关知识。

(五)计划与实施

1.预期目标

(1)经治疗护理患者症状解除或减轻,舒适感增强。

（2）患者紧张焦虑的情绪得到缓解,树立了治疗疾病的信心。

（3）患者能够掌握有关治疗及防护措施。

2.护理措施

（1）心理护理:对患者的心理问题进行疏导,解除患者思想顾虑,增强治疗的信心。

（2）指导患者适当加强锻炼,注意劳逸结合,提高机体抗病能力。

（3）指导患者按医嘱正确服药。

3.健康指导

注意加强营养及饮食搭配,增加蛋白质及维生素的摄入,增加体力。其他见盆腔炎性疾病的相关章节。

（六）护理评价

见盆腔炎性疾病的相关章节。

第六节　生殖器结核

一、概述

由结核杆菌引起的女性生殖器炎症称为生殖器结核,又称结核性盆腔炎,是由结核杆菌侵入人体引起的输卵管、子宫内膜、卵巢、盆腔腹膜及子宫颈等女性生殖器官的炎性病变。多发现于 20～40 岁妇女,也可见于绝经后的老年妇女。在生殖器结核中以输卵管结核最常见,约占女性生殖器结核的 90% 以上,其次为子宫内膜结核,其他类型发病较少。绝大多数生殖器结核为继发感染,常继发于肺结核、肠结核、腹膜结核、肠系膜淋巴结的结核病灶也可继发于骨结核或泌尿系统结核。原发女性生殖系统结核罕见。近年由于耐药结核、艾滋病的增加以及对结核病控制的松懈,生殖器结核的发病率有升高的趋势。

二、传染方式

生殖器结核是全身结核的一个表现,常继发于身体其他部位结核如肺结核、肠结核、腹膜结核、肠系膜淋巴结的结核病灶,亦可继发于淋巴结核、骨结核或泌尿系统结核。生殖器结核常见的传播途径有以下几种。

1.血行传播

为最主要的传播途径。青春期正值生殖器官发育,血供丰富,结核分枝杆菌易借血行传播。结核分枝杆菌感染肺部后,大约 1 年内可感染内生殖器官,由于输卵管黏膜有利于结核分枝杆菌的潜伏感染,因此,其首先侵犯输卵管,然后依次扩散到子宫内膜及卵巢,侵犯宫颈、阴道或外阴者较少见。

2.直接蔓延

腹膜结核、肠结核可直接蔓延到内生殖器官,引起生殖器结核。

3.淋巴传播

较少见。消化道结核可通过淋巴管逆行传播感染内生殖器官。

4.性交

极罕见。男性患泌尿道结核，通过性交传播，上行感染。

三、病理

1.输卵管结核

约占女性生殖器结核的 90% 以上，多为双侧性，但双侧的病变程度有可能不同。输卵管增粗肥大，其伞端外翻如烟斗嘴状是输卵管结核的特有表现，也可表现为伞端封闭，管腔内充满干酪样物质，有的输卵管增粗，管壁内有结核结节，有的输卵管僵直变粗，峡部有多个结节隆起。输卵管管腔内发现干酪样物质，有助于与非结核性炎症鉴别。输卵管浆膜面可见粟粒结节，盆腔腹膜、肠管表面及卵巢表面也布满类似结节或并发腹水型结核性腹膜炎，输卵管常与其邻近器官如卵巢、子宫、肠管粘连。

2.子宫内膜结核

常由输卵管结核蔓延而来，占生殖器结核的 50%～80%。半数输卵管结核患者同时有子宫内膜结核。早期结核病变出现在宫腔两侧角，子宫大小、形状无明显变化，随着病情进展，子宫内膜受到不同程度的破坏，最后代以瘢痕组织，可使宫腔粘连、变形、缩小。

3.宫颈结核

较少见，常由子宫内膜结核蔓延而来或经淋巴或血循环传播，占生殖器结核的 10%～20%。病变可表现为乳头状增生或溃疡，这时外观不易与宫颈癌区别。

4.卵巢结核

亦由输卵管结核蔓延而来，占生殖器结核的 20%～30%。由于卵巢有白膜包围，通常仅有卵巢周围炎，侵犯卵巢深层组织较少。但少部分卵巢结核由血循环传播的感染，可在卵巢深部形成结节及干酪样坏死性脓肿。

5.盆腔腹膜结核

盆腔腹膜结核多合并输卵管结核。根据病变特征不同分为两型渗出型和粘连型。渗出型腹膜炎以渗出为主，特点为腹膜及盆腔脏器浆膜面布满无数大小不等的散在的灰黄色结节，渗出物为浆液性草黄色澄清液体，积聚于盆腔，有时因粘连可形成多个包裹性囊肿；粘连型腹膜炎以粘连为主，特点为腹膜增厚，与邻近脏器之间发生紧密粘连，粘连间的组织常发生干酪样坏死，易形成瘘管。

四、护理评估

(一)健康史

了解患者既往有无肺结核病史，有无腹痛、腹泻等肠结核病史，有无低热、盗汗、乏力等结核病症状。同时应详细了解患者婚育情况，是否有月经稀少或闭经。

(二)临床表现

生殖器结核的临床表现很不一致，不少患者可无症状，有的患者则症状较重。

1.月经失调

早期因子宫内膜充血及溃疡，可有月经过多，晚期因子宫内膜因遭受不同程度破坏，可表现为月经稀少或闭经，多数患者就诊时已是晚期。

2.下腹坠痛

由于盆腔炎症和粘连,可有不同程度的下腹坠痛,经期加重。

3.全身症状

若为活动期,可有结核病的一般症状,如发热、盗汗、乏力、食欲缺乏、体重减轻等,有时仅有经期发热。但症状较重的患者,可表现为高热等全身中毒症状。

4.不孕

由于输卵管黏膜破坏与粘连,常使管腔阻塞或由于输卵管周围粘连,有时管腔尚保持部分通畅,但黏膜纤毛被破坏,输卵管僵硬、蠕动受限,丧失其运输功能,也不能受孕,故临床上多数患者因不孕就诊。在原发性不孕患者中生殖器结核常为主要原因之一。

5.全身及妇科检查

由于病变程度与范围不同而有较大差异,较多患者因不孕行诊断性刮宫、腹腔镜等检查时才发现患有生殖器结核,而无明显体征和其他自觉症状。较严重患者若有腹膜结核,检查时腹部有柔韧感或腹水征,形成包裹性积液时,可触及囊性肿块,边界不清,不活动,表面因有肠管粘连,叩诊空响。子宫一般发育较差,往往因周围有粘连使活动受限。若附件受累,在子宫两侧可触及大小不等及形状不规则的肿块,质硬、表面不平、呈结节或乳头状突起或可触及钙化结节。

(三)辅助检查

1.子宫内膜病理检查

子宫内膜病理检查是诊断子宫内膜结核最可靠的依据。由于月经前子宫内膜较厚,此时适于进行内膜病理检查。应于经前1周或月经来潮6小时内做刮宫术。在行刮宫术前3日及术后4日应每日肌注链霉素0.75g及口服异烟肼0.3g,以预防刮宫引起结核病灶扩散。由于子宫内膜结核多由输卵管蔓延而来,故刮宫时应注意刮取子宫角部内膜,并将全部刮出物送病理检查,在病理切片上找到典型结核结节,诊断即可成立,但阴性结果并不能排除结核的可能。如有条件时,可将刮出的组织或分泌物作结核菌培养。遇有子宫腔小而坚硬,无组织物刮出,结合临床病史及症状,也应考虑子宫内膜结核,并作进一步检查。若宫颈有结核可疑,做活组织检查,可明确诊断。

2.X线检查

(1)胸部X线拍片,必要时作消化道或泌尿系统X线检查,以便发现原发病灶。

(2)盆腔X线平片,发现孤立的钙化点,提示曾有盆腔淋巴结核病灶。

(3)子宫输卵管碘油造影:可出现下列特征:①子宫腔呈不同形态和不同程度狭窄或畸形,边缘呈锯齿状;②输卵管腔有多个狭窄部分,呈典型串珠状或显示管腔细小而僵直;③在相当于盆腔淋巴结、输卵管、卵巢的部位有钙化灶;④若碘油进入子宫一侧或两侧的静脉丛,应考虑有子宫内膜结核的可能。子宫输卵管碘油造影对生殖器结核的诊断帮助较大,但也有可能将输卵管腔中的干酪样物质及结核菌带到腹腔,故造影前、后应使用链霉素及异烟肼等抗结核药物。

3.腹腔镜检查

腹腔镜能直接观察盆腔情况,并可取腹腔液作结核菌培养或在病变处作活检。

4.结核菌检查

若有条件，将月经血、刮出的子宫内膜或腹腔液作结核菌检查。可进行结核菌培养、抗酸染色找结核菌、动物接种或分子生物学方法，以确诊。

5.结核菌试验

结核菌素试验阳性说明体内曾有结核分枝杆菌感染，若为强阳性说明目前仍有活动性病灶，但不能确定病灶部位，若为阴性一般情况下表示未有过结核分枝杆菌感染。

6.其他

白细胞计数不高，分类中淋巴细胞可能增多，不同于一般化脓性盆腔炎，活动期血沉增快，但血沉正常不能除外结核病变。旧结核菌素试验若为阳性说明体内曾有结核感染；若为强阳性说明目前仍有活动性病灶，但不能说明病灶部位；若为阴性表示未有过结核感染。这些化验检查均非特异性，只能作为诊断的参考。

(四)心理社会评估

生殖器结核患者多无自觉症状，常因不孕来医院进行检查，最终发现患生殖器结核。因此，护理人员应特别要注意了解患者有无因不孕引起的悲观情绪。孕育新的生命对一个家庭来说是至关重要的事情，因此对生殖器结核患者来说，护理人员特别要评估和关注其家庭成员的情绪表现及态度。

(五)治疗原则

采用抗结核药物治疗为主，休息营养为辅的治疗原则。

1.抗结核药物治疗

抗结核治疗对女性生殖器结核的有效率达 90%。药物治疗应遵循早期、联合、规律、适量、全程的原则。既往将链霉素、异烟肼、对氨基水杨酸钠作为一线基本药物，疗程长，需要 1.5～2 年。有的患者症状好转或消失即不愿再坚持而使治疗中断，复发时再行治疗往往产生耐药而影响疗效，近年采用利福平、异烟肼、乙胺丁醇、链霉素等抗结核药物联合治疗，可将疗程缩短为 6～9 个月，取得良好疗效。常用的抗结核药物有：利福平、异烟肼、链霉素、乙胺丁醇、吡嗪酰胺等。

2.支持疗法

急性患者至少要休息 3 个月，慢性患者可从事学习和工作，但要注意劳逸结合，避免劳累，加强营养，适当参加锻炼，增强体质。

3.手术治疗

生殖器结核也可用手术治疗。但为避免手术时感染扩散，手术前后应进行抗结核药物治疗。手术方法应根据患者病情、年龄、是否需要保留生育功能等因素决定。可考虑手术治疗的情况有：

(1)盆腔包块经药物治疗后缩小，但不能完全消退时，可手术治疗。

(2)抗结核药物治疗无效或治疗后反复复发的患者。

(3)盆腔结核形成较大的包块或较大的包裹性积液者。

(4)子宫内膜结核严重，内膜破坏广泛，药物治疗无效者。

五、护理诊断和医护合作性问题

1.舒适的改变

与下腹坠痛及盗汗、乏力、发热等症状有关。

2.焦虑

与不孕有关。

3.知识缺乏

缺乏生殖器结核检查、预后、治疗方法及注意事项等相关知识。

六、计划与实施

(一)预期目标

(1)经抗结核治疗患者下腹坠痛及结核感染相关症状减轻症状,舒适感增强。

(2)患者紧张焦虑的心情减轻。

(3)患者了解生殖器结核相关检查项目及治疗方法,并能够掌握用药方法及注意事项。

(二)护理措施

1.心理护理

生殖器结核的治疗是一个相对漫长的过程,尤其是合并不孕的患者,其同时需要进行多方面的检查,在这过程中患者往往表现出烦躁、失望、焦虑等多种负面情绪交织在一起的情况,特别是由于不孕而失去爱人关心和支持的女性,会出现重度的消极悲观情绪,此时护理人员一方面要鼓励患者倾诉自己的不良情绪,另一方面要积极向患者讲解与疾病及治疗相关的知识,帮助其树立治疗信心。同时作家属的工作,指导其关心和帮助患者的方法,共同争取早日痊愈。

2.药物治疗的护理

抗结核药物治疗虽已缩短了疗程,但仍需要6～9个月的治疗,同时其应用的药物种类多,方法也各异。护理人员应根据患者用药的种类,讲清用药的名称、服用方法及时间、服药期间的注意事项。告知患者应严格按医嘱服药,不能擅自停药,同时注意药物副作用,如应用链霉素的患者应注意有无眩晕、口麻、四肢麻木感、耳鸣等症状出现,如有应及时到医院就诊。

3.日常护理

生殖器结核患者急性期至少应卧床休息3个月,每日保证8～12小时睡眠。慢性患者可以从事较轻的工作和学习任务,但要注意劳逸结合,适当参加体育锻炼,增强体质。

(三)健康指导

1.用药指导

认真仔细向患者讲解其所用药物的服药方法、时间、剂量及注意事项。

2.饮食指导

宜食用营养丰富的高蛋白、高热量、含维生素饮食。结核患者膳食中还应特别注意钙和铁的补充。应多吃瘦肉、鱼、虾、蛋类及豆制品等。新鲜的蔬菜、水果、鱼虾、动物内脏和蛋类含有丰富的维生素,应搭配食用。总之,提倡食物多样,荤素搭配,做到色、香、味俱全,营养全面。

3.预防措施

平时应注意锻炼身体,增强体质。按要求做好卡介苗的接种,积极防治肺结核、淋巴结结核和肠结核等。

七、护理评价

患者完成了各项检查并经正规的药物治疗后症状逐渐减轻。患者了解了生殖器结核的检查和治疗方法及预防措施,并掌握自己所用药物的名称、服药方法及时间,特别是掌握了服药的注意事项。

第七节　淋病与尖锐湿疣

性传播疾病是指可经性行为或类似性行为传播的一组传染病。性传播疾病与传统的性病明显不同。性传播疾病涵盖范围大,它包括以性行为作为主要传播途径以及可经性行为传播的疾病,涉及 8 类病原体引起的 20 余种疾病。而传统的性病有梅毒、淋病、软下疳、性病性淋巴肉芽肿 5 大性病。目前,我国重点监测、需作疫情报告的性传播疾病有 8 种,包括梅毒、淋病、艾滋病、非淋菌性尿道炎、尖锐湿疣、软下疳、性病性淋巴肉芽肿和生殖器疱疹,其中前 3 种疾病为乙类传染病。

一、淋病

(一)概述

淋病是淋病奈瑟菌引起的化脓性感染,淋菌的特点是侵袭黏膜,主要引起泌尿、生殖器黏膜的炎症,属于性传播疾病。淋病奈瑟菌感染最初引起宫颈管黏膜炎、尿道炎、前庭大腺炎,也称之为无并发症淋病。若无并发症淋病未经治疗,淋病奈瑟菌可上行感染盆腔脏器,导致淋病性盆腔炎,引起子宫内膜炎、输卵管炎、输卵管积脓、盆腔腹膜炎,甚至形成输卵管卵巢脓肿、盆腔脓肿,称之为女性并发症淋病。

(二)病因

淋病是由淋病奈瑟菌引起的泌尿生殖系统化脓性感染。淋病奈瑟菌是 1879 年由 Neisser 分离出,故又称奈瑟淋病双球菌,其呈肾形、系革兰阴性双球菌,往往成对地存在于脓细胞的胞质内或外围。在潮湿、温度为 35～36℃的条件下适宜生长。淋球菌对外界理化因素的抵抗力差,在完全干燥的环境中只能存活 1～2 小时,附着于内衣裤能存活 10～17 小时,在常用消毒剂或肥皂液中数分钟就能使其灭活。

(三)传染途径

成人主要通过性交直接接触传染,好发于青壮年。口交及肛交可导致淋菌性咽喉炎及淋菌性直肠炎。通过性接触女性较男性更易感染,与男性淋病患者发生性关系的女性,50％～90％发生淋菌性宫颈炎,与女性淋病患者发生一次性关系的男性,20％～25％感染淋病。

儿童多为间接传染,孕妇有淋病,其分娩时新生儿经过软产道接触污染的阴道分泌物被传染。

(四)护理评估

1.健康史

评估患者年龄、职业等一般情况。注意了解有无不洁性生活史或配偶是否有感染史,或间接接触传染史。

2.临床表现

潜伏期 1～10 日,平均 3～5 日。50％～70％妇女感染淋病奈瑟菌后可无任何症状,易被忽略,但仍具有传染性。感染初期病变局限在下生殖道、泌尿道,随着病情发展可累及上生殖道。

(1)下生殖道感染:在淋病奈瑟菌侵入 1～14 日后发病,出现尿频、尿痛、尿痛,排尿时尿道口有灼热感等急性尿道炎的症状。患者白带增多,呈黄色、脓性,外阴部瘙痒、红肿、有烧灼样痛。继而出现前庭大腺炎、急性宫颈炎的表现。

急性宫颈炎检查可见宫颈明显充血、水肿、糜烂,有脓性分泌物从宫颈口流出,宫颈触痛,触之易出血。尿道炎检查时可见尿道口红肿、触痛,经阴道前壁向耻骨联合方向挤压尿道或尿道旁腺,脓性分泌物流出。前庭大腺炎检查时可见腺体开口红肿、触痛、溢脓,若腺管阻塞可形成脓肿。由于淋病奈瑟菌可同时感染以上部位,因而临床上表现为多处症状同时存在。

(2)上生殖道感染:10％～20％无并发症淋病可发展为并发症淋病。其多在月经期或月经后 1 周内发病,一般起病急,突然寒战、高热、头痛、恶心、白带增多、双侧下腹疼痛。如果是月经期发病可使月经期延长,经量增多。若输卵管伞端开放,脓液由管腔流入直肠子宫陷凹,刺激该处腹膜产生肛门坠痛。检查时下腹部两侧有深压痛,若出现盆腔腹膜炎可有腹肌紧张及反跳痛。妇科检查可见宫颈外口脓性分泌物流出,宫颈充血、水肿、举痛,双侧附件增厚、压痛。如有输卵管脓肿,可触及附件囊性包块,压痛明显。

(3)儿童淋病:少见,以 3～7 岁幼女为主,多因通过接触被淋球菌污染的物品如便器,毛巾,浴盆等而间接传染,也可因性虐待而直接被传染,表现为阴道炎、外阴炎及尿道炎。患者外阴、尿道口红肿,阴道有脓性分泌物,有尿痛、尿急等症状。

(4)淋菌性眼炎:因分娩时胎儿经过感染淋病奈瑟菌母体的产道而被感染,表现为生后 2～3 日眼睑、结膜红肿,有脓性分泌物,可引起角膜穿孔,甚至失明。

(5)咽喉炎、直肠炎:见于口交、肛交者,如感染淋病奈瑟菌后表现出急性咽炎、急性扁桃腺炎、直肠炎的症状。

(6)播散性淋病:播散性淋病是指淋病奈瑟菌通过血循环传播,引起全身淋病奈瑟菌性疾病,病情严重,若不及时治疗可危及患者生命。1％～3％淋病患者可发生播散性淋病。早期菌血症可出现高热、寒战、皮损、不对称的关节受累以及全身不适、食欲缺乏等症状。晚期表现为永久损害的关节炎、心内膜炎、心包炎、胸膜炎、肺炎、脑膜炎等全身病变。

3.辅助检查

(1)分泌物或脓液涂片检查:取宫颈管分泌物涂片,行革兰染色,在中性粒细胞内找到数对典型的肾形革兰阴性染色的双球菌,急性期可见中性粒细胞内有革兰阴性双球菌。但阴性并不能排除淋病的诊断,女性患者涂片检出的阳性率仅为 40～60％左右,且宫颈管分泌物中有些细菌与淋病奈瑟菌相似,可有假阳性,只能作为筛查手段。

(2)淋球奈菌培养:是诊断淋病的金标准。取宫颈管分泌物做培养,阳性可确诊。若需要确证试验可对培养的淋病奈瑟菌行糖发酵试验及直接免疫荧光染色检查。

(3)核酸检测:核酸检测和连接酶链反应检测淋病奈瑟菌 DNA 片段。此检测方法具有敏感度高、特异性强、检测速度较快的优点。但做此项检测需具备一定条件的医疗机构才能开展，操作过程中应注意防止污染造成假阳性结果。目前卫生和计划生育委员会因此项检查假阳性率高已限制临床应用。

4.心理社会评估

性传播疾病患者一般都有较复杂的心理反应，依患病的原因不同会出现不同的情绪表现，如紧张、焦虑、后悔、怨恨、害怕、恐惧等。护理人员应全方位地了解患者的心理状态，特别是对那些羞于就医的患者应给予更多的关注。

5.治疗原则

应遵循及时、足量、规则应用抗生素的治疗原则。目前选用的抗生素以第三代头孢菌素及喹诺酮类药物为主。对无并发症淋病患者应使用大剂量单次给药方案，以使患者体内有足够的血药浓度，其治愈率可达 97% 以上。并发症淋病应连续每日给药，保持足够的治疗时间。患者的性伴侣应同时进行检查和治疗，检查和治疗期间应禁止性生活。

(五)护理诊断和医护合作性问题

1.舒适的改变

与炎症引起外阴瘙痒、烧灼感、白带增多等症状有关。

2.排尿型态改变

与尿道刺激症状有关。

3.疼痛

与下腹部疼痛、不适有关。

4.高热

与并发症淋病发生高热、寒战有关。

5.知识缺乏

缺乏性传播疾病的相关知识及防护措施。

6.焦虑/恐惧

与性传播疾病诊断及该病病程长、症状明显有关。

(六)计划与实施

1.预期目标

(1)患者经正规治疗后症状缓解，舒适感增加。

(2)患者经治疗后，排尿型态恢复正常。

(3)患者主诉疼痛消失。

(4)患者在短时间内体温恢复正常。

(5)患者能够接受各种检查和治疗，了解性传播疾病的相关知识，掌握防护措施。

(6)患者紧张焦虑的心情恢复平静，并消除了恐惧心理。

2.护理措施

(1)心理护理：护理人员应尊重患者，耐心倾听患者的主诉，关心患者。对于极度焦虑、紧张的患者应主动为其讲解疾病相关知识，努力安慰患者，使其心情恢复平静。在整个治疗过程中，护理人员应强调该病彻底治疗的重要性、必要性及治疗效果，坚定患者治愈的信心。

（2）协助医生做好各项检查的采样及送检工作，并告知患者检查的过程和注意事项。进行淋病奈瑟菌培养时，应取宫颈管分泌物。具体方法是先拭去宫颈口分泌物，然后用无菌棉拭子插入宫颈管 1.5～2cm 处，转动并停留 20～30 秒后取出。取出的分泌物应注意保湿、保温并立即送检，以保证阳性率。

（3）应保持外阴的清洁和干燥，及时更换内裤或会阴垫。清洗外阴的用物应专人专用，用后应煮沸消毒 5～10 分钟。

（4）治愈标准：淋病的治愈标准是在治疗结束后 2 周内，在无性接触的情况下符合下述标准为治愈：①临床症状和体征全部消失；②治疗结束后 4～7 日取宫颈管分泌物做涂片及细菌培养，连续 3 次均为阴性。

（5）指导患者严格按医嘱服药，治疗期间禁止性生活。

3.健康宣教

（1）应加强卫生宣教，说明淋病的传播途径及对健康的危害性。

（2）禁止性乱交及不洁性行为，夫妻一方有病，暂停性生活，并一起到正规医院进行检查和治疗。

（3）治疗期间，注意休息，并观察自身症状，如有加重或出现新的不适及时到医院就诊。

（4）保持良好的心态，加强营养，适当锻炼，使疾病尽快康复。

（七）护理评价

患者局部症状好转，尿道刺激症状消失，未发生高热等症状。患者负性情绪得到平复，能够以良好、积极的心态进行治疗，并了解性传播疾病的相关知识，掌握防护措施。

二、尖锐湿疣

（一）概述

尖锐湿疣是由人乳头瘤病毒引起的丘疹样外阴病变，也可累及阴道和宫颈，主要的传播途径是经性交直接传播。

（二）病因

尖锐湿疣是由人乳头瘤病毒感染（HPV）引起的鳞状上皮增生性疣状病变。目前发现 HPV 有多种亚型，与生殖道尖锐湿疣有关的主要是 HPV6、HPV11 型，少数也可由 HPV16、HPV18、HPV31、HPV33 型引起。HPV 在自然界普遍存在，促使 HPV 感染的危险因素有过早性交、多个性伴侣、免疫力低下、高性激素水平、吸烟等。尖锐湿疣往往与多种性传播疾病如淋病、梅毒、滴虫病等同时存在。据报道外阴尖锐湿疣的发病率明显升高，已成为常见的女性性传播疾病。HPV 主要感染鳞状上皮，外阴尖锐湿疣约 50％～70％同时伴有阴道、宫颈的尖锐湿疣。温暖、潮湿的外阴皮肤易于 HPV 的生长；妊娠、糖尿病、影响细胞免疫功能的全身疾病使尖锐湿疣生长迅速，且不易控制。少部分患者的尖锐湿疣可自行消退，但机制不明。HPV 除可引起生殖道的尖锐湿疣外，还可能与生殖道肿瘤的癌前病变有关，尤其是 HPV16、HPV18 型与外阴癌、宫颈癌的关系更为密切。

（三）传播途径

1.性交直接传播

是尖锐湿疣的主要的传播途径，尖锐湿疣患者的性伴侣中约 60％发生 HPV 感染。

2.间接传播

可通过污染的物品、操作用器械等间接传播。

3.母婴传播

HPV 感染的母亲所生新生儿可患喉乳头瘤,但其传播途径是经宫内感染、产道感染或产后感染,目前仍无定论,一般认为是经母亲软产道感染。

(四)护理评估

1.健康史

评估患者年龄、职业等一般情况,注意了解有无不洁性生活史或配偶是否有感染史或间接接触传染史。

2.临床表现

潜伏期为 3 周至 8 个月,平均 3 个月。患者以年轻妇女居多,多数患者临床症状不明显。病变以性交时容易受损伤的部位多见,如舟状窝附近、大小阴唇、肛门周围、阴道前庭、尿道口,也可累及阴道和宫颈。患者多以外阴赘生物就诊,部分患者有外阴瘙痒、烧灼痛或性交后出血。50%~70% 外阴尖锐湿疣的患者伴有阴道、宫颈尖锐湿疣。

典型体征是初起为微小散在的乳头状疣,柔软,其上有细小的指样突起,或为小而尖的丘疹,质稍硬,孤立、散在或呈簇状,粉色或白色。病灶逐渐增大、增多,互相融合成鸡冠状或菜花状,顶端可有角化或感染溃烂。宫颈病变多为扁平状,肉眼难以发现,常需阴道镜及醋酸试验协助发现。

3.辅助检查

(1)细胞学检查:可见到挖空细胞,表现为中层细胞核大,有时可见到双核,核深染,核周有大空泡,虽然挖空细胞的特异性较高,但挖空细胞的检出率较低。

(2)醋酸白试验:在组织表面涂以 3%~5% 的醋酸液,3~5 分钟后组织变白为阳性,不变色为阴性。值得注意的是醋酸白试验在皮肤炎症时有一定假阳性可能。醋酸白试验的原理是醋酸使感染上皮细胞中蛋白质凝固而呈白色。

(3)阴道镜检查:阴道镜检查有助于发现亚临床病变,尤其对发现宫颈病变颇有帮助。典型病灶表现为每个乳头状突起的半透明表皮下都有中央血管袢。宫颈涂以 3% 醋酸液后,可见移行区内外鳞状上皮呈白色斑块,表面隆起不平或为小乳头指样突起,有中央毛细血管,也可表现为点状血管呈花坛状或呈细小镶嵌排列。

(4)病理组织学检查:尖锐湿疣主要表现为鳞状上皮增生,呈乳头状生长,常伴有上皮脚延长、增宽。表层细胞有角化不全或角化过度,棘细胞层高度增生,有挖空细胞出现为 HPV 感染的特征性改变;基底细胞增生,真皮乳头水肿,毛细血管扩张,周围有慢性炎细胞浸润。

4.心理社会评估

见淋病相关章节。

5.治疗原则

尚无根除 HPV 方法,治疗原则为去除外生疣体,改善症状和体征,同时根据疣体大小、数量、部位选择适宜的方法。对反复发作的顽固性尖锐湿疣应及时取活检以排除恶变可能,特别是宫颈尖锐湿疣治疗前必须进行宫颈细胞学检查,必要时进行阴道镜及活组织检查以排除宫颈上皮内瘤样变及宫颈癌。对 HPV 亚临床感染的患者,未合并鳞状上皮内瘤样变可不予治疗;如合并鳞状上皮瘤样变,尤其是宫颈上皮内瘤样变,则根据检查结果做相应治疗。对于感染者的性伴侣 WHO 推荐应进行尖锐湿疣检查,并告知使用避孕套阻断传播途径。

(1)局部药物治疗:治疗尖锐湿疣可选用的药物有:0.5％足叶草毒素酊、50％三氯醋酸、5％咪喹莫特霜、10％～25％足叶草脂酊。

(2)物理或手术治疗:物理治疗有微波、激光、冷冻。微波是在疣体基底部凝固,因其为接触性治疗,可适用于任何部位尖锐湿疣。激光治疗适用于任何部位疣及难治疗、体积大、多发疣。冷冻治疗适用于疣体较小及病灶较局限者。对数目多、面积广及对其他治疗失败的尖锐湿疣可选用微波刀或手术切除。

(3)干扰素:干扰素具有抗病毒、抗增殖及调节免疫作用。可表现为限制 HPV 病毒的复制、减慢病变部位中细胞的分裂速度、增强宿主对感染 HPV 的防御反应。多用于病情严重,病变持续存在或反复复发的患者。但其费用高、给药途径不方便及有全身副反应,一般不推荐使用。

(五)护理诊断和医护合作性问题

1.舒适的改变

与阴道瘙痒及烧灼痛、性交后出血有关。

2.知识缺乏

缺乏尖锐湿疣疾病相关知识及防护知识。

3.焦虑

与病程长,治疗困难并有恶变可能有关。

(六)计划与实施

1.预期目标

(1)患者在治疗后症状解除或减轻,舒适感增强。

(2)患者能够接受各种检查和治疗,并掌握相关防护知识。

(3)患者紧张焦虑的心情恢复平静。

2.护理措施

(1)心理护理:见淋病相关章节。

(2)局部用药方法指导:局部用药前应在病变部位涂 1％的丁卡因,起表面麻醉作用,以减轻疼痛。①50％三氯醋酸外涂,每周 1 次,一般 1～3 次后病灶可消退。三氯醋酸毒性小,对周围正常皮肤无损害,病变修复后不形成瘢痕,可用于阴道及宫颈病变。②5％咪喹莫特霜涂擦,每日 3 次,用药 6～10 小时后洗掉,可连用 16 周。此药患者可自行使用,疣体多在用药 8～10 日后脱落。③10％～25％足叶草脂酊涂于病灶,本药具有细胞毒性,能抑制细胞分裂的 M 期,刺激性大,注意不要涂及正常皮肤,不能用于阴道及宫颈病变,涂药后 2～4 小时洗去,每周 1 次,可连用3～4 次。④0.5％足叶草毒素酊外用,每日 2 次,连用 3 日,停药 4 日为 1 个疗程,可用卜 4 个疗程。此药刺激性小,患者可自行用药。

(3)坚持随诊:尖锐湿疣治疗后疣体消失,其预后一般良好,治愈率较高。但无论何种治疗方法都会有复发的可能,复发一般在治疗后 3 个月内,复发率为 25％,因此,患者定期随访非常重要,第一次随访应在治疗后的 3 个月内。

3.健康宣教

(1)注意外阴清洁卫生,避免性乱交及不洁性行为,夫妻一方有病,暂停性生活。并向对方解释清楚,同时应及早检查有无患病。

(2)治疗期间,注意休息,并观察自身症状,如有加重或出现新的不适应及时到医院就诊。

(3)卫生及浴具专人专用,并进行煮沸消毒,避免交叉感染。

(4)按医生要求定期随诊复查。

(5)保持良好的心态,加强营养,适当锻炼,使疾病尽快康复。

(七)护理评价

见淋病相关章节。

第八节　梅毒

一、概述

梅毒是由苍白(梅毒)螺旋体引起的慢性、系统性性传播疾病。主要是通过性途径传播,或由其他方式的接触传播,属于乙类传染病。随着社会的开放和发展,性病在我国发病呈上升趋势,梅毒发病人数也大大增加。目前,临床经常可见一、二期梅毒,也已发现三期梅毒和先天梅毒。

二、病因

梅毒是由梅毒螺旋体引起的侵犯多系统的慢性性传播疾病,其可累及全身各器官,产生各种症状和体征,并可通过胎盘传染给胎儿,导致流产、早产、死产及先天梅毒。梅毒螺旋体在体外干燥条件下不易生存,一般消毒剂和肥皂水即可将其杀灭。其耐寒力强,4℃存活 3 日,-78℃保存数年仍有传染性。

三、分型与分期

(1)梅毒根据传播途径不同分为先天梅毒和后天梅毒。先天梅毒是指宫腔内垂直传播而感染的梅毒;后天梅毒是指由性传播或非性传播而感染的梅毒,也叫获得性梅毒。

(2)获得性梅毒根据病程分为早期梅毒和晚期梅毒。早期梅毒包括一期梅毒、二期梅毒及早期潜伏梅毒,病程在 2 年内;晚期梅毒包括三期梅毒及晚期潜伏梅毒,病程在 2 年以上。潜伏梅毒系指梅毒未经治疗或用药剂量不足,无临床症状,梅毒血清反应阳性,没有其他可以引起梅毒血清反应阳性的疾病存在,脑脊液正常者。感染期限在 2 年以内为早期潜伏梅毒,感染期限在 2 年以上的为晚期潜伏梅毒。

四、传播途径

1.性接触传播

是最主要的直接传播途径,占 95%,未经治疗的患者在感染后 1 年内最具传染性,随病程延长,传染性越来越小,病程超过 4 年的患者基本无传染性。

2.非性接触传播

包括医源性途径、接吻、哺乳等直接接触患者的皮肤黏膜而感染,偶有接触污染的物品等间接感染,个别患者可通过输入有传染性梅毒患者的血液而感染。

3.垂直传播

患梅毒的孕妇,即使超过 4 年,其梅毒螺旋体仍可通过妊娠期的胎盘感染胎儿,导致先天梅毒。新生儿也可在分娩通过软产道时被感染,但此新生儿不属于先天梅毒。

五、护理评估

(一)健康史

内容见淋病相关章节。

(二)临床表现

梅毒的发病是梅毒螺旋体与机体免疫力相互作用的复杂过程。随梅毒螺旋体与机体免疫力的消长,梅毒的临床表现多种多样,症状和体征时隐时现,进展缓慢,病程长。

1.一期梅毒

主要表现为硬性下疳,大小阴唇内侧或子宫颈可见圆形或椭圆形硬结,表面糜烂,有浆液性分泌物,内有大量梅毒螺旋体,具有很强的传染性。

2.二期梅毒

主要表现为皮肤梅毒疹。此期梅毒螺旋体侵入到血液及淋巴液中引起全身发疹,外阴丘疹形成小圆形糜烂面。二期梅毒晚期,外阴及肛门周围出现扁平疣,其表面湿润有黏液分泌物,内有大量梅毒螺旋体,传染性很强。

3.三期梅毒

主要表现为永久性皮肤黏膜损害,并可侵犯多种组织器官危及患者生命。病变累及个系统的组织和器官,形成神经系统梅毒、梅毒瘤、马鞍鼻等。

4.潜伏期梅毒

无临床表现,只有血清梅毒检查阳性。两年内为早期潜伏梅毒,两年以上者为晚期潜伏梅毒。

(三)辅助检查

1.病原学检查

取病损处分泌物涂片,经银染色法染色后镜检。

2.梅毒血清学检查

梅毒螺旋体进入机体后产生两种抗体,非特异的抗心脂质抗体和抗梅毒螺旋体特异抗体,可进行非螺旋体抗原试验及血清螺旋体抗原试验。

3.脑脊液检查

此检查用于怀疑神经梅毒者。神经梅毒患者脑脊液中淋巴细胞$\geqslant 10 \times 10^{6}/L$,蛋白质$>500\mathrm{mg}/L$,为阳性。

(四)心理社会评估

见淋病相关章节。

(五)治疗原则

以青霉素治疗为主,用药应尽早、足量、规范。在首剂治疗过程中由于大量梅毒螺旋体被杀灭,释放异性蛋白质,患者可能会出现头痛、发热、肌肉痛等反应,此反应称为吉海反应。

1.药物治疗

主要用苄星青霉素,青霉素过敏者可用盐酸四环素或多西环素或红霉素。

2.性伴侣

应用同法进行检查、治疗,治疗期间禁止性生活。

六、护理诊断和医护合作性问题

1.舒适的改变

与梅毒引起皮疹、溃疡及渗出物等症状有关。

2.知识缺乏

缺乏性传播疾病的相关知识及防护措施。

3.焦虑/恐惧

与性传播疾病诊断及该病病程长、症状明显有关。

七、计划与实施

(一)预期目标

(1)患者经正规治疗后症状缓解,舒适感增加。

(2)患者能够接受各种检查和治疗,了解性传播疾病的相关知识,掌握防护措施。

(3)患者紧张焦虑的心情恢复平静,并消除了恐惧心理。

(二)护理措施

(1)心理护理:尊重患者,讲解有关疾病的常识,帮助患者建立治愈的细心。

(2)严格执行消毒隔离制度,对患者污染的用物进行严格终末消毒,防止交叉感染。

(3)做好染病孕妇的心理护理,时期及早接受正规、足量治疗。

(4)用药期间注意观察患者用药后的反应,积极预防过敏反应。初期用药过程中如出现吉海反应,需向患者解释清楚。

(三)健康指导

(1)教育患者治疗期间禁止无保护性生活,性伴侣应同时接受检查和治疗。

(2)告知患者治疗后随访的时间,第 1 年每 3 个月复查 1 次,以后每半年复查 1 次,连续 2 ~3 年。

八、护理评价

患者全身、局部症状及阳性体征缓解或消失,舒适感增加;能够复述疾病有关的知识及防护措施,有良好的性生活及个人卫生习惯;心情恢复平静,能够接受自己患病的事实并积极按医嘱配合治疗。

第九节 获得性免疫缺陷综合征

一、概述

获得性免疫缺陷综合征（AIDS）又称艾滋病，是由人免疫缺陷病毒（HIV）所引起的性传播疾病。艾滋病为人体的免疫系统被艾滋病病毒破坏，使人体对威胁生命的各种病原体丧失了抵抗能力，从而发生多种感染或肿瘤，最后导致死亡的一种严重传染病。自 1981 年世界第一例病毒感染者在美国发现以来，艾滋病已成为让全人类闻之色变的词汇，是当今世界上严重危害人类健康的一种烈性传染病。人类免疫缺陷病毒的广泛流行成为全球最瞩目的公共卫生问题和社会问题。

二、病因

获得性免疫缺陷综合征是由感染 HIV 病毒引起。HIV 是一种能攻击人体免疫系统的病毒，其引起 T 淋巴细胞损害，导致持续性免疫缺陷，多个器官出现机会性感染及罕见恶性肿瘤，最后导致死亡。HIV 属于反转录 RNA 病毒，有 HIV-1、HIV-2 两型，HIV-1 引起世界流行。

三、传播途径

HIV 存在于感染者的血液、精液、阴道分泌物、眼泪、尿液、乳汁、脑脊液中，艾滋病患者及 HIV 携带者均有传染性，其主要的传播途径有以下几种。

1.性接触直接传播

直接通过性交传播，包括同性接触及异性接触。

2.血液传播

接触或接受 HIV 感染的血液、血制品感染，常见于吸毒者共用注射器。

3.母婴传播

是婴儿和儿童感染 HIV 的主要途径，新生儿艾滋病病毒感染约 90% 是通过母婴传播而获得的。

四、护理评估

(一)健康史

评估患者一般情况，既往疾病史、有无输血及血液制品史，是否吸毒，性生活状态、性伴侣有无艾滋病等性传播疾病，周围密切接触的人中是否有艾滋病患者，近期是否有出国史等。

(二)临床表现

从感染 HIV 到发展为艾滋病的潜伏期长短不一，短至几个月，长可达 17 年，平均为 10 年。艾滋病的临床症状多种多样，根据《HIV/AIDS 诊断标准及处理原则》将艾滋病分为急性 HIV 感染期、无症状 HIV 感染、艾滋病 3 个阶段，每个阶段的临床表现如下。

1.急性 HIV 感染期

初期往往无症状，大部分在感染后 6 日到 6 周可出现急性症状，如全身疲劳无力、咽痛、发热等上呼吸道感染症状,个别患者有头痛、皮疹、脑膜脑炎或急性多发性神经炎,患者可有颈部、腋部及枕部淋巴结肿大,肝、脾肿大症状,这些症状可自行消失。

2.无症状 HIV 感染

此时患者常无临床症状及体征。血液中不易检测出 HIV 抗原,但可以检测到 HIV 抗体。

3.艾滋病

此期患者临床上表现为 HIV 相关症状、各系统机会性感染及肿瘤。HIV 相关症状包括超过 1 个月的持续不规则低热、持续原因不明的全身淋巴结肿大、慢性腹泻、体重减轻常超过 10%,部分患者出现记忆力减退、精神淡漠、性格改变、头痛、癫痫及痴呆等神经精神症状。机会性感染常见的有口腔假丝酵母菌感染、卡氏肺孢子菌肺炎、巨细胞病毒感染、淋巴瘤等。

由于艾滋病症状复杂多变,每个患者并非上述所有症状全都出现。一般会出现一种以上的症状。

(三)辅助检查

1.HIV 抗体检测

初筛试验有酶联免疫吸附试验和颗粒凝集试验,确认试验有免疫印迹试验。患者大约在感染 HIV2~3 个月后出现 HIV 抗体阳性,95% 感染者在 6 个月内 HIV 抗体阳性。从感染 HIV 到抗体形成的时期,称为感染窗口期。窗口期 HIV 抗体检测为阴性,但具有传染性。

2.病毒培养

病毒分离培养是诊断 HIV 感染最可靠的方法,但敏感度低。

3.病毒相关抗原检测

双抗体夹心法检测 HIV 相关抗原 p24。

4.核酸检测

PCR 技术检测血浆中 HIV RNA。

(四)心理社会评估

艾滋病到目前为止没有治愈的方法,患者在整个病程中会遇到各种心理问题。对不同阶段的患者进行心理社会评估的侧重点不同。初期主要评估患者对诊断的接受程度,证实患病后则重点评估患者有无愤怒和悲痛及程度,治疗过程中,评估患者有无焦虑、紧张、抑郁、痛苦和悲伤的情绪及程度。

(五)治疗原则

目前尚无治愈方法,主要采取一般治疗、抗病毒药物及对症处理。

1.一般治疗

对 HIV 感染和艾滋病患者给予积极的心理治疗,平时注意休息、加强营养及劳逸结合,避免传染他人。

2.抗病毒药物治疗

目前可选用的抗病毒药物有三类:核苷类反转录酶抑制剂、蛋白酶抑制剂及非核苷类反转录酶抑制剂。

3.免疫调节药物

临床选用干扰素、白细胞介素 2、丙种球蛋白及中药制剂。

4.常见并发症

治疗采取对症治疗。

五、护理诊断和医护合作性问题

1.恐惧

与 HIV 感染有关。

2.潜在的并发症——感染

与获得免疫缺陷有关。

3.营养失调——低于机体需要量

与疾病慢性消耗有关。

4.自尊低落

与被隔离、失去工作、朋友及被家人遗弃有关。

5.知识缺乏

缺乏艾滋病的相关知识及防护措施。

六、计划与实施

(一)预期目标

(1)产妇能充分认识疾病,增强治疗信心,坦然面对,正常生活。

(2)护理人员能及时发现患者感染迹象,避免严重感染发生。

(3)保证营养供给,机体抵抗力增加,提高生活质量。

(4)患者能获得有效的心理、社会支持,解除顾虑情绪,积极配合治疗。

(5)患者了解艾滋病相关知识,并掌握其防护措施。

(二)护理措施

1.提供心理支持

当感染 HIV 病毒,患者的身心压力极大,出现焦虑、失落情绪,被家庭、社会隔离等情绪困扰。医护人员应以耐心、诚恳的态度对待患者,不能歧视。讲解治疗方案和预后,使其对疾病的转归有一定的心理准备,帮助其树立信心,协助其应对压力。尽量满足基本生活需要,提高生活质量。

2.加强健康宣教

普及艾滋病防、治知识,学会主动预防的意识,洁身自爱,固定性伴侣,杜绝使用传染的血制品,杜绝共用注射器等。

3.饮食护理

患者由于食欲缺乏、吸收功能降低造成能量摄入不足,同时,由于机体代谢率升高,使得能量不平衡,所以在饮食上应当以高蛋白和高能量的食物为主。日常多吃新鲜蔬菜和水果,以增强对疾病的抵抗能力。特别应多吃一些富含维生素 A、胡萝卜素和维生素 C 的新鲜蔬菜和水果以及含维生素 E 的食物。可少食多餐,避免刺激性食物,同时要注意饮食卫生,防止发生腹泻等胃肠道感染。

4.注意休息、加强营养

平时要合理安排日常生活和工作与学习,避免劳累,注意休息。适当安排有氧运动,加强身体锻炼,禁止吸烟饮酒。

5.个人卫生

注意个人卫生,勿着凉,预防感冒。保持病室环境清洁、舒适、空气新鲜。

(三)健康宣教

(1)患者的亲人或护理者尽量要关怀他们,帮助艾滋病患者克服恐惧感、失落感和孤独感,使其能够与家人在亲切和谐的家庭气氛中生活,这有利于疾病的治疗与恢复。

(2)指导患者及家属调整生活环境、方式及习惯。

(3)保证充足的营养,注意食品卫生,使 HIV 感染者和患者得到好的营养支持。

(4)预防艾滋病措施①洁身自爱,不性乱,怀疑自己或对方受艾滋病病毒感染时坚持使用避孕套。②不与他人共用剃须刀、牙刷等,不用未消毒的器械穿耳、文眉,有毒瘾者未戒除前切勿与他人共用注射器。

七、护理评价

患者能充分认识自身所患疾病,恐惧情绪得到缓解。心理、社会支持得到满足,生活质量有所提高。感染已控制到最低程度。

第八章　妊娠滋养细胞疾病的护理

　　滋养细胞疾病是一组由胎盘绒毛滋养细胞过度增生引起的疾病,根据组织学可将其分为葡萄胎、侵蚀性葡萄胎、绒毛膜癌(简称绒癌)和极少见的胎盘部位滋养细胞肿瘤。侵蚀性葡萄胎、绒毛膜癌和胎盘部位滋养细胞肿瘤又统称为妊娠滋养细胞肿瘤。

　　滋养细胞是人体中一种极为奇特的细胞。在正常妊娠时,滋养细胞对胚胎着床和胎儿发育起重要作用,其可直接从母体吸收养分或自己合成蛋白质或葡萄糖,以供胚胎生长。滋养细胞有侵蚀周围组织、穿破血管进入血液循环的能力,但其侵蚀的范围仅限于蜕膜层内。某些情况下,滋养细胞异常增生,其侵蚀力增强,经血液循环转移并造成不同程度的破坏,就形成各种滋养细胞疾病。其中,葡萄胎形成与绒毛滋养细胞异常有关,绒癌形成与绒毛前滋养细胞异常有关,而胎盘部位滋养细胞肿瘤形成与绒毛外滋养细胞异常有关。此类疾病绝大部分继发于妊娠,因此称为妊娠滋养细胞疾病。

第一节　葡萄胎

一、概述

　　葡萄胎(HM)是一种良性滋养细胞疾病,是因妊娠后胎盘绒毛滋养细胞变形、异常增生所致,表现为绒毛水肿而形成大小不一的水泡状物,水泡间有蒂相连呈串形似葡萄,故称之为葡萄胎。葡萄胎病变局限于子宫腔内,分为两类:即完全性葡萄胎和部分性葡萄胎。其中大多数为完全性葡萄胎。

　　完全性葡萄胎为全部胎盘绒毛变形、肿胀,未见正常绒毛结构,亦无胚胎及脐带羊膜等胎儿附属物,占葡萄胎的80%。部分性葡萄胎为胎盘部分绒毛变形肿胀,但仍可见部分正常绒毛组织或伴有胚胎组织存在。

二、病因

　　葡萄胎的发病原因至今尚不完全清楚。通过对大量临床资料研究表明,其发生可能与营养不良、病毒感染、内分泌失调、孕卵缺损及种族等因素有关。

　　1.营养不良学说

　　近年来研究表明胡萝卜素缺乏与葡萄胎发生有关。饮食中缺乏维生素 A 及其前体胡萝卜素和动物脂肪者发生葡萄胎的概率显著增高。故提出,在葡萄胎高发地区的妇女,可采用饮食中补充胡萝卜素及维生素 A 等方法预防葡萄胎的发生。

　　2.病毒学说

　　有报道认为葡萄胎的发生与病毒感染有关。有研究者曾在葡萄胎和绒癌组织中分离出"亲绒毛病毒",并认为这种病毒是导致滋养细胞疾病的原因。另有研究者认为其与弓形虫、风疹病毒、巨细胞病毒或单纯疱疹病毒感染有关。

3.内分泌失调学说

大量临床资料表明 20 岁以下和 40 岁以上妇女妊娠后发生滋养细胞疾病的机会相对高，且 50 岁以上妊娠后发生葡萄胎的危险性将显著增加。此时期都具有卵巢功能尚不完全稳定或已逐渐衰退的特点,因此认为滋养细胞疾病的发生与卵巢内分泌功能密切相关。

4.孕卵缺损学说

20 岁以下和 40 岁以上妇女妊娠中葡萄胎发生率较高,自然流产率和新生儿畸形率也高,可能与孕卵本身缺陷有关。异常孕卵虽能着床,但其葡萄胎部分没有足够的生活能力,而滋养细胞却有过盛的生长力,因而发展为葡萄胎。

5.种族因素

葡萄胎多见于亚洲各国,特别是东南亚一带更为多见,因此认为葡萄胎的发生与种族有关。

三、病理改变

葡萄胎病变局限于子宫内,不侵入肌层,也不发生远处转移。其病理特点为滋养细胞呈不同程度的增生,同一患者的不同部位增生程度可不同,同时绒毛间质水肿、间质内血管消失,但部分性葡萄胎的绒毛血管不一定完全消失。病变的绒毛失去吸收营养的作用,致使胚胎早期死亡。

1.完全性葡萄胎病理改变

大体检查水泡状物形状似葡萄,大小不等,从几毫米至数厘米。水泡间有纤细的纤维素相连,常混有血块蜕膜碎片。水泡物占满整个宫腔,无胎儿及其附属物组织存在。镜下见绒毛体积增大,轮廓规则,滋养细胞增生,间质水肿和间质内胎源性血管消失。

2.部分性葡萄胎病理改变

有部分绒毛变性水肿,常合并胚胎或胎儿组织,胎儿多已死亡或伴有发育迟缓及畸形。镜下可见部分绒毛水肿,轮廓不规则,滋养细胞增生程度较轻,且常限于合体滋养细胞,间质内可见胎源性血管及其中的有核红细胞,另外,可见胚胎和胎膜的组织结构。

3.卵巢黄素化囊肿

良性葡萄胎患者由于滋养细胞过度增生,产生大量 hCG,刺激卵巢产生过度黄素化反应,形成黄素化囊肿。卵巢黄素化囊肿多为双侧性,也可单侧生长,大小不等,小的仅在光镜下可见,大的直径可达 20cm 以上。大体检查脓肿表面光滑,活动度好,切面为多房,囊肿壁薄,囊液清亮或琥珀色。镜下见囊壁为内衬 2~3 层黄素化卵泡膜细胞。

四、护理评估

(一)健康史

了解患者既往疾病史,特别是有无滋养细胞疾病史。询问患者平素月经史、生育史,此次停经后有无妊娠反应、剧吐、阴道流血、高血压等情况。葡萄胎患者均有停经史,停经时间从 4 ~37 周,平均为 12 周。

(二)临床表现

1.停经后阴道流血

葡萄胎早期症状与正常妊娠相似。闭经后,一般两个月左右出现不规则阴道流血,是葡萄胎最早和最常见症状。阴道流血开始量少,呈暗红色,以后逐渐增多,反复发作或连续不断。当葡萄胎将要自行排出时可发生阴道大量出血,若未能及时处理,则患者有休克甚至死亡的危险。在排出的血液中有时可出现水泡状组织。

2.子宫异常增大

由于葡萄胎的迅速增长以及宫腔内积血,子宫体积一般增长较快,约有半数患者子宫大于相应月份正常妊娠的子宫,且质地极软。另有部分患者子宫大小与停经月份相符或小于停经月份。

3.妊娠剧吐

多发生于子宫异常增大和 hCG 水平异常升高的患者。患者呕吐出现时间比正常妊娠早、严重且持续时间长。长时间的严重呕吐可导致患者出现水电解质紊乱。

4.腹痛

在葡萄胎患者中,腹痛并不常见,但如子宫增大速度过快,患者可出现下腹部异常不适、发胀或隐痛。当葡萄胎自行排出时,可因子宫收缩而有阵发性疼痛,此时常伴有阴道出血增多的现象。

5.卵巢黄素化囊肿

一般不产生症状,偶因急性扭转而致急腹症。黄素化囊肿在葡萄胎清除后,随着 hCG 水平下降,于 2~4 个月内自然消失。

6.其他

葡萄胎患者由于长时间有阴道流血,可造成贫血和感染。另外,患者还可出现咯血和痰中带血现象,一般在葡萄胎排出后该症状即自然消失。还有少数患者出现妊娠高血压症状、甲状腺功能亢进及呼吸窘迫等症状。

(三)辅助检查

1.hCG 测定

正常妊娠时,在孕卵着床后数日便形成滋养细胞并开始分泌 hCG。随着妊娠周数的增加,血清中 hCG 滴度逐渐升高,一般于妊娠 8~10 周达到高峰,持续 1~2 周后 hCG 滴度逐渐下降。但葡萄胎患者由于滋养细胞高度增生,产生大量的 hCG,血清中 hCG 滴度明显高于正常妊娠相应孕周数值,而且在停经 8~10 周后继续升高,因此测定患者血清中 hCG 滴度可以辅助诊断。但也有少数患者,特别是部分性葡萄胎患者血清中 hCG 滴度升高不明显。葡萄胎患者血清中 hCG 多在 $0.2×10^6$ U/L 以上,最高可达 $2.4×10^6$ U/L,且持续不降。

hCG 由 α 和 β 两条多肽链组成,其生物免疫学特征主要由 β 链决定,而 α 链与 LH、FSH、TSH 的 α 链结构相似,因此,临床上在诊断葡萄胎时常测定 β-hCG,以避免发生交叉反应,影响结果的判断。

2.B超检查

是诊断葡萄胎的重要辅助检查方法。最好采用经阴道彩色多普勒超声检查方法。典型的葡萄胎超声下可见增大的子宫内充满无数小的低回声及无回声区,未见正常的妊娠囊或胎体影像,这种弥漫性的混合回声图像是由绒毛和子宫内血凝块产生的,形似雪花纷飞,故称之为"雪花征"。超声检查的准确性较高,一般葡萄胎在妊娠 15~16 周可做出诊断,随着新技术的应用,目前最早可以在妊娠 8 周时即可诊断且准确性较高。

3.流式细胞仪测定

完全性葡萄胎的染色体核型为二倍体,部分性葡萄胎染色体核型为三倍体。

(四)心理社会评估

葡萄胎患者多为年轻女性,且多为第一次妊娠,期盼自己能够有一个健康可爱的宝宝,但葡萄胎的诊断给其心理上造成巨大的反差,多表现为失望、紧张、焦虑等情绪,特别是广大的农村患者,她们多认为自己怀上怪胎,使其抬不起头,特别是对家人有愧疚感。

葡萄胎诊断对患者家庭来说也是一个沉重的打击,家属及亲人对患者的态度也直接影响着患者的情绪与治疗信心。

(五)治疗原则

1.清除葡萄胎组织

葡萄胎的诊断一经确定后,应立即给予清除。清除葡萄胎时应注意预防出血过多、穿孔及感染,并应尽可能减少以后恶变的机会。目前主要采取吸刮宫的手术方法。其优点是安全、手术时间短、出血量少。

2.恶性变的预防

大多数葡萄胎患者清官后可治愈,但有少数患者可发展为侵蚀性葡萄胎。完全性葡萄胎恶变率约 20%,部分性葡萄胎恶变率为 1%～7%。当患者存在高危因素时恶变率明显增加。高危因素包括:患者血 $hCG>10^6U/L$、子宫体积明显大于停经月份或有黄素化囊肿(直径>6cm)、年龄大于 40 岁及重复性葡萄胎患者。因此,对具有高危因素和随访困难的葡萄胎患者应进行预防性化学治疗,一般选用氨甲蝶呤、5-氟尿嘧啶或放线菌素-D 单一药物一个疗程的化疗。

3.子宫切除术

对于年龄超过 40 岁、有高危因素、无生育要求的患者可行全子宫切除术,保留双侧卵巢,术后仍需定期随访。

4.卵巢黄素化囊肿的治疗

因囊肿在葡萄胎患者清官后会自行消退,故一般不需任何处理。如患者发生急性扭转,可在 B 超或腹腔镜下进行穿刺吸出囊液,囊肿多能自然复位。如扭转时间较长已发生坏死,则需要进行手术治疗,切除患侧附件。

五、护理诊断和医护合作性问题

1.潜在的并发症——出血

与葡萄胎清官前后随时有可能大出血有关。

2.自理能力缺陷

与长期的阴道出血及手术有关。

3.有感染的危险

与长期的阴道出血或手术,机体抵抗力降低有关。

4.知识缺乏

缺乏疾病及其防护知识。

5.恐惧

与不了解病情及将要接受清宫手术有关。

6.自尊紊乱

与对分娩的期望得不到满足及担心未来妊娠有关。

六、计划与实施

(一)预期护理目标

(1)及时发现出血情况,防止发生出血性休克。

(2)患者的基本生活需要得到满足。

(3)住院治疗期间患者不出现感染症状,表现为生命体征正常,血白细胞值正常。

(4)患者了解疾病相关的知识及防护措施。

(5)患者学会减轻恐惧的技能,并积极配合手术。

(6)患者能接受葡萄胎流产的结局。

(二)护理措施

1.心理护理

详细评估患者及家属对疾病的心理反应并了解其对疾病的认知情况。对住院患者做好环境介绍,减轻其陌生感。通过日常护理活动与患者建立良好的护患关系,鼓励患者表达其内心感受,以减轻负面心理对患者的影响。认真讲解有关疾病的知识及疾病治疗过程,发现患者对疾病的错误认识应及时纠正。另外,护士应与家属亲友密切配合,将良好、积极向上的正面情绪传递给患者,帮助患者消除顾虑和恐惧,增强治疗的信心。

2.严密观察病情

随时注意观察患者腹痛及阴道流血情况,给予保留会阴垫,应认真检查患者阴道排出物内有无水泡状组织,并详细记录出血量及性质。患者阴道出血量多,密切观察患者的血压、脉搏、呼吸,同时注意患者面色及意识状态的改变,及时发现休克的早期征兆。

3.预防感染

患者阴道出血期间,保持局部的清洁干燥,及时更换会阴垫,每日冲洗会阴一次。监测体温及血常规,及时发现感染征兆。

4.清宫术的护理

葡萄胎一经诊断应立即行清宫术。为防止术中大出血,术前建立有效的静脉通路并备血。准备好抢救药品及物品。手术前协助患者排空膀胱,术中护士应严密观察患者一般情况,多安慰及关心患者,用温柔和体贴的行动及语言消除患者紧张情绪,使手术能够顺利进行。另外,护士应注意观察患者有无面色苍白、出冷汗、口唇发绀的表现,及时测量血压、脉搏,防止出血性休克发生,术后应密切观察阴道出血及腹痛情况。

5.预防性化疗的护理

部分患者需要进行预防性化疗,按妇科肿瘤化疗患者护理。

(三)健康指导

1.随诊

葡萄胎后定期随访可早期发现恶变倾向,对疾病预后有重要意义。随访内容包括血 hCG

测定及伴随症状,并作妇科检查,必要时要进行 B 超、X 线、CT 检查等。葡萄胎清宫术后每周测血 hCG,得到三次正常值后,每月监测一次血 hCC,至少 6 个月,以后每半年一次,持续至少两年。随访期间坚持避孕,并注意观察自身症状,如出现不规则阴道出血、咳嗽、咯血及其他转移灶症状时,应及时就诊。

2.避孕措施的选择

葡萄胎后应严格避孕一年,以免再次妊娠与恶变鉴别困难,同时机体也需要康复的时间。避孕方法首选用避孕套,也可选择口服避孕药,但不能选择宫内节育器,以免穿孔或混淆子宫出血原因。

七、护理评价

清除葡萄胎后,患者类早孕反应的症状逐渐消失,恐惧减轻,对治疗充满信心;住院期间无感染及阴道大出血发生;患者及家属了解与葡萄胎相关的知识,并能正确认识自己的疾病,了解避孕方法及随诊时间;对整个治疗和护理表示满意。

第二节　侵蚀性葡萄胎与绒毛膜癌

一、概述

侵蚀性葡萄胎和绒毛膜癌为恶性滋养细胞肿瘤,多数继发于葡萄胎,少数继发于流产、足月妊娠或异位妊娠。继发于葡萄胎排空后半年以内的妊娠滋养细胞肿瘤多为侵蚀性葡萄胎,而一年以上的妊娠滋养细胞肿瘤多为绒毛膜癌,半年至一年者,绒癌和侵蚀性葡萄胎均有可能,但一般来说时间间隔越长,绒毛膜癌的可能性越大。继发于流产、足月妊娠、异位妊娠的患者其诊断应为绒毛膜癌。侵蚀性葡萄胎虽为恶性肿瘤,但恶性程度一般不高,多数仅造成局部侵犯,只有 4% 的患者合并有身体远处转移,治愈率高,预后好。绒毛膜癌是恶性程度极高的滋养细胞肿瘤,病程进展快,很快发生远处转移。自 20 世纪 50 年代开始应用化学治疗,初治绒毛膜癌患者的死亡率由过去的 90% 以上下降到如今的 15% 以下,部分患者还可以保留其生育功能,使其预后得到了极大的改善。

二、病因

葡萄胎发生恶变的原因迄今不明。可能由两方面因素造成,一方面是母体免疫力的降低,另一方面是葡萄胎滋养细胞的侵袭力增强。根据大量的临床资料分析其与以下几方面有关:①患者的年龄大;②葡萄胎时子宫增长的速度快;③血清中 hCG 滴度高;④病理检查为小水泡组织;⑤滋养细胞增生程度高。其中第一个因素与母体免疫力降低有关,其余 4 个因素与葡萄胎滋养细胞侵袭力增强有关。

三、病理

(一)病理改变

侵蚀性葡萄胎的大体检查可见子宫肌壁内有大小不等、深浅不一的水泡状组织,宫腔内可有原发病灶,也可以没有原发病灶。当侵蚀病灶接近子宫浆膜时,子宫表面可见紫蓝色结节。

侵蚀性葡萄胎可穿透子宫浆膜层或阔韧带。病理特点为葡萄胎组织侵入子宫肌层或其他组织,侵入程度可达浆膜层。显微镜下可见侵入肌层的水泡状组织的形态和葡萄胎相似,可见绒毛结构及滋养细胞有不同程度的增生和分化不良,但绒毛结构也可退化,仅见绒毛阴影。

绒毛膜癌大多数原发于子宫,但也有极少数可原发于输卵管、宫颈、阔韧带等部位。病灶常位于子宫肌层内,也可突向宫腔或穿破浆膜层。病灶大小不一,在 0.5~5cm 范围、单个或多个、无固定形态、与周围组织分界清楚、质地软而脆、海绵样、呈暗红色、常伴有出血坏死。显微镜下检查见中间型滋养细胞和合体滋养细胞不形成绒毛或水泡状结构,成片高度增生,排列混乱,并广泛侵入子宫肌层和破坏血管,造成出血和坏死。肿瘤中不含间质和自身血管,瘤细胞靠侵蚀母体血管而获得营养物质。

(二)扩散途径

滋养细胞肿瘤的转移途径主要是经血行播散,转移发生早而且广泛。最常见的转移部位依次为肺、阴道、盆腔、肝和脑等。由于滋养细胞肿瘤的生长特点是破坏血管,因此各转移部位症状的共同点是局部出现紫蓝色结节及出血。

转移性滋养细胞肿瘤可以同时出现原发病灶和转移病灶,但也有患者原发病灶消失,而转移病灶继续发展,因此,其主要表现为转移病灶的症状,在诊断滋养细胞肿瘤时应考虑该特征。

(三)临床分期

滋养细胞肿瘤的临床分期对于病情监测、指导治疗及估计预后有非常重要的作用。多年来国内外应用的分期标准较多,但存在着多方面不足。目前国内外普遍采用 FIGO 妇科肿瘤委员的临床分期,该分期有机融合了解剖分期和预后评分系统,更准确地反映了患者的实际情况,更有利于治疗方案的选择和预后评估。

(1)滋养细胞肿瘤解剖学分期,共分为 4 期,具体内容如下。Ⅰ 期:病变局限于子宫。Ⅱ 期:病变扩散,但仍局限于生殖器官。如盆腔、阴道、阔韧带及附件。Ⅲ 期:病变转移至肺,有或无生殖系统病变。Ⅳ 期:所有其他转移,如脑、肝、肠、肾等部位。

(2)改良 FIGO 预后评分系统。

表 8-1　改良 FIGO 预后评分系统(FIGO,2000 年)

评分	0	1	2	4
年龄(岁)	<40	≥40		
前次妊娠	葡萄胎	流产	足月产	
距前次妊娠时间(月)	<4	4~<7	7~<12	>12
治疗前血 hCG(U/L)	≤10^3	>10^3~10^4	>10^4~10^5	>10^5
最大肿瘤大小(包括子宫)		3~<5cm	≥5cm	
转移部位	肺	脾、肾	胃肠道	肝、脑
转移病灶数目	-	1~4	5~8	>8
先前失败化疗			单药	两种或两种以上联合化疗

注:评分判断标准是:总分≤6 分的患者为低危;总分>7 分者为高危。例如患者为妊娠滋养细胞肿瘤肺转移,预后评分为 6 分,此患者的诊断应为妊娠滋养细胞肿瘤(Ⅲ:6)。FICO 分期是妊娠滋养细胞肿瘤治疗方案制定和预后评估的重要依据

四、护理评估

(一)健康史

1.侵蚀性葡萄胎

了解患者既往病史,特别是葡萄胎的整个患病、诊断及治疗情况。如葡萄胎第一次刮宫的时间,刮出组织的病理结果,刮宫后阴道出血情况及持续监测血 hCG 值等。侵蚀性葡萄胎基本上继发于良性葡萄胎,因此其均有葡萄胎的病史,一般发生在葡萄胎清除术后 6 个月以内。

2.绒毛膜癌

着重了解患者既往滋养细胞疾病史、月经史、生育史等。如曾患有葡萄胎应注意采集葡萄胎诊疗过程,目前血 hCG 水平及伴随症状。临床上绒毛膜癌患者常有葡萄胎史或为流产或足月产后。

(二)临床表现

1.侵蚀性葡萄胎

由于侵蚀性葡萄胎基本上均继发于良性葡萄胎,它的临床表现常是在葡萄胎排出后,阴道不规则出血,子宫增大,阴道有紫蓝色结节,胸部 X 线可见肺内有小圆形阴影,血清 hCG 滴度明显上升。

(1)阴道出血:为侵蚀性葡萄胎最常见的症状,多发生在葡萄胎排除后。阴道出血可以是在葡萄胎排除后持续不断或断续出现,亦有患者先有几次正常月经,然后出现闭经,再发生阴道流血。如侵蚀性葡萄胎患者合并有阴道转移结节,破溃时可发生反复的阴道大出血。

(2)子宫增大:侵蚀性葡萄胎患者常在葡萄胎排空后 4~6 周子宫仍未恢复正常大小,且质地偏软。子宫的大小常和肌层内病灶大小多少有关。

(3)卵巢黄素化囊肿:由于持续的高 hCG 的作用,在葡萄胎排空后、流产后或足月产后,患者一侧或双侧卵巢黄素化囊肿可持续存在。

(4)腹痛:侵蚀性葡萄胎患者一般不出现腹痛,但当子宫病灶穿破浆膜层时可引起腹腔内出血,患者可感觉腹痛,只有少数患者会出现急性腹痛。若子宫病灶出现坏死和继发感染时也可引起腹痛及脓性白带。如果发生卵巢黄素化脓肿扭转或破裂时也可出现急性腹痛。

(5)假孕症状:由于滋养细胞肿瘤分泌 hCG 及雌、孕激素的作用,患者常表现出早期妊娠的症状,如乳房增大、乳头及乳晕着色,外阴、阴道、宫颈着色,生殖道质地变软等。

(6)转移灶症状:侵蚀性葡萄胎最常见的转移部位是肺,其次是阴道、宫旁,脑转移较少见。患者出现肺转移时,表现为胸痛、咳嗽、咯血及呼吸困难。阴道转移病灶常位于阴道前壁,结节呈紫蓝色,破溃时会出现不规则阴道流血,甚至大出血。

2.绒毛膜癌

(1)阴道流血:表现为葡萄胎、流产或足月产后,阴道持续不规则出血,量多少不定。有时也可出现一时的正常月经以后再闭经,然后发生阴道出血。

(2)子宫增大及腹腔内出血:患者出现子宫增大、柔软、形状不规则。宫旁组织内可有动静脉瘘存在。子宫内病灶穿破浆膜可引起腹腔内大出血,但多数在将穿破大网膜时即移行过来而粘于破口之处。因而出血缓慢,而在腹腔或盆腔内形成血肿。检查时也可有双侧的卵巢黄素化囊肿,但不如葡萄胎常见。

（3）贫血：长期阴道出血可使患者发生严重的贫血。大出血时可发生休克。肿瘤病灶在体内造成多处破坏及大量消耗，也可使患者极度衰弱，出现恶病质。患者极易发生感染，早期可出现体温升高及蛋白尿等。

（4）转移灶症状：因转移部位不同而发生不同的症状：如阴道转移破溃出血可发生阴道大出血，检查可见阴道内有一个或多个大小不等的紫蓝色转移结节，以阴道前壁或尿道下多见；发生肺转移，则患者可有咯血、胸痛及憋气等；脑转移患者可出现头痛、喷射性呕吐、抽搐、偏瘫以及昏迷等；肝和脾转移可出现肝、脾肿大，上腹闷胀或黄疸，转移病灶破溃时可出现腹腔内出血，形成急腹症。消化道转移患者出现呕血及柏油样大便；肾转移可出现血尿等。其中最严重的常见的死亡原因为脑转移。

（三）辅助检查

1.hCG 测定

测定血清中 hCG 水平是诊断滋养细胞肿瘤的主要依据。正常情况下，葡萄胎清除后 8～12 周血 hCG 应降至正常范围，如 hCG 仍持续高水平或 hCG 曾一度降至正常后又迅速升高，即考虑发生恶性滋养细胞肿瘤。对于足月产、流产和异位妊娠后的患者，一般认为其在 4 周左右 hCG 应转为阴性。如果超过 4 周患者血 hCG 仍维持在高水平或一度下降后又上升，排除妊娠残留或再次妊娠后，应考虑滋养细胞肿瘤。

2.超声检查

侵蚀性葡萄胎具有亲血管性特点，一旦病灶侵蚀子宫肌层，超声检查常发现子宫大小正常或增大，肌层内可见高回声团块，边界清但无包膜或肌层内有回声不均匀区域或团块，边界清且无包膜，也可表现为整个子宫呈弥漫性高回声，内部伴不规则低回声或无回声。彩色多普勒超声主要显示丰富的血流信号和低阻力型血流频谱。

3.X 线检查

X 线检查可发现肺转移病灶，是诊断肺转移的重要检查方法。肺转移患者最初 X 线表现为肺纹理增粗，随病情进展表现为片状或小结节阴影，典型的表现是棉球状或团块状阴影。肺转移病灶以右侧肺及中下部较多见。

4.CT 和磁共振检查

CT 可用于发现早期肺转移病灶和脑、肝转移病灶，对这些部位的转移诊断有较高的价值。MRI 主要用于脑和盆腔病灶的诊断。

5.盆腔动脉造影

由于恶性滋养细胞肿瘤的病理特征为侵入子宫肌层，破坏血管，并在肌壁形成较大的血窦，故盆腔动脉造影时可见特殊征象。通过该项检查可了解病灶部位及侵蚀程度。

（四）心理社会评估

滋养细胞肿瘤患者一般都有较长时间的阴道流血并伴有转移病灶的症状，特别是阴道转移患者，多出现阴道大量流血，出血时患者会出现恐惧感。病程长的患者还会产生焦虑情绪。有些年轻患者还会对今后能否再次生育产生疑虑和担心，对预后信心不足，同时对今后进行的化学治疗也表现出害怕心理。

（五）治疗原则

化学治疗是滋养细胞肿瘤的主要治疗手段，手术和放射治疗为辅助治疗方法。手术治疗在控制出血、感染等并发症及切除残存病灶或耐药方面起重要作用。

1.化学治疗

进行化学治疗（简称化疗）前，应明确诊断及分期，根据预后评分制定化疗方案，以达到分层和个体化治疗的目的。

滋养细胞肿瘤化疗常用的化疗药物有：5-氟尿嘧啶（5-FU）、放线菌素-D、依托泊苷（VP16）、氨甲蝶呤（MTX）、环磷酰胺（CTX）、长春新碱（VCR）等。对一些特殊耐药患者还可选用的化疗药物有顺铂（DDP）、卡铂、紫杉醇、平阳霉素等。化疗方法的选择为：一般情况下低危患者用单一药物化疗，高危患者选择联合化疗。

（1）单药化疗方案：单药用 5-FU，8～10 日为一个疗程，疗程间隔 14 日。单药用 MTX，5日为一个疗程，疗程间隔 9 日或用 MTX 加 CVF，8 日为一个疗程，疗程间隔 14 日。还可选用KSM，5 日为一个疗程，疗程间隔 9 日。

（2）联合化疗方案：常用的联合化疗方案有多种，应根据患者的综合情况及药物的特性选用。

1）VCR、5-FU 和 KSM 联合化疗：6～8 日为一个疗程，疗程间隔 21 日。主要用于Ⅲ期以上滋养细胞肿瘤的患者或低分期的高危患者。副作用主要为骨髓抑制、腹泻、口腔溃疡及脱发等。

2）VP16 和 KSM 联合化疗：5 日为一个疗程，疗程间隔 9 日。主要用于评分为 4～6 分的滋养细胞肿瘤的患者，其副作用主要为骨髓抑制和脱发等。

3）VCR、5-FU、KSM 和 VP16 联合化疗：5 日为一个疗程，疗程间隔 21 日。主要用于高危和耐药患者。副作用主要为骨髓抑制、腹泻、口腔溃疡和脱发等。

4）EMA/CO 化疗方案：其中包含的药物有 KSM、VP16、MTX、CVF、VCR 和 CTX，整个疗程需要 15 日，主要用于高危和耐药患者。该方案的主要副反应为骨髓抑制、口腔溃疡、肝肾功能损害及脱发等。

5）EMA/EP 化疗方案：其中包含的药物有 KSM、VP16、MTX、CVF、VCR 和 DDP，整个疗程需要 15 日。主要用于高危和耐药患者，尤其是对 EMA/C0 化疗方案耐药的患者。该方案的主要副反应为骨髓抑制、口腔溃疡、肝肾功能损害及脱发等。

6）其他化疗方案：滋养细胞肿瘤患者当对常用的联合化疗方案产生耐药后，可采用以铂类为主的补救化疗方案。

（3）停用化疗的指征：一般认为化疗应持续进行到症状和体征消失，原发和转移病灶消失，血 hCG 每周测定 1 次，连续 3 次正常，在此种情况下，继续巩固 2～3 个疗程的化疗即可停用。

2.手术治疗

手术治疗在滋养细胞肿瘤的治疗中为辅助治疗手段，其对控制大出血、消除耐药病灶、减少肿瘤负荷和缩短化疗疗程等方面有一定作用。如葡萄胎患者进行刮宫术、吸宫术；病变在子宫或肺、化疗疗程较多但效果差时，可考虑进行手术治疗；病变在子宫者可行次广泛子宫切除及卵巢动、静脉高位结扎术，手术中主要切除宫旁静脉丛；肺转移患者可行肺叶切除术；年轻患者需要保留生育功能的可行病灶切除术。

手术治疗的患者要注意手术时机的选择和与化疗配合进行,其对治疗效果起着非常重要的作用。

3.放射治疗

滋养细胞肿瘤患者目前较少应用放疗,但少部分用于肝、脑转移和肺转移耐药病灶的治疗。

五、恶性滋养细胞肿瘤患者肺转移的护理

在恶性滋养细胞肿瘤各部位的转移中,以肺转移最为常见,发生率为 70%～90%。其主要临床表现为咯血、胸闷、胸痛和憋气等,咯血是最常见的症状。

(一)护理诊断和医护合作性问题

1.焦虑

与担心疾病进展及化疗副反应有关。

2.潜在的并发症——出血

与肺部转移病灶可能破溃出血有关。

3.有感染的危险

与肺转移可并发肺部感染有关。

4.知识缺乏

缺乏与疾病与化疗相关的知识。

(二)计划与实施

1.预期目标

(1)患者焦虑感减轻或消失,并能主动配合治疗。

(2)及时发现出血,避免发生出血性休克。

(3)及时发现感染征兆,防止发生败血症及感染性休克。

(4)患者了解疾病相关知识,并知道化疗方法及用药,了解化疗注意事项及减轻副反应的方法。

2.护理措施

(1)护理人员应了解患者的基本病情及病史。评估患者的一般情况、呼吸状况,有无呼吸困难、咯血、胸闷等症状,评估患者的生命体征。了解患者心理状况,有无紧张、焦虑等不良情绪存在。

(2)密切观察病情:护士应密切观察患者有无咳嗽、咯血、胸闷、胸痛等症状,遵医嘱给予镇静药物以减轻症状。咯血患者应记录咯血的次数、量及性质,并密切观察患者的一般情况,注意有无大出血的征兆。

(3)吸氧:呼吸困难的患者可间断给予吸氧,取半坐卧位,有利于呼吸及痰的排出。

(4)血胸的护理:患者出现血胸时需保持安静,避免剧烈活动。出血多、症状重的患者应遵医嘱进行胸腔穿刺,穿刺时应严格无菌操作,防止胸腔感染,同时注意观察患者脉搏、呼吸的变化。当肺部转移病灶破溃大出血时,立即将患者置于头高脚低位,头偏向一侧,以利于引流,同时通知医生,及时清除口腔及呼吸道的血块,保持呼吸道通畅,建立静脉通路,配合医生抢救。

（5）做好化疗期间护理：见相关章节。

3.健康指导

（1）向患者讲解有关疾病的知识，告知其再次咯血时应立即采取患侧卧位，及时咳出呼吸道内血液，以保持呼吸道通畅，并及时呼叫他人帮助。同时应放松紧张情绪，防止因紧张而造成的呼吸急促和呼吸困难，加重病情。

（2）饮食上应加强营养，适当增加富含铁及维生素的食物，如猪肝、猪血、芝麻酱、黑木耳、牛肉等，并增加新鲜蔬菜和水果的摄入。

（三）护理评价

患者焦虑情绪缓解，对治疗充满信心；在住院期间，特别是有咯血症状期间未发生出血性休克及肺部感染；患者及家属了解与滋养细胞肺转移的相关的知识，并能正确认识自己的疾病，了解相关知识，当突发肺部大量咯血时能够正确应对。

六、滋养细胞脑转移患者的护理

滋养细胞肿瘤脑转移瘤是由于肺内瘤细胞向上沿颈内动脉或脊椎动脉进入脑血管而形成的。瘤细胞进入脑血管后，分为三个阶段。①瘤栓期：瘤细胞一方面直接阻塞血管，另一方面引起附近血管痉挛，导致该区域血运受阻，脑组织因缺血而丧失功能。临床上患者会出现突发性头痛、呕吐、猝然跌倒、部分肢体失灵、失语、复视、失明。②脑瘤期：瘤细胞在脑血管中进一步发展，可穿破血管进入脑组织，形成转移瘤。此时由于脑占位性病变引起脑水肿，颅内压升高。患者出现剧烈的头痛、喷射性呕吐、抽搐、偏瘫、昏迷。③脑疝期：病情不断发展，颅内压不断升高，最终引起脑疝，最常见的为小脑扁桃体疝，其直接压迫延髓呼吸中枢，致患者突然发生呼吸停止而死亡。因此，护士要随时观察病情变化，特别是早期症状的观察是非常重要的，以便抓住治疗抢救时机，以挽救患者生命。

（一）护理诊断和医护合作性问题

1.头痛

与颅内压升高有关。

2.有感染的危险

与化疗引起白细胞下降有关。

3.有皮肤完整性受损的危险

与脑转移引起偏瘫、昏迷使局部皮肤长期受压有关。

4.生活自理能力受限

与卧床、昏迷、静脉输液有关。

5.有受伤的危险

与脑转移引起意识障碍有关。

（二）计划与实施

1.预期目标

（1）头痛症状减轻。

（2）及时发现患者感染的征兆，防止发生感染性休克。

（3）患者偏瘫或昏迷期间皮肤完好、无破损。

(4)患者住院期间基本生活需要得到满足。

(5)患者住院期间无意外发生。

2.护理措施

(1)评估患者的生命体征,特别注意患者的意识、瞳孔及血压,肢体活动情况,有无偏瘫,评估患者的语言能力、听力、视力等。有无一过性症状、有无喷射性呕吐等,注意相关的辅助检查,如脑脊液的蛋白测定、hCG 测定值等。

(2)保持安静的病室环境:脑转移患者应置于单间并有专人护理,病室内保持空气新鲜、暗化光线,防止强光引起患者烦躁、紧张、头痛而加重病情。抽搐的患者应安置床挡,防止发生意外。

(3)密切注意病情变化:恶性滋养细胞肿瘤脑转移是病情已进入晚期,患者可出现因瘤栓引起的一过性症状,如猝然摔倒、一过性肢体失灵、失语、失明等,一般数分钟或数小时可恢复,亦可因瘤体压迫致颅压增高或瘤体破裂引起颅内出血,患者出现剧烈头痛、喷射性呕吐、偏瘫、抽搐、昏迷等症状,这些临床表现往往来势凶猛,因此,护士须随时观察患者病情变化,认真倾听患者的主诉,以便能及时发现病情变化,为抢救赢得时间。

(4)做好生活护理:做好生活护理,满足患者的基本生活需要,保持口腔卫生,协助患者每日用生理盐水漱口。

(5)加强皮肤护理:保持皮肤的清洁干燥及床单的清洁无污物,偏瘫、昏迷的患者要定时翻身,防止压疮的发生。

(6)严格准确记录出入液量:认真书写病情记录及准确记录出入液量,注意患者每日的总出入液量应限制在 2000～3000ml,以防止加重脑水肿,同时应尽量控制脑转移患者钠的摄入量。应用脱水药物时,应根据药物的特性掌握好输入速度,以保证良好的药效。

(7)脑转移抽搐的护理:脑瘤期的患者,由于肿瘤压迫,患者可突然出现抽搐,当抽搐发生时护士必须在第一时间进行抢救,并通知医师,是抢救成功的关键。①当发现患者抽搐时,护士应立即用开口器,以防舌咬伤,及时清理口腔内分泌物。在床旁无开口器时,护士可用患者的勺子替代开口器。②及时应用口咽通气管,并保持呼吸道通畅,定时吸痰,有义齿的患者取下义齿防止吞服。③抽搐后,患者常有恶心、呕吐,此时为防止患者吸入呕吐物,应使其去枕平卧,头偏向一侧。④建立有效静脉通路,准备好抢救物品及药品,遵医嘱给予地西泮 10mg 静脉入壶,并静脉加压给予降颅压药物。⑤抽搐发生后,患者常陷入意识障碍或昏迷状态,应按昏迷患者护理常规护理。⑥大小便失禁者保持尿管长期开放,严格记录患者出入液量。

(8)腰穿的护理:滋养细胞脑转移患者进行腰穿目的是:①测定颅内压及脑脊液生化及 hCG 的变化;②注入化疗药物达到治疗目的。腰穿是诊断和治疗的重要手段之一,因此做好腰穿患者的护理非常重要。

①腰穿前护士首先准备好各种用物及药品,包括消毒物品、无菌腰穿包、无菌手套、2%利多卡因及鞘内注射药物。②做好患者的心理护理,向患者介绍腰穿的操作方法、实施操作的医生及操作过程的注意事项,减轻患者紧张焦虑的心情。③了解患者有无腰穿的禁忌证,如穿刺部位是否存在感染,有无发热;有无应用抗凝药物,有无出血征象及有无高颅压。颅内压高的患者应先行脱水降颅压的治疗后再行腰穿。④患者进行腰穿前应排空膀胱。护士协助患者摆

好体位,患者去枕侧卧于检查床上,背齐床边,低头向前胸部屈曲,双手抱膝紧贴胸部,使脊柱尽量后凸,使腰椎间隙增宽,便于进针。腰穿一般选择第3或第4腰椎间隙为穿刺点,此部位成功率高且相对安全。⑤在治疗过程中,护士应协助患者保持体位,防止因患者移动发生折针等情况。⑥整个操作过程要严格无菌操作,防止感染发生。⑦穿刺过程中护士应密切观察患者的呼吸、脉搏、瞳孔及意识的变化。如发现异常应停止操作,进行抢救。⑧在留取脑脊液标本时,应注意放脑脊液的速度不可过快,防止形成脑疝,一次留取标本不可超过6ml。⑨腰穿后患者宜保持头低脚高位6小时,去枕平卧24小时,以达到较好的治疗目的,亦可防止低颅压性头痛。同时,护士应加强巡视,每30分钟观察一次,发生剧烈头痛等异常情况时,及时处理。

3.健康指导

(1)认识和重视脑转移一过性症状:告知患者脑转移有可能出现的一过性症状,如突然出现头痛、呕吐、失语、复视、失明或突然感觉某个肢体失灵等,发现上述情况要及时告知医护人员,以使症状得到及时地控制和治疗。

(2)日常生活及治疗指导:脑转移患者平时要特别注意安全,外出时应有家属或其他人陪伴,防止发生意外。突然出现头痛、抽搐时及时到医院就诊。高颅压期间应卧床休息,保持环境安静及心情平静,避免各种刺激使病情加重。

(三)护理评价

患者治疗期间脑转移一过性症状能够及时被发现;患者没有发生因护理工作不当引起的并发症或意外;患者紧张焦虑的心情得到缓解、症状减轻、基本生活需要得到满足;完成相应的各项治疗。

七、滋养细胞阴道转移患者的护理

恶性滋养细胞肿瘤阴道转移瘤多发生在阴道前壁,尤多见于尿道下,瘤体数目不一、大小不等、多位于黏膜下、呈紫蓝色、破溃后引起大出血,容易发生感染。由于阴道黏膜静脉丛血流丰富且无瓣膜,往往是大量出血,可致休克,甚至危及患者生命。如能及时采取有效的治疗,转移结节可完全消失。因此,护士要严密观察、精心护理,防止转移结节破溃出血,一旦发现出血应能立即采取抢救措施。

(一)护理诊断和医护合作性问题

1.潜在的并发症——出血

与阴道转移结节随时有大出血的可能有关。

2.有感染的危险

与阴道出血有关。

3.生活自理能力受限

与卧床、静脉输液有关。

4.知识缺乏

缺乏疾病相关知识及保健知识。

5.焦虑

与大量阴道出血有关。

（二）计划与实施

1.预期目标

（1）及时发现阴道出血，防止发生出血性休克，

（2）及时发现感染征兆，避免发生败血症及感染性休克。

（3）患者住院期间的基本生活需要得到满足。

（4）患者能够掌握有关疾病及治疗检查配合的知识，主动配合治疗。

（5）患者焦虑感得到缓解，表现为积极配合治疗。

2.护理措施

（1）评估患者阴道转移结节的大小、位置、有无破溃出血、近期治疗和用药情况、一般情况、心理状况。

（2）预防出血。

1）阴道转移患者应尽早开始应用化疗，以便结节尽快消失。

2）阴道转移结节未破溃的患者应以卧床休息为主，活动时勿用力过猛过重，以免因摩擦引起结节破溃出血。

3）减少一切增加腹压的因素，如患者出现恶心、呕吐、咳嗽时应及时给予有效的处理，同时保持大便通畅，必要时给予缓泻剂。

4）注意饮食：保证热量及蛋白质的需要，同时要注意粗细搭配及维生素的摄入，以保持大便通畅。

5）做好大出血抢救的各种准备，备好无菌填塞包（内有弯盘 1 个，能拆开的阴道窥器 1 个，阴道拉钩 1 个，长 3cm、宽 5cm 的纱条 2 条，阴道钳 1 个，方纱 2 块及棉球若干），云南白药或其他止血药装入喷雾器内备用。

6）避免不必要的阴道检查及盆腔检查。如必须检查要先做指检，动作要轻柔，防止碰破结节引起出血，阴道转移的患者严禁行阴道冲洗。

7）加强巡视，严密观察病情变化。阴道转移患者随时可能发生大出血，特别是在夜间患者入睡或感觉不好时，结节破溃大出血又未及时发现，很可能因此而危及其生命。

（2）大出血的抢救

1）护士必须具备大出血抢救的基本知识，操作熟练。当发现患者有阴道大出血时不要慌张、保持头脑冷静、及时通知医生，以最快的速度建立静脉通路、准备抢救物品及药品，使抢救工作有秩序地进行。

2）滋养细胞阴道转移结节大出血时，立即将患者移至治疗室并用双拳压迫腹主动脉以达到紧急止血的目的，同时请其他人员通知医生，建立有效的静脉通路，配血，备好阴道填塞物品及抢救药品，配合医生进行阴道填塞。当患者出血多、病情危急时，抢救可在床边进行。

3）阴道填塞过程中，护士要严密观察患者血压、脉搏、呼吸及面色的变化，定时测量血压，必要时应用心电监护仪，以随时了解病情变化，防止发生出血性休克。

（3）阴道填塞后护理

1）心理护理：患者发生阴道出血后多表现为紧张、焦虑并担心再次出血，此时要多与患者交谈，了解患者的心理状况及需要，及时解除患者的心理负担，使其能积极配合治疗。

2)加强生活护理:填塞后的患者需绝对卧床休息,做好患者生活护理,满足其基本生活需要。阴道填塞后阴道内张力增加压迫直肠,患者常有便意,要向患者解释清楚,避免患者反复坐起排便,使填塞纱条脱出。

3)饮食护理:阴道填塞后患者可根据病情给予相应的饮食但要注意保持大便通畅,必要时可应用缓泻剂或用1%肥皂水低压灌肠,以减少增加腹压因素,避免再次出血。

4)加强巡视:进行填塞后护士应密切注意有无渗血,必要时每15分钟巡视一次,严密观察填塞纱条有无血液渗出,如出现较多渗血,及时通知医生并保留会阴垫,以估计出血量。

5)留置尿管的护理:阴道填塞期间为防止纱条脱落和小便污染填塞纱条,要置保留尿管,操作时注意无菌操作防止感染,每日更换尿袋,保持尿管通畅。

6)保持外阴清洁:每日用消毒剂或无菌生理盐水擦洗外阴,大便后亦应擦洗,切忌冲洗外阴。

7)观察体温的变化:每日测3~4次体温,体温升高时要警惕感染发生,必要时遵医嘱使用抗生素。

8)更换阴道填塞纱条:阴道填塞纱条应每24小时更换1次,第一次填塞之纱条亦不应超过36小时,以免填塞时间过长发生感染,更换纱条应在抢救措施准备好的情况下进行。

3.健康指导

(1)避免增加腹压:患者腹压增加有可能造成阴道转移结节的破溃出血,因此应让患者了解导致腹压升高的因素,如化疗期间患者出现恶心、呕吐,同时有肺转移出现咳嗽及大便干燥出现排便困难时,应及时告知医护人员积极治疗,减轻症状。

(2)活动与饮食:阴道转移患者无论是否已经破溃,都要嘱患者活动时动作要轻,防止动作过于剧烈,特别是起床和翻身时,引起结节破溃出血。同时要注意安全,以防跌倒等意外发生。在饮食上,要注意增加蛋白质的摄入,特别是出血量大的患者,应适当补充富含铁及维生素的食物,并且要粗细搭配,避免便秘。

(三)护理评价

患者治疗期间阴道转移破溃出血能够及时被发现;患者没有发生因护理工作不当引起的并发症或意外;患者因阴道大量出血而造成的焦虑恐惧的心理减轻;其基本生活需要得到满足;完成相应的各项治疗及护理措施。

八、滋养细胞肿瘤膀胱转移患者的护理

滋养细胞肿瘤膀胱转移较肺、阴道、脑转移少见,其转移病灶可通过血行转移和直接种植两方面形成,常继发于肺转移,也可来自子宫或盆腔病灶。膀胱转移的主要症状是大量肉眼血尿和排尿困难。膀胱转移患者排尿困难是由于凝血块在膀胱中堵塞尿道口引起。

(一)护理诊断和医护合作性问题

1.潜在的并发症——出血

与膀胱转移结节破溃造成大量血尿有关。

2.有感染的危险

与血尿及排尿困难有关。

3.生活自理能力受限

与卧床、静脉输液有关。

4.知识缺乏

缺乏疾病相关知识及保健知识。

5.恐惧

与大量肉眼血尿有关。

(二)计划与实施

1.预期目标

(1)及时发现阴道出血,防止发生出血性休克。

(2)患者住院期间未发生感染。

(3)患者住院期间的基本生活需要得到满足。

(4)患者能够掌握有关疾病及治疗检查配合的知识,主动配合治疗。

(5)患者恐惧心理消失,能积极主动配合治疗。

2.护理措施

(1)严密观察病情变化:护士要严密观察患者排尿情况,认真记录尿量、颜色及排尿次数等情况,有异常发现时及时通知医生。患者出血期间,应注意观察其一般情况,包括血压、脉搏、皮肤温湿度变化,并认真倾听患者的主诉,防止发生出血性休克。

(2)膀胱出血护理:膀胱转移患者出现大量血尿时,应立即放置三腔导尿管并持续开放,每小时记录尿量及观察尿颜色。根据尿量情况来判断出血量,同时要保持尿管的通畅,并每半小时挤压一次,防止凝血块堵塞尿管。护士进行挤压尿管时应注意挤压方向,从尿管近端向远端方向挤压,以避免引起逆行感染。如膀胱内出血较多并有血块堵塞尿管,可用生理盐水或加入止血药物持续冲洗膀胱。冲洗时应注意动作轻柔,并严格遵守无菌技术操作要求。

(3)测量体温:患者保留尿管期间,需每日测量 3 次体温,以及早发现感染征象。

(4)膀胱灌注治疗的护理:膀胱灌注治疗是治疗滋养细胞肿瘤膀胱转移的重要手段,通过膀胱内灌注 5-FU,可以增加局部病灶药物浓度,增强疗效,减少全身化疗用药量,从而减轻毒副反应。膀胱灌注治疗的护理如下。

1)膀胱灌注治疗前护士要了解病灶的大小、位置及出血情况。遵医嘱备好化疗药物,一般选择 5-Fu500mg 溶于生理盐水 50ml,总量不超过 100ml,并为患者置尿管。插尿管时动作要轻柔,缓慢进入尿道,见尿后即固定尿管,防止尿管插入过深碰破病灶引起转移灶出血。排空膀胱的尿液后,开始将已准备好的化疗药物缓慢注入膀胱。注药时尿管及注射器连接应紧密,防止药物外漏造成药量不足而影响疗效。膀胱灌注完成后需保留尿管者,应先夹闭尿管 4～6 小时后再接尿袋,无须保留尿管者,先夹闭尿管后再拔除。

2)膀胱灌注后,为使药物在膀胱内保持一定药物浓度,应减少入量,嘱患者灌注前及灌注后几小时内要尽量少饮水,减少尿液形成。同时根据患者膀胱转移病灶的部位,采用不同的卧位。如病灶在膀胱前壁可取俯卧位,后壁可取仰卧位,30 分钟后可取自由体位。药液在膀胱内 4～6 小时后开放尿管或让患者排尿,观察尿液性质及尿量。

(5)拔除尿管指征及护理:经过治疗,转移灶出血量减少可拔除尿管。拔管前 1～2 日应夹闭尿管,每 3～4 小时开放一次,以训练恢复膀胱功能。拔除尿管后,应注意观察患者的排尿情况,包括次数、量及颜色,特别是在停用化疗后一周左右,此时是转移病灶坏死脱落时期,易再次出血。

3.健康指导

(1)自身症状的观察:指导患者如出现血尿、尿频、尿急及尿痛的情况及时通知医护人员。

(2)膀胱灌注治疗指导:膀胱灌注期间,应根据其转移灶的部位指导患者采用正确卧位,以使治疗取得最佳效果。指导患者在膀胱灌注药物后尽量少喝水,避免尿液产生过多而影响疗效。

(三)护理评价

患者治疗期间膀胱转移出血能够及时被发现;患者没有发生因护理工作不当引起的并发症或意外;患者因大量肉眼血尿而造成的焦虑恐惧的心理减轻;其基本生活需要得到满足;完成相应的各项治疗及护理措施。

九、动脉插管化疗及栓塞患者的护理

选择性动脉插管化疗或栓塞在滋养细胞肿瘤治疗中起着越来越重要的作用。动脉化疗可将药物直接送至肿瘤供血动脉,避免药物经肝、肾等组织时被破坏、排泄,保证肿瘤局部药物浓度,滋养细胞肿瘤患者可将导管直接插入子宫动脉而达到治疗子宫病灶的目的。动脉栓塞主要应用于转移病灶大出血时,通过血管造影可以明确出血部位,达到快速准确阻断血流止血目的。

(一)护理诊断和医护合作性问题

1.潜在的并发症——出血

与动脉插管有可能造成局部出血有关。

2.潜在的并发症——感染

与动脉插管操作有关。

3.生活自理能力受限

与动脉插管治疗期间需绝对卧床有关。

4.营养失调——低于机体需要量

与动脉插管化疗药物反应等有关。

5.知识缺乏

缺乏动脉插管方法及注意事项等相关知识。

6.焦虑

与动脉插管后需制动有关。

(二)计划与实施

1.预期目标

(1)及时发现插管部位的出血,避免发生出血性休克。

(2)及时发现感染征兆,避免发生败血症及感染性休克。

(3)患者住院期间的基本生活需要得到满足。

(4)患者能说出影响营养摄取的原因,并能够掌握应对措施。

（5）患者了解动脉插管的方法,掌握插管后的注意事项及相关知识。

（6）患者紧张心理消失,能积极主动配合治疗及护理。

2.护理措施

（1）动脉插管化疗及栓塞前的准备:对准备行动脉插管的患者,护士应全面了解病情,监测生命体征,并遵医嘱做血尿常规检查及电解质检查。术前 1 日应做碘过敏实验,清洁外阴及腹股沟皮肤,阴毛备皮,防止发生术后感染。插管前日晚嘱患者要注意休息,必要时遵医嘱给予地西泮 5mg 口服。术晨应禁食禁水,并口服苯海拉明 25mg、肌注地西泮 10mg 后送造影室。

（2）动脉插管后护理

1）患者返回病室前,护理人员应做好物品及床单位准备。包括备好电源、动脉输液泵及液体,并正确安装备用。床单位应更换清洁被服。

2）患者返回病室后要立即接通动脉插管,防止插管堵塞,并按医嘱准备好化疗药物进行动脉化疗。同时,护士还应向手术医生了解患者术中情况,是否进行动脉栓塞等,以制定具有针对性的护理措施。

3）动脉插管化疗患者要绝对卧床休息,特别是插管侧肢体要禁止移动,以防止导管移位而引起并发症。护士应每日观察患者穿刺点有无渗血、红肿等改变;观察会阴部及臀后部皮肤有无红、热及皮疹;观察双侧肢体的温度及颜色是否正常;观察足背动脉搏动情况及双侧是否一致。发现异常情况时,应及时通知医生并积极处理。

4）患者动脉插管化疗期间要加强生活护理,满足患者的基本生活需要。协助患者沿身体纵轴进行轴向翻身,以保证插管位置稳定,防止因插管位置移动影响化疗效果及增加副反应甚至并发症。

5）穿刺部位应隔日换药 1 次,换药时要严格无菌操作,动作轻柔,避免操作时触碰导管而引起移位。换药时要注意观察穿刺点局部有无感染迹象。护士应每日给患者测体温 3 次并测量血压 1 次。

（3）拔除动脉插管后的护理:拔除动脉插管后,穿刺点加压包扎 24 小时,患者仍需绝对卧床休息,此时注意观察患者穿刺部位敷料有无渗血及足背动脉搏动情况、双侧肢体温度、颜色等变化。

3.健康指导

（1）插管前指导:动脉插管化疗前,护士应向其讲解插管操作的方法及插管后的注意事项,如插管后肢体制动的重要性,如何保持插管侧肢位置。教会患者沿身体纵向翻身的方法,及如何在床上大小便等。

（2）插管期间的饮食指导:动脉插管患者饮食上除与化疗患者相同以外,主要注意饮食中应粗细搭配,保持大便通畅。如患者应用氨甲蝶呤化疗,还应保持足够的饮水量。

（三）护理评价

患者在动脉插管化疗期间,未发生感染及出血等并发症,同时插管位置保持良好,未发生血栓及栓塞,双侧足背动脉搏动良好并保持一致;患者未发生因护理工作不当引起的并发症或意外;基本生活需要得到满足;完成相应的各项治疗及护理措施。

第九章 妇科内分泌疾病的护理

妇科内分泌疾病为妇科常见疾病,是由于女性神经内分泌系统调节紊乱所引起的,多表现为子宫异常出血和(或)伴发某些异常症状,但全身及内外生殖器官均无器质性病变。常见疾病有功能失调性子宫出血、经前期综合征、闭经、围绝经期综合征等。

第一节 功能失调性子宫出血

一、概述

功能失调性子宫出血(简称功血),主要表现为反复的不正常的子宫出血,为妇科的常见病。它是由于调节生殖的神经内分泌机制紊乱所引起的,而不是全身及内外生殖器官有器质性病变。功血可发生于月经初潮至绝经期的任何年龄,50%的患者发生于绝经前期,30%发生于育龄期,20%发生于青春期。常表现为月经周期长短不一、经期延长、经量过多、甚至不规则阴道流血。功血可分为排卵性功血和无排卵性功血两类,约85%的患者属于无排卵性功血。

二、病因及分类

(一)无排卵性功能失调性子宫出血

无排卵性功血多见于青春期和围绝经期妇女,也可发生于生育期妇女。

1.青春期

青春期无排卵性功血的发生是由于下丘脑-垂体-卵巢轴调节功能尚未健全,使下丘脑-垂体对雌激素的正反馈反应异常所致。

2.围绝经期

围绝经期无排卵性功血的发生是由于卵巢功能逐渐衰退,卵泡几乎耗竭,卵巢对促性腺激素的敏感性降低或下丘脑-垂体对性激素正反馈调节的反应性降低所致。

3.育龄期

育龄期无排卵性功血的发生可因内、外环境中的某些刺激所引起。如可因精神紧张、恐惧、气候和环境骤变、过度劳累、营养不良等引起短暂的无排卵性功血,也可因肥胖、多囊卵巢综合征、高泌乳素血症等长期存在的因素引起持续性无排卵性功血。

(二)排卵性功能失调性子宫出血

多发生于育龄期妇女。患者卵巢虽有排卵,但黄体功能异常。排卵性功血分为黄体功能不足和子宫内膜不规则脱落两种类型。

1.黄体功能不足

黄体功能不足时,卵泡期的 FSH 分泌不足,卵泡发育迟缓,雌激素分泌减少,从而对垂体及下丘脑的正反馈不足,致使黄体期 LH 分泌不足,黄体发育不全,孕激素分泌减少,使子宫内膜分泌反应不足,造成黄体功能不足性排卵性功血。

2.子宫内膜不规则脱落

子宫内膜不规则脱落者中,患者虽有排卵,且黄体发育良好,但由于下丘脑-垂体-卵巢轴调节功能紊乱或黄体机制异常,造成黄体萎缩过程延长,导致子宫内膜不能如期完整脱落,发生子宫内膜不规则脱落性排卵性功血。

三、护理评估

(一)健康史

询问患者的年龄、月经史、婚育史,详细询问出血病史,如出血时间、出血量、出血持续时间、出血性状,包括出血前是否有停经史等。评估患者的工作、学习、生活是否满意,以掌握是否因发生意外事件、精神紧张、忧虑、考试竞争、环境骤变、过度劳累等对性腺轴不良刺激的情况。了解患者是否有此病史,是否有其他的慢性病史如血液病、肝病、糖尿病、甲状腺功能亢进症或减退症等,以往曾治疗此病的治疗方案、疗效和副作用等。

(二)临床表现

1.无排卵性功能失调性子宫出血

主要表现为月经周期或经期长短不一,出血量异常。有时,先有数周或数月停经,然后有大量阴道流血,持续 2～3 周或更长时间,不易自止。也有长时间少量出血,但淋漓不尽。经期无下腹痛,常伴有贫血,妇科检查无异常。

2.排卵性功能失调性子宫出血

一般表现为月经周期正常或缩短,但经期延长。

黄体功能不足时,月经周期可缩短至 3 周,且经期前点滴出血。有时月经周期虽在正常范围内,但卵泡期延长,黄体期缩短,以致患者不易受孕或在孕早期流产。

子宫内膜不规则脱落时,月经周期正常,但经期延长达 9～10 日,且出血量较多,后几日常表现为出血量少但淋漓不尽。

(三)辅助检查

1.诊断性刮宫

诊断性刮宫,又称诊刮术,一方面能刮取内膜组织送病理检查,明确诊断;另一方面可将内膜全部刮净,以达到止血的目的。因此,诊刮术兼有诊断和治疗的作用。

诊刮时须注意宫腔大小、形态、宫壁的光滑程度,刮出组织的性质和量,须搔刮整个宫腔,尤其是两宫角,以排除子宫内膜病变。

需了解排卵或黄体功能时,应在经前期或月经来潮 6 小时内刮宫。病理检查报告子宫内膜见增生期反应或增生过长,无分泌期,提示为无排卵性功血;病理检查报告子宫内膜见分泌期反应,提示黄体功能不足。需了解子宫内膜脱落情况时,应在月经第 5 日刮宫。病理报告子宫内膜仍见到分泌期反应,且与出血期和增生期内膜并存,提示为子宫内膜不规则脱落。需止血时,则任何时间都可刮宫。

2.基础体温测定

基础体温测定是观察排卵的最简易可行的方法。基础体温呈单相型,提示无排卵。基础体温呈双相型,但排卵后体温上升缓慢且幅度偏低,升高时间较短,9～11 日即下降,提示黄体

189

功能不全。基础体温呈双相型,但下降缓慢,提示黄体萎缩不全,子宫内膜不规则脱落。

3.宫颈黏液结晶检查

月经前出现羊齿状结晶,提示无排卵。

4.阴道脱落细胞涂片检查

阴道脱落细胞涂片检查于月经前见底层细胞增生,表层细胞出现角化,整个上皮的厚度增加,此为雌激素中、重度影响的现象,提示为无排卵性功血。如见到脱落的阴道上皮细胞为中层或角化前细胞,但缺乏典型的细胞堆集和皱褶,此为孕激素不足的现象,提示黄体功能不足。

5.激素测定

可通过血、尿标本测定体内的性激素和神经内分泌激素,了解下丘脑-垂体-卵巢轴的功能。

6.宫腔镜检查

宫腔镜检查可见到子宫内膜的情况、宫腔表面的光滑程度,此外,还可在直视下选择病变区域进行活检,比盲目地刮取内膜的诊断方法价值更高。

(四)心理社会评估

青春期的患者一怕影响学业,二是可能因害羞而不及时就诊,反而因长期大出血产生焦虑和无助感。育龄期的患者总认为下次会好转而一拖再拖,往往是严重贫血晕倒后才被家属急送医院,之后可能又因住院治疗影响工作、增加开支、同时无人照顾家中子女而不安心住院治疗。更年期的患者则可能因担心是否会恶变而到处咨询。

(五)治疗原则

1.无排卵性功血的治疗原则为

青春期患者以止血、调整月经周期,促进排卵为主;围绝经期患者以止血和调整月经周期为主。

(1)止血:需根据出血量采用适当的药物、剂量和用药方法。对于出血量少的患者,使用最低有效剂量性激素,减少药物副反应;对出血量多者,要求在用药后 8 小时内显效,24～48 小时内止血,用药剂量较大。

1)药物止血

a.雌激素:应用大剂量雌激素可迅速促使子宫内膜生长,短期内修复创面而止血,适用于血红蛋白低于 70g/L 的患者,主要用于青春期功血。止血的有效剂量与患者的内源性雌激素水平有关,具体用药量可根据出血量决定。急性大量出血时应采用大剂量雌激素止血,止血后,按每 3 日递减原剂量 1/3,随后维持在每日 1mg 达止血后 20 日,同时积极纠正贫血。

b.孕激素:孕激素止血的机制是使雌激素作用下持续增生的子宫内膜转化为分泌期,并对抗雌激素的作用,使内膜不再增厚。停药后子宫内膜脱落较完全,可起到药物性刮宫的作用,从而达到止血的目的。适用于血红蛋白大于 70g/L 的功血患者。流血应在用药后 3 日内停止,随后递减,每 3 日减 1/3 量,以后维持到止血后 20 日止,停药后 3～7 日发生撤药性出血。

c.雄激素:适用于围绝经期的功血。雄激素有拮抗雌激素的作用,能增强子宫平滑肌及子宫血管的张力,减轻盆腔充血,从而减少出血量。同时,雄激素的使用还可改善围绝经期妇女性欲降低的症状。但因雄激素不能立即改变子宫内膜脱落的过程,也不能迅速修复内膜,故单独应用效果不佳。

　　d.联合用药:性激素联合用药的止血效果优于单一用药。对于青春期功血,在使用孕激素时同时配伍小剂量雌激素,可减少孕激素的用量,并防止突破性出血。绝经过渡期功血,在孕激素止血的基础上可配伍雌激素、雄激素效果较好。

　　2)诊断性刮宫:围绝经期功血的患者在用激素治疗前宜常规行诊刮术,以排除宫腔内器质性病变。刮出的子宫内膜需送病理检查,可协助明确诊断和指导用药。但对未婚者不宜选用诊断性刮宫。

　　(2)调整月经周期:使用性激素人为地控制出血量,并形成有规律的月经周期,是治疗功血的一项过渡性措施,其目的为暂时抑制患者自身的下丘脑-垂体-卵巢轴,借以恢复正常月经的内分泌调节。另一方面,性激素可直接作用于生殖器官,使子宫内膜发生周期性变化,能按预期时间脱落,且出血量不多。在调整阶段,患者能摆脱因大出血而带来的精神上的忧虑或恐惧,同时有机会改善患者的机体状况。一般连续用药 3 个周期。常用的调整月经周期的方法包括以下几种。

　　1)雌、孕激素序贯法:即人工周期,通过模拟自然月经周期中卵巢的内分泌变化,使子宫内膜发生相应变化,引起周期性脱落。适用于青春期或生育期功血患者。一般于出血第 5 日起连续服用雌激素 21 日,于服药第 11 日加服孕激素,两种药物同时停药,一般于停药后 3～7 日出血。于出血第 5 日重复用药,一般用药 2～3 个周期后部分患者可恢复自发排卵,建立正常月经。如正常月经未建立,可重复上述治疗。

　　2)雌、孕激素合并应用:此法开始即用孕激素,限制雌激素的促内膜生长作用,使撤药性出血逐步减少,其中雌激素可预防治疗过程中孕激素突破性出血。适用于生育年龄功血内源性雌激素水平较高或围绝经期功血的患者。常低剂量用药,如口服避孕药自血止周期撤药性出血第 5 日起每晚 1 片,连服 21 日,一周为撤药性出血间隔,连续 3 个周期为一个疗程。对停药后仍未能建立正常月经周期者,可重复上述联合疗法。

　　(3)促进排卵:青春期功血经过调整周期药物治疗几个疗程后,通过雌、孕激素对中枢的反馈调节作用,部分患者可恢复自发排卵。促排卵治疗适用于无排卵且有生育要求的患者,青春期患者一般不使用,常用氯米芬,该药可在下丘脑竞争性结合雌激素受体,产生抗雌激素的作用。通过抑制内源性雌激素对下丘脑的负反馈,诱导促性腺激素释放激素的释放而诱发排卵,适用于体内已有一定水平的雌激素但不排卵,且有生育要求的功血患者。本药不宜长期连续服用,否则可能发生卵巢过度刺激综合征,卵巢增大,形成囊肿。

　　2.排卵性功血的治疗原则

　　以调整黄体功能为主。

　　(1)黄体功能不足

　　1)促进卵泡发育:针对发生的原因,调整性腺轴的功能,促使卵泡发育和排卵,以利于形成正常的黄体。首选氯米芬,适用于黄体功能不足卵泡期过长的患者。

　　2)黄体功能刺激疗法:常用 hCG 以促进和支持黄体功能。于基础体温上升后开始,hCG2000～3000U 隔日肌注,共 5 次。

　　3)黄体功能替代疗法:于排卵后开始应用黄体酮10mg,每日肌注,共 10～14 日,以补充黄体分泌不足的黄体酮,用药后月经周期正常,出血量减少。

(2)子宫内膜不规则脱落

1)孕激素:调节下丘脑-垂体-卵巢轴的反馈功能,使黄体及时萎缩,内膜较完整脱落。方法:排卵后第 1～2 日或下次月经前第 10～14 日开始,黄体酮 20mg,每日肌注或甲羟黄体酮(安宫黄体酮)10mg,口服 5 日。

2)hCG:有促进黄体功能的作用。用法同黄体功能不足。

四、护理诊断和医护合作性问题

1.精神困扰

与身心发育尚未成熟有关。

2.照顾者角色障碍

与照顾者健康欠佳有关,与照顾者的应对方式有关。

3.知识缺乏

缺乏对疾病的认识。

4.潜在的并发症——失血性休克

与长期月经紊乱、出血量多有关。

5.有感染的危险

与严重贫血、第二道防线不完善、月经淋漓不尽、未修复的内膜过久地暴露于环境的机会增加等有关。

五、计划与实施

(一)预期目标

(1)向患者讲解本病的诊断依据及经过,患者能接受目前的疾病诊断。

(2)经过有关对本病的医学知识的了解和健康教育后,患者摆脱了精神困扰,愿意参与治疗。

(3)与患者及家属共同商量在住院期间依靠社会支持系统暂时照顾其家庭事务后,患者和家属乐意接受援助的方式,患者能安心住院治疗。

(4)经过积极的治疗,保证营养的摄入,患者未发生失血性休克。

(5)加强会阴护理,教会患者自我清洁的卫生技能,患者未发生生殖道感染。

(二)计划与实施

(1)针对主动限制摄入量、正在减肥的患者,让其明白短期性激素的治疗不同于长期肾上腺皮质激素治疗,不会引起发胖,以及接受正规治疗与健康的辩证关系。并纠正有些人因偏食习惯而造成的营养不良,让其懂得长期营养不良是诱发本病的因素之一。

(2)针对照顾者角色障碍的患者,让其懂得住院能得到最快最好的治疗,因而能最有效地治愈功血,才能早日恢复健康。说服患者和家属主动寻找能帮助患者照顾家务的社会支持系统及人员(如亲朋好友、街坊邻居、领导同事、子女的教师等)。

(3)针对害怕误诊的患者,对其详细讲解本病的发病经过及症状,教会其阅读实验室报告,讲解报告的临床意义,并帮助其识别排除恶变的症状。甚至可将有关书籍借给其仔细阅读理解,或请主治医生再次与患者讲解病情及诊断依据。

(4)记录出血量:嘱患者保留卫生巾、尿垫及内裤等便于准确估计失血量,为及时补充体液和血液提供依据。对严重出血的患者需按时观察血压、脉搏、呼吸、尿量,并督促其卧床休息,起床需医务人员或家属搀扶,以防发生晕倒而受伤。同时做好配血、输血的准备。如发生出血性休克时,积极配合医生进行抗休克治疗。

(5)正确给药:严格执行性激素给药的护理措施:①重点交班,治疗牌醒目标记;②按量按时给药,不得随意停药或漏药,让患者懂得维持血液内药物浓度的恒定,是避免造成意外的阴道出血的基础;③大剂量雌激素止血必须按规定在血止后开始减量,每 3 日减去原剂量的 1/3量;④让患者懂得药物维持量是以停药后 3～5 日发生撤药性出血,和上一次月经时间为参考依据而制定的,要坚持服完维持量;⑤告知患者及家属,若治疗期间有不规则阴道出血,应及时汇报值班护士或医生,必须立即做出处理。

(6)预防感染:做好会阴护理,并教会患者使用消毒的卫生巾或会阴垫,保持内裤和床单的清洁,每晚用 1∶5000 高锰酸钾液清洁外阴,以防逆行感染。观察与生殖器感染有关的体征,如宫体压痛,卫生巾、外阴有无臭味及体温、脉搏、呼吸、白细胞计数和分类的报告。一旦有感染症状,及时与医生联系,加用抗生素治疗。

(7)补充营养:成人体内大约每100ml 血液含铁 50mg。因此每日应从食物中吸收 0.7～2.0mg 铁,功血患者更应增加铁剂的摄入量。根据患者喜爱的食品,推荐富铁剂的食谱,如青春期患者可多食猪肝、禽蛋类食品;更年期患者则可多食鱼虾、新鲜水果和蔬菜类等低胆固醇高铁剂的食品。

下列食品中含铁剂 0.7～2.0mg:牛奶 700～2000g、瘦猪肉 29～83g、猪肝 3～8g、鸭蛋 22～63g、带鱼 63～182g、鲤鱼 44～125g、苋菜 15～42g、黄豆 6～18g、榨菜 10～30g、土豆 77～222g、黄瓜或西红柿 175～500g。同时再注意添加维生素 C 和蛋白质,以促进患者尽可能地在短期内纠正贫血。

(三)健康指导

针对不同年龄段的患者讲解其发病的机制、国内外对此病的最新研究信息、正规治疗的整体方案、疗程的时间,同时写出书面的用药方法及时间表,尤其强调擅自停药或不正规用药的副作用,从而保证患者能正确进行药物治疗。

六、护理评价

青春期患者愿意接受治疗。育龄期患者得到社会支持系统的帮助后,能安心住院治疗。围绝经期患者能讲述本病大致的发病机制和临床表现,积极配合治疗。患者能陈述营养不良与本病发生的关系,并能执行推荐的食谱。患者未发生失血性休克,未发生生殖道或全身的感染。

第二节　经前期综合征

一、概述

经前期综合征是指在月经前周期性发生的影响妇女日常生活和工作的、涉及躯体、精神和行为的症候群,月经来潮后可自行消失。该病多见于 25~45 岁妇女,发病率为 30%~40%,严重者占 5%~10%。伴有严重情绪反应的经前综合征称为经前焦虑性障碍,经前焦虑性障碍的诊断应由心理医生完成。

二、病因

经前期综合征的病因尚不明确,可能与卵巢激素比例失调、中枢神经递质异常、缺乏维生素 B_6 以及社会精神因素有关。

1.卵巢激素比例失调

有学者认为在黄体后期,患者体内孕激素不足或组织对孕激素敏感性失常、雌激素水平相对过高,会引起水钠潴留,致使体重增加。但近年研究发现,单独补充孕激素不能有效缓解症状,因此认为该症状可能与黄体后期雌、孕激素撤退有关。临床上通过补充雌、孕激素以减轻性激素的周期性波动,可有效缓解该症状。

2.中枢神经递质异常

黄体后期,血循环中的类阿片肽浓度降低,会引起患者出现紧张、焦虑、易激动、攻击行为等神经、精神、行为方面的症状。

3.缺乏维生素 B_6

维生素 B_6 是合成多巴胺和 5.羟色胺的辅酶。若缺乏维生素 B_6 会引起女性在黄体晚期和经前期血中多巴胺和 5-羟色胺水平下降,引发精神、神经方面症状。

4.社会精神因素

临床发现,经前期综合征患者对安慰剂的反应率很高,同时发现患者的紧张情绪会使原有症状加重。因此提示该病与患者的精神心理和社会环境之间有明显的相关性。

三、护理评估

(一)健康史

评估患者既往在生理和心理方面的疾病史,既往的妇科、产科病史等。以排除精神疾病和其他器官疾病所引起的水肿等。

(二)临床表现

症状有周期性和自止性两个特点,多于月经前 1~2 周出现,逐渐加重,至月经前最后 2~3 日最为严重,月经来潮后症状明显减弱或消失。

1.躯体症状

躯体症状多表现为头痛、乳房胀痛、腹部胀满、体重增加、颜面及四肢水肿、运动协调功能减退等。

2.精神症状

精神症状常见易怒、焦虑、抑郁、情绪不稳定、疲乏以及饮食、睡眠和性欲改变。

3.行为改变

行为改变可见思想不集中、工作效率低、记忆力减退,严重者有意外事故倾向,甚至有犯罪行为或自杀意图。

(三)诊断检查

患者全身检查见水肿体征,但妇科检查无异常。必要时需进行相关检查,以排除心、肝、肾等疾病引起的水肿。也可同时记录基础体温,了解症状的出现与卵巢功能的关系。

(四)心理社会评估

经前期综合征患者常有精神、神经症状,应详细评估患者的社会心理状态,了解其紧张、焦虑、沮丧、不安等不良情绪的严重程度。对于严重者,需注意并及时发现和制止患者的自杀行为或叛逆性行为。

(五)治疗

经前期综合征患者的治疗原则为首先采用心理疏导及调整生活状态治疗,必要时给予药物对症治疗。

1.心理治疗

运用心理疏导和安慰的方法,使患者调整心理状态、精神放松,这也有利于症状的缓解。

2.调整生活状态

指导患者健康的生活方式。适当的体育锻炼有利于精神的放松;咖啡和浓茶可诱发紧张情绪,在经前期应减少饮用;限制钠盐的摄入也可改善水钠潴留的现象。

3.药物治疗

可根据医嘱给予利尿、镇静、镇痛的药物,对症治疗。

四、护理诊断和医护合作性问题

1.焦虑

与周期性经前期出现不适症状有关。

2.体液过多

与雌、孕激素比例失调有关。

3.疼痛

与精神紧张有关。

五、计划与实施

(一)预期目标

(1)患者在月经来潮前及月经期能够消除焦虑。

(2)患者在月经来潮前及月经期疼痛减轻。

(3)患者能够叙述水肿的原因和预防水肿的方法。

(二)计划与实施

1.心理支持

向患者及其家属讲解可能造成经前期综合征的原因,帮助患者调整心理状态、认识疾病并建立治愈的勇气及信心;同时使患者家属理解和支持患者,帮助其一同积极配合治疗过程。

2.饮食和运动指导

协助患者制定均衡的饮食,保证营养。对于有水肿者,应限制钠盐的摄入;对于精神紧张者,应减少咖啡、浓茶、酒精等的摄入。指导患者补充富含维生素 B_6 的食物,如猪肉、牛奶、蛋黄及豆类食品等。

3.药物治疗

向患者讲解每种药物的作用、使用方法及可能出现的副作用,指导患者正确使用药物。常用的利尿药物有螺内酯,对血管紧张素有直接抑制作用,可缓解水钠潴留现象,对精神症状也有效。常用的镇静药物有阿普唑仑,适用于有明显焦虑症状的患者。抗抑郁药物有氟西汀,可缓解抑郁情绪和行为,但对躯体症状疗效不佳。维生素 B6 也可通过调节自主神经系统与下丘脑-垂体-卵巢轴的关系,缓解抑郁情绪。此外,对于乳房胀痛伴高泌乳素血症的患者,可服用溴隐亭缓解症状。少数患者用药后有恶心、头痛、头晕、呕吐、疲乏、阵发性心动过速等不良反应,餐后服药可减轻不良反应。

(三)健康指导

向患者讲解有关经前期综合征的知识,减轻或消除患者的紧张情绪,建立战胜疾病的信心。同时,指导患者建立正确的生活方式,保证均衡的饮食和适当的体育锻炼,建立积极向上的健康心态。教会患者应对压力的技巧,如腹式呼吸、渐进性肌肉放松技巧等,以应对不良情绪反应。对于需要药物治疗的患者,应详细讲解每种药物的用途、用法及可能出现的不良反应,以积极的心态接受药物治疗。

六、护理评价

患者正确面对在月经来潮,在月经来潮前及月经期消除焦虑感,没有出现经前期综合征的症状。患者在月经来潮前及月经期疼痛减轻。患者能够叙述水肿的原因和预防水肿的方法,水肿体征减轻。

第三节 闭经

一、概述

月经停止 6 个月即称闭经,它是妇科疾病的一种常见症状,而不是疾病。临床上通常把闭经分为原发性和继发性两类。原发性闭经是指女性年满 14 岁而无月经及第二性征发育或年满 16 岁,虽有第二性征发育,但无月经来潮者,约占 5%;后者是指曾有规律的月经周期,后因某种病理性原因而使月经停止 6 个月以上者,约占 95%。

根据发生的原因,闭经又可分为生理性和病理性两类。凡青春期前、妊娠期、哺乳期和绝经期后的停经,均属生理性闭经;因下丘脑-垂体-卵巢性腺和靶器官子宫,任何一个环节发生问题,而导致的闭经称为病理性闭经。

二、病因及分类

正常月经周期的建立与维持依赖于下丘脑-垂体-卵巢轴的神经内分泌调节和靶器官子宫内膜对卵巢性激素的周期性反应。因此,如果其中任何一个环节功能失调都会导致月经紊乱,严重时发生闭经。根据闭经的常见原因,闭经按病变部位可分为以下几种。

(一)子宫性闭经

闭经的原因在子宫,即月经调节功能正常,卵巢亦正常,但子宫内膜对卵巢性激素不能产生正常的反应。常见的子宫性闭经原因包括子宫发育不全或缺如、子宫内膜炎、子宫内膜损伤或粘连、子宫切除后、子宫腔内放射治疗后等。

(二)卵巢性闭经

闭经的原因在卵巢,即因卵巢发育异常,或卵巢功能异常使卵巢的性激素水平低下,不能作用于子宫内膜发生周期性变化所致的闭经。如先天性卵巢未发育或仅呈条索状无功能的实体、卵巢功能早衰、卵巢切除后、放射治疗后组织破坏、卵巢功能性肿瘤等导致的均为卵巢性闭经。

(三)垂体性闭经

病变主要在垂体,即垂体前叶器质性病变或功能失调,影响促性腺激素的分泌,继而导致卵巢性闭经。如垂体梗死的希恩综合征、原发性垂体促性腺功能低下、垂体肿瘤等所致的为垂体性闭经。

(四)下丘脑性闭经

下丘脑性闭经是最常见的一类闭经,因中枢神经系统——下丘脑功能失调而影响垂体,继而引起卵巢性闭经。

常见的原因包括:环境骤变、精神创伤等外界不良的精神或神经刺激因素,作用于下丘脑-垂体-卵巢轴,影响卵泡成熟导致闭经;神经性厌食和长期消耗性疾病造成严重营养不良,影响下丘脑合成和分泌 GnRH 与生长激素,进而抑制促性腺激素,使性腺功能下降所致的原发性或继发性的闭经;下丘脑的生乳素抑制因子或多巴胺减少或 GnRH 分泌不足所致的闭经溢乳综合征;下丘脑-垂体-卵巢轴的功能紊乱,LH/FSH 比率偏高,卵巢产生的雄激素太多,而雌激素相对较少所致的无排卵性多囊卵巢综合征的闭经;运动员剧烈运动后 GnRH 分泌减少,肌肉/脂肪比率增加或总体脂肪减少使月经异常,进而导致闭经;甲状腺功能减退,肾上腺皮质功能亢进,肾上腺皮质肿瘤等其他内分泌功能异常所致的闭经。

三、护理评估

(一)健康史

详细记录患者初潮年龄、月经周期、经期、经量。对青春期患者深入了解闭经发生的时间和经过,曾经接受过哪些治疗及疗效,并且区分原发性或继发性的闭经,询问自幼生长发育过程中是否有先天性缺陷或其他疾病,以及其家族史。对生育期患者详细了解生育史,尤其是闭经前是否有产后大出血史,是否与产后并发症有关,发病前有无任何导致闭经的外界不良因素的刺激,如精神因素、环境改变或各种疾病和服药情况等。

(二)身心状况

对患者进行全身体格检查,包括身高、体重、四肢与躯干的比例、发育状况、有否畸形,评估患者的五官生长特征,观察患者精神状态、智力发育、营养和健康状态。此外,进行妇科检查,了解内外生殖器的发育情况,是否有先天性缺陷、畸形,第二性征的发育是否正常,如毛发分布、乳房发育,是否有乳汁分泌等。

虽然闭经患者常无不适的症状,但精神压力却较大。生殖器发育不良的青春期女性,忧虑今后不能结婚或不能生育。已婚育的妇女害怕因发病导致性欲下降,影响正常的性生活,破坏夫妻感情。大多数患者都因病程较长或反复治疗效果不佳,甚至得不到亲人的理解而感到悲哀、沮丧,因而对治疗失去信心。严重者可因疾病影响食欲、睡眠,造成不良情绪使病情加重。

（三）辅助检查

1.子宫功能检查

（1）可采用诊断性刮宫和子宫内膜活组织检查，或通过孕激素试验、雌激素试验引起撤药性出血，以了解子宫内膜对卵巢性激素周期性变化的反应。

（2）子宫输卵管碘油造影，可了解子宫腔的形态、大小及输卵管通畅情况，也能诊断生殖系统发育不良、畸形等病变。

（3）内腔镜检查，可在直视下观察子宫、输卵管和卵巢的外形，明确子宫腔和内膜的病变，取内膜组织送病理检查，可诊断结核、宫腔粘连等。

2.卵巢功能检查

（1）测定基础体温，在月经周期的后两周基础体温较前升高 0.3～0.5℃，呈双相型，提示卵巢内有排卵和黄体形成。

（2）阴道脱落细胞检查，表层细胞的百分率越高则提示雌激素的水平越高。

（3）子宫颈黏液结晶检查，羊齿状结晶越明显，越粗则提示雌激素水平越高；见成排的椭圆体，则提示在雌激素基础上已有孕激素的作用。

（4）测定血中雌、孕激素含量的高低，可提示卵巢功能情况。

3.垂体功能检查

（1）进行血 FSH、LH、PRL 放射免疫测定。PRL 大于 25mg/ml 时，需作头颅 X 线或 CT 检查，排除垂体肿瘤。月经周期中 FSH 大于 40IU/L，提示卵巢功能衰竭。LH 大于 25IU/L，应高度怀疑多囊卵巢。当 FSH、LH 均小于 5IU/L，提示垂体功能减退，病变可能在垂体或下丘脑。

（2）垂体兴奋试验，即注射促黄体素释放激素后，LH 含量升高，提示病因在下丘脑或以上部位；如注射后 LH 值不上升，则提示病因可能在垂体。

（3）蝶鞍 X 线摄片或 CT 检查能明确垂体肿瘤。

4.其他检查

血 T_3、T_4、促甲状腺素（TSH）值异常，提示闭经可能与甲状腺功能异常有关。如尿 17-酮、17-羟类固醇或血皮质醇值异常，则闭经可能与肾上腺功能异常有关。

（五）处理原则

（1）纠正全身健康状况，积极治疗慢性病。

（2）针对病因治疗。

（3）性激素替代疗法

1）小剂量雌激素周期治疗：促进垂体功能，分泌黄体生成素，使雌激素升高，促进排卵。

2）雌、孕激素序贯疗法：抑制下丘脑-垂体轴的作用，停药后可能恢复月经并出现排卵。

3）雌、孕激素合并治疗：抑制垂体分泌促性腺激素，停药后出现反跳作用，使月经恢复及排卵。

4）诱发排卵：卵巢功能未衰竭，又希望生育的患者，可根据临床情况选用促排卵的药物。

（4）溴隐亭的应用：适用于高催乳激素血症患者，其作用是抑制促催乳激素以减少催乳激素的分泌。

四、护理诊断和医护合作性问题

1.自我形象紊乱

与较长时期的闭经有关。

2.功能障碍性悲哀

与治疗效果反复,亲人不理解有关。

3.社交障碍

与闭经引起的自我概念紊乱有关。

4.营养失调——低于机体的需要量

与不合理的节食有关。

五、计划与实施

(一)预期目标

(1)患者懂得闭经的发生、治疗的效果与本人的精神状态有较密切的关系,逐渐克服自卑感,最终能战胜自我,重塑自我。

(2)患者家属理解闭经治疗的复杂性和患者的心情变化,学会更细微体贴地关心患者。

(3)患者懂得营养不良与闭经的关系,放弃不合理的节食,配合诊治方案。

(二)计划与实施

1.建立良好护患关系

对患者表示同情并取得患者的信赖,鼓励患者袒露心声,如对治疗的看法、对自我的评价、对生活的期望、面临的困难等。

2.查找外界因素

引导患者回忆发病前不良因素的刺激,指导患者调整工作和生活节奏,建立患者认可的体育锻炼计划,增强适应环境改变的体能,学会自我排泄心理抑郁和协调人际关系的方法。

3.指导合理用药

对于需要药物治疗的患者,向其说明每个药物的作用、服法、可能出现的副作用等,并具体写清服药的时间、剂量和起止日期,直到患者正确掌握用药方法。

(三)健康指导

向患者讲解医学知识,耐心讲述闭经发病原因的复杂性、诊断步骤的科学性、实施检查的阶段性。对有接受能力的患者,可用简图表示下丘脑-垂体-卵巢性腺轴产生月经的原理,用示意图说明诊断步骤、诊断意义和实验所需的时间,使患者理解诊治的全过程,并能耐心地按时、按需接受有关的检查。

六、护理评价

患者能得到家人的理解和关心,其压抑、自卑感逐渐有所改善,最终能战胜自我。患者清楚诊断全过程,认真配合完成各项辅助检查。患者不断地克服不良的工作、生活、饮食习惯,患者的心身状态得到改善,有信心坚持长期治疗。

第四节　围绝经期综合征

一、概述

绝经是指永久性无月经状态,是因为卵巢功能停止所致。绝经的判断是回顾性的,停经后 12 个月随诊方可判断绝经,是每一个妇女必然经历的生理时期。据统计,目前我国妇女的平均绝经年龄,城市妇女为 49.5 岁,农村妇女为 47.5 岁。绝经提示卵巢功能衰退,生殖功能终止。妇女卵巢功能的衰退呈渐进性,一直以来人们常用"更年期"一词来形容这一渐进的变更时期,但由于更年期定义含糊,1994 年 WHO 提出废弃"更年期"一词,推荐采用"围绝经期"一词。围绝经期是女性从性成熟期逐渐进入老年期的过渡阶段,包括绝经前期、绝经过渡期和绝经后期。

绝经过程中,由于卵巢功能衰退、雌激素缺乏常可导致妇女出现一系列的症状和体征,严重影响生活质量。约 1/3 的围绝经期妇女能以神经内分泌的自我调节适应新的生理状态,一般无特殊症状;但 2/3 的妇女会出现一系列性激素减少所引起的自主神经功能失调和精神神经等症状,称为围绝经期综合征。绝经可分为自然绝经和人工绝经。自然绝经是指卵巢内卵泡用尽或剩余的卵泡对促性腺激素丧失了反应,卵泡不再发育和分泌雌激素,不能刺激子宫内膜生长,导致绝经。人工绝经是指手术切除双侧卵巢或用其他方法停止卵巢功能,如放射治疗和化疗等。人工绝经者更易发生围绝经期综合征。

自 20 世纪 50 年代起,许多国家对绝经后激素治疗进行了大量的研究。目前,有些国家已广泛应用激素治疗有症状的围绝经期妇女,还用于无症状的绝经后妇女,以达到预防疾病、提高生命质量和延长寿命的目的。

二、围绝经期的内分泌变化

妇女在围绝经期变化最早的是卵巢功能衰退,而后出现下丘脑和垂体功能的下降。进入围绝经期,卵巢的体积、重量均变小,血供减少,卵巢皮质变薄,所剩无几的原始卵泡也对促性腺激素不敏感,卵泡成熟受阻,卵巢逐渐停止排卵,雌激素水平下降,而促性腺激素分泌增加,但 FSH/LH 值仍小于 1。绝经后,卵巢几乎停止分泌雌激素,只分泌雄激素,促性腺激素水平逐渐上升,而 FSH 上升比 LH 更明显,使 FSH/LH 值大于 1。老年期,雌激素稳定于低水平,促性腺激素也略微下降。

1.雌激素

卵巢功能衰退最早的征象是卵泡对 FSH 敏感性降低,FSH 水平升高。绝经过渡早期雌激素水平波动很大,甚至高于正常卵泡期水平。系因 FSH 升高对卵泡过度刺激引起雌二醇过多分泌所致。整个绝经过渡期雌激素水平并非逐渐下降,只是在卵泡停止生长发育时,雌激素水平才急速下降。绝经后由于卵巢萎缩,卵巢不再分泌雌激素,妇女循环中的雌激素来源和性质发生了重要的改变,最重要的循环雌激素是雌酮。绝经后血中雌二醇水平明显降低。

2.黄体酮

绝经过渡期卵巢尚有排卵功能,仍有黄体酮分泌,但因卵泡期延长,黄体功能不良,导致黄体酮分泌减少,绝经后无黄体酮分泌。

3.雄激素

绝经后雄激素来源于卵巢间质细胞及肾上腺,总体雄激素水平下降。其中雄烯二酮主要来源于肾上腺,含量仅为育龄妇女一半。卵巢主要产生睾酮,由于升高的 LH 对卵巢间质细胞的刺激增加,使睾酮水平较绝经前增高。

4.促性腺激素

绝经过渡期 FSH 水平升高,呈波动型,LH 仍在正常范围,FSH/LH 仍<1。绝经后雌激素水平降低,对下丘脑与垂体的负反馈作用削弱,刺激垂体释放 FSH 和 LH 增加,其中 FSH 升高较 LH 更显著,FSH/LH>1。绝经后 2～3 年,血清中 FSH 水平较正常育龄妇女卵泡期增加 10～15 倍,LH 水平也增加约 3 倍,此后这两种促性腺激素水平不再上升,并随着年龄的增长有所降低。绝经后 10 年,促性腺激素约下降到最高值的一半。

5.促性腺激素释放激素(GnRH)

围绝经期 GnRH 分泌增加,并与 LH 相平行。

6.抑制素

绝经后妇女血抑制素浓度下降,较雌二醇下降早且明显,可能成为反映卵巢功能衰退更敏感的标志。

三、护理评估

(一)健康史

了解患者的年龄、月经史、围绝经期综合征的症状(如血管舒缩症状是如何表现的,外阴、尿道口是否有干燥甚至感染、萎缩的表现,有无腰背关节酸痛,有无身高下降、易骨折等骨质疏松症状,有无精神、神经方面的改变等)以及既往妇科手术史和放疗史等。

(二)临床表现

围绝经期综合征症状一般持续 2～5 年,甚至 10 余年。

1.月经紊乱及闭经

绝经前有 70% 妇女出现月经紊乱,从月经周期缩短或延长、经量增多或减少,逐渐演变为周期延长、经量减少至闭经。仅少数妇女直接表现为闭经。此期症状的出现取决于卵巢功能状态的波动变化。

2.血管舒缩症状

常见的血管舒缩症状为阵发性潮热、出汗、心悸、眩晕等,这是卵巢功能减退的信号。典型的表现为无诱因、不自主的、阵发性的潮热、出汗,多起自胸部,皮肤阵阵发红,继而涌向头颈部,伴烘热感,随之出汗。持续时间为几秒至数分钟不等,后自行消退。该症状可持续 1～2 年,有时长达 5 年或更长。潮热发作严重影响妇女的工作、生活和睡眠,是绝经后期妇女需要激素治疗的主要原因。

3.精神、神经症状

精神、神经症状常表现为兴奋型和抑郁型两类。兴奋型主要表现为情绪烦躁、多疑、挑剔寻衅、易激动、失眠、注意力不集中、多言多语等;抑郁型主要表现为焦虑、内心不安、记忆力减退、缺乏自信、行动迟缓、对外界冷漠等。少数人有精神病症状,不能自控,这种变化不能完全用雌激素水平下降来解释。

4.乳房及泌尿、生殖道的变化

乳房常萎缩、下垂。外阴萎缩,外阴干燥有烧灼样痛,盆底肌肉松弛。阴道变短、干燥、弹性减弱、黏膜变薄,性交疼痛,甚者见点状出血,易发生感染,出现黄色白带或带血丝。宫颈萎缩变平,宫体缩小。尿道缩短,黏膜变薄,尿道括约肌松弛,常有尿失禁。膀胱黏膜变薄,易出现反复发作性膀胱炎。

5.心血管系统的变化

绝经后妇女冠心病的发生率增高,多认为与绝经后雌激素下降导致血胆固醇、低密度脂蛋白、三酰甘油的上升及高密度脂蛋白的下降有关。同时,有些妇女可能会出现心悸、心前区疼痛,但多无器质性病变,称为"假性心绞痛"。

6.骨质疏松

绝经后妇女骨矿盐丢失、骨小梁减少,发生骨质疏松。有些最后可引起骨骼压缩,体格变小,甚者发生骨折。骨折常发生于桡骨远端、股骨颈、椎体等部位。

骨质疏松与雌激素分泌减少有关。一方面雌激素可促进甲状腺分泌降钙素,它是一种强有力的骨吸收抑制剂,一旦雌激素水平下降,致使骨吸收增加,即可增加患骨质疏松的危险。另一方面,甲状旁腺激素是刺激骨质吸收的主要激素,绝经后甲状旁腺功能亢进或由于雌激素下降使骨骼对甲状旁腺激素的敏感性增强,也促使骨吸收的加剧。

(三)辅助检查

1.激素测定

围绝经期妇女的血 E_2 不稳定,血 FSH 和 LH 升高,但 FSH 水平小于 LH 水平。绝经后妇女血 E_2 低于卵泡早期水平,FSH 和 LH 升高超过正常排卵前峰值。

2.骨密度测定

围绝经期妇女多出现骨密度的改变,进行骨密度的检测可及时发现并治疗骨质疏松。

3.妇科检查

绝经早期时,妇女阴道壁为充血性改变,表现为阴道壁发红。绝经晚期时,阴道壁血管减少、黏膜变薄、皱襞减少、弹性差,同时阴道和宫颈分泌物减少,易发生老年性阴道炎或尿路感染。子宫和卵巢均见萎缩。

(四)心理社会评估

围绝经期妇女常因一系列不自主的血管舒缩症状和神经功能紊乱症状,而影响日常工作和生活,可用改良的 Kupperman 围绝经期综合征评分法评价其症状的严重程度(表 9-1)。

此外,某些家庭及社会环境的变化也会对围绝经期妇女的身心产生不良刺激,如丈夫工作的变迁、自己工作负担的加重、在竞争中力不从心、自己容貌或健康的改变、家庭主要成员重病或遭遇天灾人祸等,都会导致围绝经期妇女情绪低落、抑郁多疑。

少数曾有过精神状态不稳定史的妇女,在围绝经期更易表现出激动、多虑、失眠等,甚至表现出喜怒无常。当被周围人误认为精神病时,更加重了患者的心理压力,因而也就更渴望得到理解和帮助。

表 9-1　围绝经期综合征评分参考表（改良 Kupperman 指数）

症状	基本分	程度评分			
		0 分	1 分	2 分	3 分
潮热出汗	4	无	<3 次/日	3~9 次/日	≥10 次/日
感觉障碍	2	无	与天气有关	平常冷热痛麻木	冷热痛感丧失
失眠	2	无	偶尔	经常,安眠药有效	影响工作、生活
易激动	2	无	偶尔	经常,能克制	经常,不能克制
抑郁、多疑	1	无	偶尔	经常,能自控	失去生活信念
眩晕	1	无	偶尔	经常,不影响生活	影响生活
疲乏	1	无	偶尔	上四楼困难	日常活动受限
骨关节痛	1	无	偶尔	经常,不影响功能	功能障碍
头痛	1	无	偶尔	经常,能忍受	需服药
心悸	1	无	偶尔	经常,不影响生活	需治疗
皮肤蚁走感	1	无	偶尔	经常,能忍受	需治疗
性生活	2	正常	性欲下降	性交痛	性欲丧失
泌尿系感染	2	无	<3 次/年	>3 次/年	>1 次/月

注:症状分=基本分×程度评分;总分=症状分之和;总分为 0~63 分。1~15 分为轻度,16~30 分为中度,>30 分为重度

(五)治疗

1.一般治疗

围绝经期综合征可因精神、神经不稳定而加剧症状,故应先进行心理治疗,必要时选用适量的镇静剂以利睡眠(如夜晚口服阿普唑仑 1mg 或调节自主神经功能的谷维素每日口服 30~60mg)。

2.雌、孕激素治疗

适用于治疗存在因雌激素缺乏所引起的老年性阴道炎、泌尿道感染、精神神经症状及骨质疏松等症状的围绝经期妇女。治疗时以剂量个体化、取最小有效剂量为佳。如长期大剂量单用雌激素,可增加患子宫内膜癌的风险;但小剂量雌激素配伍孕激素,则能降低子宫内膜癌的发生。患有严重肝胆疾病、深静脉血栓性疾病和雌激素依赖性肿瘤的围绝经期妇女应慎用甚至禁用激素治疗。

(1)常用雌激素制剂:应用雌激素原则上应选择天然制剂。常用药物有戊酸雌二醇每日 1~2mg,尼尔雌醇每次 1~2mg,每 15 日 1 次或替勃龙片每日 1.25~2.5mg 或炔雌醇每日 5~25mg。

近年出现经皮给药方式,可减少肝脏的首过效应,降低血栓的发生。17 倍他-雌二醇皮肤贴剂,每日释放 E20.05~0.1mg,每周更换 1~2 次;雌激素、戊酸雌二醇、己烯雌酚均可阴道给药,有针对性地改善泌尿、生殖道症状。

（2）配伍孕激素：保留子宫的妇女必须配伍孕激素，以减少子宫内膜癌的发病危险。最常用的药为醋酸甲羟黄体酮，每日口服 2～6mg，还可以使用地屈黄体酮，每日 10mg。

配伍方案有以下三种。

1）周期序贯治疗：每月服雌激素 23～26 日，从第 11～14 日起加用孕激素，共用 10～14 日，两者同时停药 1 周，之后再开始下一周期的治疗。

2）连续序贯治疗：即连续每日服雌激素不停，每月周期性加用孕激素 14 日。

3）连续联合治疗：每天同时服雌、孕激素连续不断。

（3）单纯雌激素治疗：适用于子宫已切除妇女。

四、护理诊断和医护合作性问题

1.精神困扰

与围绝经期性激素紊乱有关。

2.性生活型态改变

与缺乏应对健康状况改变的知识和技能有关。

3.自我形象紊乱

与心理、文化上不认同衰老有关。

五、计划与实施

（一）预期目标

（1）患者能识别精神困扰的原因，学会自我调节不稳定情绪。

（2）患者能掌握性激素治疗的具体方法，并懂得寻求性保健咨询。

（3）患者能再塑老有所乐的生活观。

（二）计划与实施

1.潮热的处理

指导患者学会记录潮热的方法，以找出引发潮热的原因，然后加以避免。尽量采用多件式纽扣的穿着方式，当潮热时可以随时脱下衣物，即使没有隐蔽处也可解开纽扣散热，当感到寒冷时又能方便地再穿上衣物。避免情绪过于激动而引发潮热。少食调味重、辛辣食品，兴奋性食品，以免诱发潮热。

2.指导用药

使患者懂得补充性激素的目的、用药后的效果及可能出现的副作用（如少量阴道出血、乳房胀痛、恶心等），并告知副作用多能自行消失。副作用未见好转，应及时到医院就诊，排除其他原因后，调整剂量。对长期用药的患者商讨定期随访的计划，并具体书写药名、服用剂量、服用次数和日期，确保患者能正确掌握使用方法。

3.预防阴道干涩

告知患者维持性生活的方式，有助于加强阴道的血液循环，并可维持组织的伸缩性，预防阴道干涩。同时也可使用水溶性的润滑剂，以润滑阴道壁，必要时亦可使用雌激素软膏。

4.预防骨质疏松

鼓励患者参加适量的户外活动，如去环境安静、空气新鲜的场地散步和锻炼，使阳光直接照射皮肤，同时增加含钙丰富食品（鱼虾、牛奶、深绿色和白色蔬菜、豆制品、坚果类等）的摄入，最好每日饮用牛奶 500ml 或服用钙片。专家建议,围绝经期妇女每天从食品中摄取钙量应是 800～1000mg;钙片应在饭后 1 小时或睡前服用;若饮用牛奶有腹胀、腹泻等不适的患者,可改饮酸奶;必要时服用降钙素,有助于防止骨丢失。

(三)健康指导

向患者介绍有关围绝经期综合征的医学常识,让患者了解这一生理过程,解除不必要的猜疑和烦恼。争取家庭成员和同事们的关心爱护,给患者创造一个良好的生活和工作的环境。同患者商讨并确定有规律的生活和工作日程,保证充足的休息和睡眠。劝告患者不要观看情节感人、刺激性强或忧伤的影视片。

六、护理评价

患者能陈述围绝经期综合征的原因,掌握控制情绪的方法,患者能复述用药的具体方法及注意事项,对围绝经期的性生活有了新的认识,患者不再害怕因绝经导致的身体上的不适,情绪稳定,对晚年生活充满信心。

第十章 子宫内膜异位症和子宫腺肌病的护理

第一节 子宫内膜异位症

一、概述

具有生长功能的子宫内膜组织(腺体和间质)出现在子宫腔以外的身体其他部位时,称为子宫内膜异位症。子宫内膜异位常出现在盆腔内生殖器官及其邻近器官的腹膜面,以卵巢和宫骶韧带最常见。少数的子宫内膜异位也可出现在远离子宫的部位,如手术切口、外阴、输尿管甚至肺部)。绝经或切除双侧卵巢后,异位的内膜可逐渐萎缩吸收;妊娠或使用性激素抑制卵巢功能,可暂时阻止疾病发展,因此,子宫内膜异位症是一种激素依赖性疾病。另外,子宫内膜还可以出现和生长在子宫肌层,称为子宫肌腺病。

子宫内膜异位症虽然是良性病变,但具有转移、种植、浸润、复发等类似恶性肿瘤的表现,治疗困难。25~45岁的育龄期妇女易患此病,不孕症患者中25%~35%有内膜异位,20%~90%的患者有痛经和慢性盆腔痛,影响生活和工作。持续加重的盆腔粘连、疼痛、不孕是患者的主要临床表现。

二、发病机制

子宫内膜异位症的发病机制目前尚不清楚,学者们经过研究提出以下学说。

1.子宫内膜种植学说

经血中所含的子宫内膜在经期可随经血逆流,经输卵管进入腹腔,种植于卵巢及邻近的盆腔腹膜。临床上,先天性阴道闭锁或宫颈狭窄的患者月经排出受阻,常并发内膜异位症,这也说明经血逆流可导致内膜种植。但这一学说不能解释输尿管、肺等远处的异位症。

2.淋巴及静脉播散学说

有研究发现盆腔淋巴管、淋巴结和盆腔静脉中有子宫内膜组织。远离盆腔的肺等部位的异位灶可能是通过淋巴或静脉播散的。

3.体腔上皮化生学说

卵巢表面上皮、盆腔腹膜是由胚胎时期具有化生潜能的体腔上皮分化而来,受到经血、慢性炎症和卵巢激素的反复刺激,衍化为子宫内膜样组织,形成子宫内膜异位症。

4.诱导学说

未分化的腹膜组织在内源性生物化学因素诱导下可发展成为子宫内膜组织。

5.遗传学说

一些病例报告和回顾性研究认为子宫内膜异位症具有遗传倾向,子宫内膜异位症患者的亲属患病率高于正常对照组。

6.免疫调节学说

多数妇女在经期均有经血逆流至腹腔,但只有一部分人出现子宫内膜异位症,有学者认为可能与患者的免疫功能异常有关。具有免疫监视、免疫杀伤功能的细胞,细胞毒作用减弱,不能有效清除异位的内膜,免疫活性细胞释放细胞因子促进异位内膜存活、增殖并导致局部纤维增生、粘连。

7.医源性种植

在子宫手术时,子宫内膜被带到手术伤口、子宫肌层、阴道残端,在这些部位种植,形成子宫内膜异位症。

三、病理生理变化

子宫内膜异位症的主要病理变化是异位的内膜随卵巢激素的变化而发生周期性出血,伴有周围纤维组织增生和粘连,在病变区域形成紫褐色斑点或小泡,最终形成紫褐色实质性结节。

(1)卵巢的子宫内膜异位最多见,80%的患者为一侧卵巢受累,50%的患者双侧卵巢出现病变。早期在卵巢表面可见紫褐色斑点或小泡,异位的内膜反复出血形成单个或多个卵巢子宫内膜异位囊肿。因囊肿内含有暗褐色黏稠陈旧性出血,状似巧克力液体,又称卵巢巧克力囊肿。由于子宫内膜周期性出血,囊肿内压力不断增高,囊壁破裂,囊内陈旧性血液刺激腹膜,引起腹膜局部炎性反应和组织纤维化,导致卵巢与邻近组织器官粘连、固定。

(2)宫骶韧带、子宫直肠陷凹位于盆腔的最低点,接触经血的机会较多,也是子宫内膜异位症的好发部位。早期局部有紫褐色出血点或颗粒状散在的结节。随着病变发展,子宫后壁与直肠粘连,子宫直肠陷凹变浅、消失。

(3)宫颈、输卵管的病变较少,可因粘连影响输卵管蠕动,宫颈的内膜异位表现为宫颈表面有蓝紫色或暗红色小颗粒,多为子宫内膜直接种植所致。

四、护理评估

(一)健康史

了解患者有无先天阴道闭锁、宫颈狭窄等疾病,是否接受过子宫手术以及月经史、生育史。

(二)临床表现

1.症状

因人而异,因病变部位不同而有不同的症状,20%的患者没有明显症状。

(1)痛经:继发性痛经、进行性加重是子宫内膜异位症的典型症状。疼痛部位多位于下腹部及腰骶部,可放射至阴道、会阴、肛门、大腿,一般于月经来潮前1~2日开始,经期第1日疼痛最剧烈,以后逐渐减轻,至月经干净时消失。疼痛多为坠胀感,严重者可伴有恶心、呕吐、甚至虚脱。少数患者有长期下腹痛,经期加重。

(2)月经失调:表现为月经过多或经期延长,可能卵巢内分泌功能受到影响或同时合并子宫腺肌病或子宫肌瘤有关。

(3)不孕:约40%的子宫内膜异位症患者不孕,可能与盆腔组织、器官广泛粘连或输卵管蠕动减弱,影响卵子排出、摄取和受精卵运行有关。也可能与卵巢内分泌功能异常有关。

(4)性交痛:多见于子宫直肠陷凹有异位病灶导致子宫后倾固定的患者,特点是深度性交痛,且在月经来潮前性交痛更为明显。

(5)其他特殊症状:盆腔以外的子宫内膜异位病灶伴随月经周期出现疼痛、出血和肿块,并出现相应症状。肠道的内膜异位病灶可导致腹痛、腹泻、便秘或周期性便血;膀胱内膜异位的患者在经期出现尿频、尿痛;一些剖宫产或会阴侧切手术患者在术后数月至数年瘢痕处出现周期性疼痛,可扪及包块,包块逐渐增大,疼痛加剧。

2.体征

一般腹部检查无异常。巨大的卵巢子宫内膜异位症在腹部可以扪及包块,囊肿破裂时可出现腹膜刺激征。典型的盆腔子宫内膜异位症在盆腔检查时,可发现子宫后倾固定,宫骶韧带、子宫直肠陷凹、后穹隆处可扪及触痛性结节。

(三)辅助检查

通过临床症状和体征,可初步诊断子宫内膜异位症。但临床上仍需要借助辅助检查确诊。

1.B超检查

可以确定卵巢子宫内膜异位囊肿的位置、大小和形状,是否与周围脏器粘连,囊肿内容物为囊性、混合性还是实性(以囊性最为多见),典型的影像为附件区无回声包块,内有强光点。

2.血清 CA_{125} 值测定

中、重度子宫内膜异位症患者 CA_{125} 值升高。CA_{125} 值的变化可以用于子宫内膜异位症治疗效果及复发的监测,治疗有效时降低,复发时增高。

3.腹腔镜检查

是目前诊断子宫内膜异位症的最佳方法。通过腹腔镜对可疑病变进行活检即可确诊。下列情况应首选腹腔镜检查:疑为子宫内膜异位症的不孕症患者,妇科检查及 B 超检查无阳性发现的慢性腹痛及痛经进行性加重者,有症状特别是血清 CA_{125} 值升高者。只有在腹腔镜检查或剖腹探查直视下才能确定子宫内膜异位症临床分期。

(四)临床分期

我国采用的是美国生育学会(AFS)1985 年提出的"修正子宫内膜异位症分期法"。此法需在腹腔镜下或剖腹探查手术时进行分期,详细观察并记录异位内膜的部位、数目、大小、粘连程度,进行评分。该分期有利于评估疾病严重程度、正确选择治疗方案、准确比较和评价各种治疗方法的效果,并有助于判断患者的预后。

(五)治疗原则

子宫内膜异位症的治疗原则是缩减和去除病灶,减轻和控制疼痛,促进妊娠、预防和减少复发。治疗方案需考虑到患者的年龄、症状的严重程度、病灶部位及浸润深度以及生育情况和需求。对有生育要求的轻度患者先进行药物治疗,重者行保留生育功能手术;年轻无生育要求的重度患者可行保留卵巢功能手术,并辅以性激素治疗;症状及病变均严重的无生育要求者可行根治手术。对无症状或症状轻微的患者,可定期随诊。药物治疗或保守手术都有复发的可能。患者通过药物治疗或手术治疗以及适当的护理措施痛经缓解,学习、工作和生活不受影响。患者焦虑程度减轻,能面对现实,主动寻求助孕方法。通过健康教育患者能叙述与疾病和治疗相关的知识,配合治疗。

1.期待疗法

用于病变轻微、兀症状或症状轻微者。可定期随访；采用前列腺素合成酶抑制剂（吲哚美辛、萘普生、布洛芬等）对症处理病变引起的轻微经期腹痛。有生育要求者应进行不孕症的相关检查，如子宫输卵管造影或输卵管通畅试验，特别是行腹腔镜下输卵管通液检查或镜下对轻微病灶进行处理，解除输卵管粘连扭曲，促使其尽早受孕。一旦妊娠，异位内膜病灶坏死萎缩，分娩后症状可缓解并有望治愈。保守治疗期间若患者症状和体征加重，应改用积极的治疗方法。

2.药物治疗

性激素治疗的主要目的是抑制雌激素合成，使异位种植的子宫内膜萎缩，阻断下丘脑-垂体-卵巢轴的刺激和出血周期。适用于有慢性盆腔痛、经期痛经症状明显、有生育要求及无卵巢囊肿形成患者。采用性激素治疗导致患者假孕或假绝经（即较长时间闭经）已成为临床上治疗子宫内膜异位症的常用方法。但对较大的卵巢子宫内膜异位囊肿，特别是卵巢包块性质尚未明确者则不宜用性激素治疗。目前临床采用的各种性激素治疗疗效相似。

（1）口服避孕药：避孕药为低剂量高效孕激素和炔雌醇的复合片。是最早用于治疗子宫内膜异位症的激素类药物，直接作用于子宫内膜和异位内膜，导致内膜萎缩和经量减少。每日 1 片，长期连续服用避孕药 6～9 个月造成类似妊娠的人工闭经，称假孕疗法。此疗法适用于轻度子宫内膜异位症。

（2）孕激素：单独使用人工合成高效孕激素，抑制垂体促性腺激素分泌，造成无周期性的低雌激素状态，并与内源性雌激素共同作用，造成高孕激素性闭经和内膜蜕膜化，形成假孕，一般应持续应用 6 个月。药物的副反应有恶心、体重增加、水钠潴留、不规则点滴出血等。一般停药数月后，月经恢复正常，痛经缓解。

（3）孕激素受体水平拮抗剂：米非司酮有较强的抗孕激素作用，可造成闭经使病灶萎缩，副反应轻，也没有骨丢失的危险，但长期疗效有待证实。

（4）孕三烯酮：是 19-去甲睾酮甾类药物，可降低体内雌激素水平，使异位内膜萎缩、吸收，是一种假绝经疗法。此药在血浆内半衰期长达 28 小时，每周仅需用药两次，于月经第一日开始服药，连续用药 6 个月。服药后 50%～100%患者发生闭经，症状缓解率达 95%以上。孕三烯酮治疗子宫内膜异位症的疗效与达那唑相近，但副反应远较达那唑低，对肝功能影响较小，很少因转氨酶过度升高而中途停药，且用药量少、方便。孕妇忌服。

（5）达那唑：为合成的 17α-炔孕酮衍生物，抑制 FSH、LH 峰，直接抑制卵巢类固醇激素的合成，增加雌、孕激素的代谢，直接与子宫内膜的雌、孕激素受体结合，抑制内膜细胞增生，导致子宫内膜萎缩而闭经。因 FSH、LH 呈低水平，又称假绝经疗法。适用于轻度及中度子宫内膜异位症痛经明显的患者。从月经第一日开始，持续用药 6 个月。若痛经不缓解或不出现闭经时，可加大剂量。疗程结束后约 90%的患者症状消失。副反应有恶心、体重增加、乳房缩小、痤疮、皮脂增加、多毛、头痛、潮热、性欲减退、肌痛性痉挛等。达那唑大部分在肝内代谢，已有肝功能损害者不宜服用，也不宜用于高血压、心力衰竭、肾功能不全、妊娠等患者。患者一般在停药后 4～6 周月经恢复，但此时内膜仍不健全，月经恢复正常 2 次后再考虑受孕为宜。

（6）促性腺激素释放激素激动剂（GnRH-α）：为人工合成的十肽类化合物，其作用与体内的 GnRH 相同，能促进垂体细胞释放 LH 和 FSH，使垂体分泌的促性腺激素减少，导致卵巢分泌的激素显著下降,出现暂时性闭经,故称此疗法为"药物性卵巢切除"。目前临床上应用的多为亮丙瑞林缓释剂或戈舍瑞林缓释剂。用法为月经第 1 日皮下注射亮丙瑞林或皮下注射戈舍瑞林,以后每隔 28 日再注射 1 次,共 3～6 次。一般在用药第 2 个月后出现闭经。主要副反应为雌激素过低引起的潮热、阴道干燥、性欲减退及骨质丢失等绝经症状,骨质丢失通常在停药后一年左右逐渐恢复正常。

3.手术治疗

药物治疗无效、症状加重、未能怀孕以及卵巢子宫内膜异位囊肿较大、迫切希望生育的患者应接受手术治疗。腹腔镜手术是首选治疗方法,目前认为以腹腔镜确诊、手术治疗与药物治疗为子宫内膜异位症治疗的金标准。腹腔镜下可清除病灶、电凝、激光、汽化破坏病灶、分离粘连、卵巢子宫内膜异位囊肿穿刺抽液后注入无水乙醇、卵巢囊肿剔除和卵巢成形术及卵巢、输卵管和子宫切除术等。开腹手术适用于粘连严重、病灶广泛、巨大卵巢子宫内膜异位囊肿者。

(1)保留生育功能的手术:适用于年轻、有生育要求、药物治疗无效者。切净或破坏所有可见的异位内膜病灶,保留子宫、一侧或双侧卵巢,至少保留部分卵巢组织。术后复发率约 40%。

(2)保留卵巢切除子宫的手术:切除盆腔内病灶及子宫,保留至少一侧或部分卵巢。适用于 Ⅲ、Ⅳ 期患者及症状明显且无生育要求的 45 岁以下患者,术后复发率约 5%。

(3)根治性手术:切除子宫、双侧附件及盆腔内所有异位灶,达到根治的目的。适用于 45 岁以上重症患者。术后不用雌激素补充治疗者,几乎不复发。双侧卵巢切除后体内残留的部分病灶将逐渐自行萎缩直至消失。

4.药物与手术联合治疗

手术治疗前先用药物治疗 3～6 个月,使子宫内膜异位灶缩小、软化,有利于缩小手术范围和手术操作。对于手术不彻底或术后疼痛不能缓解者,术后至少给予 3～6 个月的药物治疗推迟复发。

5.不孕的治疗

药物治疗对改善生育状况几乎无帮助。腹腔镜手术能提高妊娠率,治疗效果取决于病变的程度。希望妊娠者术后不宜应用药物巩固治疗,应行促排卵治疗,尽早妊娠。两年内不能妊娠者,再妊娠机会很小。

五、护理诊断和医护合作性问题

1.疼痛

与子宫内膜异位症引起的痛经有关。

2.焦虑

与担心不孕以及治疗效果有关。

3.知识缺乏

缺乏疾病及治疗相关知识。

六、计划与实施

(一)预期目标

(1)患者通过药物治疗或手术治疗痛经缓解,学习、工作和生活不受影响。

（2）患者焦虑减轻，能面对现实，主动寻求助孕方法。

（3）患者能叙述与疾病和治疗相关的知识。

（二）护理措施

1. 非手术疗法患者的护理

无论假孕疗法还是假绝经疗法，都需要长期服药。药物的种类较多，副作用也不同，有的副反应 2～3 个月后减轻，有的在治疗停止后恢复正常，护士应提醒患者不必过分担心副反应的出现，不要随便停药，也不要因为症状稍有减轻而自行停药。应遵医嘱，坚持服药。药物治疗虽不能根治疾病，但可以减轻症状，为手术做准备，减少盆腔粘连，增大手术切净的机会。

2. 手术患者的护理

按开腹手术或腹腔镜手术常规进行术前准备，术后注意预防出血。指导伤口护理、术后性生活及随诊时间。有生育要求的患者，在治疗一段时间后，应积极采取助孕方法，争取在手术后半年到一年内受孕。

3. 预防巧克力囊肿扭转或破裂

巧克力囊肿在剧烈运动或过度充盈时会发生扭转或破裂。护士应指导患者定期进行盆腔B 超随诊，观察巧克力囊肿的大小变化，若迅速增大，则准备手术治疗。嘱患者避免剧烈运动，若出现突发的剧烈腹痛，如绞痛、大汗淋漓，可能为囊肿扭转，应及时就诊，准备手术。月经期，由于囊肿过度充盈，张力较大，易发生破裂，应嘱患者在经期密切观察病情。若出现腹部压痛、反跳痛等腹膜刺激征或伴有不同程度休克，需立即手术。护士应准备好抢救物品和药物，以备急救使用。情况紧急时，迅速做好配血、备皮、建立静脉通道等手术前准备，为抢救患者生命赢得时间。

4. 预防

女性在经期应尽量避免剧烈的活动，防止体位和腹压变化引起经血逆流。应避免在经期进行宫腔内的操作，避免在经期性交，以免脱落的子宫内膜经输卵管进入盆腔，减少发病因素。及时发现并治疗引起经血潴留的疾病，如先天性生殖道畸形、闭锁、狭窄和继发性宫颈粘连、阴道狭窄。口服避孕药者子宫内膜异位症发病风险降低，与避孕药抑制排卵、促使子宫内膜萎缩有关，有高发家族史、容易带器妊娠者可选择口服药物。

防止医源性内膜异位种植，尽量避免多次的宫腔手术操作。进入宫腔内的经腹手术，特别是孕中期剖宫取胎术，均应用纱布垫保护好子宫切口周围术野，以防宫腔内容物溢入腹腔或腹壁切口；缝合子宫壁时避免缝线穿过子宫内膜层；关腹后应冲洗腹壁切口。月经来潮前禁作输卵管通畅试验，以免将内膜碎屑推入腹腔。宫颈及阴道手术如冷冻、电灼、激光和微波治疗以及整形手术等均不宜在经前进行，否则有导致经血中内膜碎片种植于手术创面的危险。人工流产吸宫术时，宫腔内负压不宜过高，以免突然将吸管拔出使宫腔血液和内膜碎片随负压被吸入腹腔。

5. 健康指导

子宫内膜异位症虽然是良性疾病，但是痛经、不孕、复杂的治疗方案、治疗失败、复发等造成患者身心痛苦。子宫内膜异位症患者的治疗方案比较复杂，每个患者的治疗方法都不同。因此，护士应通过个体化的健康教育使患者充分了解自己的疾病及治疗方案，树立治疗的信心，以达到最佳的治疗效果。利用一切机会向患者讲解有关疾病的知识，药物治疗及手术治疗的适应证和最佳时机，讲解手术的方法和手术前后的注意事项。讲解定期随访的意义、目的和时间。

七、护理评价

经过药物或手术治疗,患者的痛经程度有所缓解,能够正常地生活、学习、工作。掌握疾病及其治疗的相关知识,积极配合治疗,按医嘱服药,有生育要求者主动寻求助孕方法,接受手术治疗者顺利度过围手术期。

第二节　子宫腺肌病

一、概述

子宫腺肌病是指子宫内膜腺体和间质侵入子宫肌层的良性病变,它与子宫内膜异位症在病理上有相似之处,但发病机制、临床表现和处理原则并不相同。它多见于 30～50 岁经产妇,约 15% 同时合并子宫内膜异位症,约 50% 合并子宫肌瘤。

二、发病机制

在正常情况下,子宫内膜基底层有阻止内膜向肌层内生长的能力,当体内雌激素水平增高时,子宫内膜过度增生并向肌层内扩散。因此,有人认为此病与高雌激素的刺激有关。另外妊娠分娩时的创伤、过度刮宫均可增加内膜碎片进入肌层的机会,因此腺肌病多见于经产妇或有多次刮宫史的患者。

三、病理变化

异位内膜在子宫肌层多呈弥漫性生长,累及后壁居多,子宫均匀增大并且较硬、呈球形,一般不超过 12 周妊娠子宫大小。剖开子宫壁可见其肌层明显增厚且硬,肌壁中见到粗厚的肌纤维带和微囊腔,腔中偶可见有陈旧性血液。镜检特征为肌层内有呈岛状分布的异位内膜腺体及间质。

四、护理评估

(一)健康史

子宫腺肌病好发于 40 岁以上的妇女,有多次妊娠分娩或过度刮宫史。生殖道阻塞,如单角子宫、宫颈阴道不通或有子宫无阴道的先天性畸形等,常同时合并腺肌病,在评估时要注意了解患者的生育史及月经情况。

(二)临床表现

1.症状

(1)痛经:继发性痛经并进行性加重是子宫腺肌病的常见症状。疼痛位于下腹正中,常于经前一周开始,直至月经结束。月经过后或绝经后异位内膜逐渐萎缩而痛经消失,但有一些患者并无痛经。

(2)月经过多或经期延长:这可能由于:①子宫增大,内膜表面面积增大;②卵巢功能失调,雌激素水平高,促使月经增多;③子宫肌层进行性肥大,收缩乏力致子宫出血过多。

2.体征

妇科检查时子宫均匀增大或有局限性隆起,质硬而有压痛。

（三）辅助检查

子宫腺肌病的诊断，主要根据临床症状和体征，影像学检查 B 超、CT 有一定帮助，可酌情选择。组织病理学检查可确诊。

（四）社会心理评估

子宫腺肌病患者饱受痛经的折磨，加上月经不正常引起的贫血，使患者的学习、生活和工作均受到影响，当需要切除子宫时，她们又担心切除子宫是否会导致男性化或影响性生活。

（五）治疗原则

根据患者症状、年龄和生育要求选择治疗方法。

1.药物治疗

子宫腺肌病患者如年轻有生育要求、症状不重、接近绝经者可进行药物治疗，服用达那唑、孕三烯酮或 GnRH-α，均可以缓解症状。

2.手术治疗

(1)子宫切除：症状严重或保守治疗无效的患者可行子宫切除术。卵巢是否保留取决于卵巢有无病变和患者年龄，年轻或未绝经的患者，可保留卵巢；绝经后或合并严重子宫内膜异位症者，可行双卵巢切除术。子宫切除术后症状可基本消失。

(2)保守手术：若患者年轻且要求保留生育功能时可作保守手术，如可行小病灶挖除术或子宫肌壁楔形切除术，保守手术可明显减轻症状并增加妊娠概率。经腹腔镜骶前或骶骨神经切除术也可治疗痛经，约 80％患者术后疼痛消失或缓解。

五、护理诊断和医护合作性问题

1.疼痛

与子宫腺肌病引起的痛经有关。

2.焦虑

与担心手术切除子宫，害怕疼痛有关。

六、计划与实施

1.预期目标

患者接受手术治疗，痛经缓解。

2.护理措施

同子宫全切患者手术前后的护理。

3.健康指导

医护人员避免过度刮宫，减少内膜碎片进入肌层的机会。当有生殖道阻塞疾病时，如残留子宫与宫颈阴道不通或有子宫但无阴道的先天畸形，应积极治疗，实施整形手术。对实施保守手术治疗的患者，应指导其术后半年受孕。

七、护理评价

患者在接受子宫切除手术后，症状基本消失，随诊情况较好。

第十一章　女性盆底功能障碍性疾病的护理

盆底肌肉群、筋膜、韧带及其神经构成复杂的盆底支持系统,其互相作用和支持以维持盆腔脏器的正常位置。盆底功能障碍,又称盆底缺陷,是各种病因导致的盆底支持薄弱,进而盆底脏器移位,连锁引发其他盆腔器官的位置和功能异常。

第一节　盆腔器官脱垂

女性生殖器官由于退化、创伤等因素,导致其盆底支持薄弱,是女性生殖器官与邻近的脏器发生移位,临床上表现为子宫脱垂、阴道前后壁膨出等疾病。

一、子宫脱垂患者的护理

(一)概述

子宫从正常位置沿阴道下降,宫颈外口达坐骨棘水平以下,甚至子宫全部脱出于阴道口以外,称子宫脱垂。

(二)病因

1.分娩损伤

是发病的主要原因,分娩过程中软产道及其周围的盆底组织极度扩张,肌纤维拉长或撕裂,特别是第二产程延长和助产手术分娩所导致的损伤。

2.产褥期早期体力劳动

分娩后支持子宫的筋膜和韧带一般需 6 周才能恢复,如产后产妇过早参加体力劳动,尤其是重体力劳动,致使腹压增加,从而盆底组织张力的恢复,导致未复旧的子宫有不同程度的下移。

3.长时间腹压增加

如慢性咳嗽、便秘、经常重体力劳动等可加重或加快发生子宫脱垂。

4.盆底组织发育不良或退行性变

盆底组织先天发育不良和绝经后雌激素减低、盆底组织退行性变均可引起子宫支持组织疏松薄弱。

(三)护理评估

1.健康史

询问患者病史及起病原因询问患者分娩情况,有无慢性疾病如慢性咳嗽或长期便秘,是否从事长期站立或重体力工作。

2.临床表现

(1)评估患者有无疼痛及异物脱出感:病情稍严重者可有下坠感及腰骶部疼痛,长期站立和行走后加重;严重者站立时外阴有物脱出,多数平卧可还纳,脱出物摩擦较严重会出现溃疡,有痛感。

(2)评估患者有无排便异常:有些患者伴有小便困难或腹压增加时有尿溢出,大便困难,常需指压阴道后帮助排泄。

3.辅助检查

(1)指压试验:判断是否合并压力性尿失禁,嘱患者不解小便,取膀胱截石位,观察患者咳嗽时有无尿液溢出,若见尿液不自主溢出时,检查者用食、中指分别轻压尿道两侧,再嘱患者咳嗽,若尿液不再溢出,提示患者有压力性尿失禁。

(2)尿动力学测定:明确膀胱功能情况。

(3)妇科检查评估:根据子宫下降的程度,将子宫脱垂分为3度。Ⅰ度:轻型为宫颈外口距处女膜缘少于4cm,但未达处女膜缘;重型为宫颈已达处女膜缘,但未超出该缘。Ⅱ度:轻型为宫颈已脱出于阴道口,但宫体尚在阴道内;重型为宫颈及部分宫体脱出于阴道口外。Ⅲ度:子宫颈与子宫体全部脱出于阴道口外。另外,国际上通常采用 POP-Q(pelvic organ prolapse quantitation,POP-Q)分类法。

4.心理社会评估

由于长期的子宫脱出使患者行动不便,不能正常地生活和工作,患者常出现焦虑和低落的情绪,不愿与他人交往。

5.治疗原则

因人而异,以安全、简单、有效为原则。

(1)非手术治疗:病情Ⅰ、Ⅱ度者和年老不能耐受手术及有生育要求的患者可采用非手术治疗。

1)一般治疗和支持:加强营养,合理安排工作和休息;积极治疗引起长期腹压增加的疾病如慢性咳嗽、便秘、腹腔巨大肿瘤等;避免重体力劳动;加强盆底肌肉的锻炼。

2)子宫托治疗:是对于不宜手术患者有效便捷的方法,是一种支持子宫和阴道壁并使其维持在阴道内而不脱出的工具,常用的有喇叭形和环形。重度子宫脱垂伴盆底肌肉明显萎缩以及宫颈、阴道壁有炎症、溃疡者不宜使用。

(2)手术治疗:非手术治疗无效者或Ⅱ、Ⅲ度均可行手术治疗。手术原则为恢复正常子宫解剖位置或切除子宫及阴道壁多余黏膜,缝合修补盆底肌肉,特别是提肛肌,重建会阴体,合并中度以上压力性尿失禁应同时行膀胱颈悬吊手术或悬吊带术。要根据年龄、生育要求及全身健康状况,治疗应个体化。主要手术方式有:①曼式手术(包括阴道前后壁修补、主韧带缩短及宫颈部分切除术);②经阴道子宫全切除及阴道前后壁修补术;③阴道封闭术;④子宫悬吊术。

(四)护理诊断和医护合作问题

1.焦虑

与长期的子宫脱出影响正常生活及不能预料手术效果有关。

2.组织完整性受损

与子宫脱垂后子宫颈、体及阴道前后壁摩擦所致的糜烂、溃疡有关。

3.有感染的危险

与摩擦所致的溃疡有关。

4.知识缺乏

缺乏相关知识。

(五)计划与实施

1.预期目标

(1)患者能表达焦虑的原因,并能有效应对,焦虑程度减轻。

(2)患者学会应对方法,无新溃疡出现,且旧溃疡逐渐愈合。

(3)在治疗期间,患者未出现感染症状,表现为生命体征、血常规正常。

(4)患者了解相关知识及预防措施。

2.护理措施

(1)一般护理:引起溃疡的患者应予外用药物治疗,待溃疡面愈合后方可手术治疗。加强营养,嘱患者卧床休息,教会患者做缩肛运动,用力收缩盆底肌肉 3 秒以上后放松,每日 3 次,每次 10～15 分钟,以增强盆底肌肉、肛门括约肌张力。

(2)心理护理:该病患者多为年老女性,不重视自身疾病的发展,担心医疗费用及治疗效果,造成病情非常严重后方来就医。因此护士要做好疾病相关知识的宣教工作,让患者及家属了解手术治疗的必要性,向他们讲解手术方法和术后注意事项,消除紧张情绪,建立治疗信心,积极配合治疗。

(3)放置子宫托

1)详细教习放置方法:①放托:将手洗净,患者蹲下,两腿分开,一手握托柄,使托盘呈倾斜为进入阴道口内,然后将托柄边向内推边向前旋转,直至托盘达宫颈。②取托:以手指捏住托柄,上下左右轻轻摇动,待负压消除后,向后外方向牵拉,即可自阴道内滑出。

2)选择合适的型号:放置后不脱出又无不适感为宜。

3)保持子宫托和阴道的清洁,月经期和妊娠期停止使用。子宫托应在每晨起床后放入,每晚睡前取出,并洗净放置于清洁杯内备用,避免放置过久压迫生殖道而致糜烂、溃疡,甚至坏死造成生殖道瘘。

4)放置前阴道应有一定水平的雌激素作用。绝经后妇女可选用雌激素霜剂,一般在应用子宫托前 4～6 周开始使用,并在放托的过程中长期使用。

5)复查:放置子宫托后分别于 1、3、6 月时到医院检查 1 次,以后每 3～6 个月复查 1 次。

(2)手术治疗:围手术期护理同阴式手术护理,但老年人较多,应加强安全护理。

3.健康宣教

患者应加强营养,适当安排休息和工作,避免重体力劳动及提重物,经常保持大便通畅,积极治疗慢性咳嗽。

(六)护理评价

患者能表达焦虑的原因,并能有效应对,焦虑程度减轻。患者学会应对方法,无新溃疡出现,且旧溃疡逐渐愈合。在治疗期间,患者未出现感染症状,表现为生命体征、血常规正常。患者了解相关知识及预防措施。

二、阴道前壁膨出患者的护理

(一)概述

阴道前壁膨出多因膀胱和尿道膨出所致,以膀胱膨出常见,常伴有不同程度的子宫脱垂。阴道前壁膨出可单独存在,或同时合并阴道后壁膨出。

(二)病因

阴道前壁主要由耻骨尾骨肌、膀胱宫颈筋膜和尿生殖膈的深筋膜支持。分娩时,这些韧带、筋膜和肌肉撕裂,特别是膀胱宫颈筋膜、阴道前壁及其周围的耻骨尾骨肌损伤,产后过早参加体力劳动,未能很好恢复,使膀胱底部失去支持力,和膀胱紧连的阴道前壁向下膨出,在阴道口或阴道口外可见,称膀胱膨出。若支持尿道的膀胱宫颈筋膜受损严重,尿道紧连的阴道前壁下 1/3 以尿道口为支点向下膨出,称尿道膨出。

(三)护理评估

1.健康史

询问患者病史及起病原因 询问患者分娩情况及是否产后过早从事体力劳动等。

2.临床表现

轻者无症状。重者自述阴道内有肿物脱出,伴腰酸、下坠感。阴道脱出肿物在休息时小,站立过久或活动过度时增大。膀胱难于排空小便时,有残余尿存在,易发生膀胱炎,患者可有尿频、尿急、尿痛等症状。重度膀胱膨出多伴有尿道膨出,此时,常伴有压力性尿失禁症状,如尿道膀胱后角明显呈角度改变,可导致排尿困难,需用手将阴道前壁向上抬起方能排尿。

3.辅助检查

(1)指压试验:判断是否合并压力性尿失禁,嘱患者不解小便,取膀胱截石位,观察患者咳嗽时有无尿液溢出,若见尿液不自主溢出时,检查者用食、中指分别轻压尿道两侧,再嘱患者咳嗽,若尿液不再溢出,提示患者有压力性尿失禁。

(2)尿动力学测定:明确膀胱功能情况

(3)体征检查:可见阴道前壁呈球状膨出,阴道口松弛,膨出膀胱柔软,该处阴道壁黏膜皱襞消失,如反复摩擦,可发生溃疡。

临床分为 3 度,以屏气下膨出最大程度来判定。

Ⅰ度:阴道前壁形成球状物,向下突出,达处女膜缘,但仍在阴道内。

Ⅱ度:阴道壁展平或消失,部分阴道前壁突出于阴道口外。

Ⅲ度:阴道前壁全部突出于阴道口外。

4.心理社会评估

患者由于长期的疾病困扰,影响了正常的生活,患者常出现情绪低落和自卑感,甚至交往障碍。

5.治疗原则

无症状的轻度患者不需治疗。有症状的患者应行阴道前壁修补术,合并压力性尿失禁者应充分估计单纯阴道前壁修补术能否得到预期治疗效果。中度以上压力性尿失禁时,应同时行膀胱颈悬吊手术或悬吊带术。

（四）护理诊断和医护合作问题

1.焦虑

与脱出物长期影响正常生活及不能预料手术效果有关。

2.慢性疼痛

与脱出物牵拉引起腰骶部酸胀有关。

3.排尿型态改变

与疾病和相关手术有关。

（五）计划与实施

1.预期目标

（1）患者能表达焦虑的原因，并能有效应对，焦虑程度减轻。

（2）患者学会应对减轻疼痛的方法，出院后疼痛消失。

（3）患者在治疗后，无排尿困难及泌尿刺激症状。

2.护理措施

（1）一般护理：加强患者营养，注意多卧床休息，教会患者做增强盆底肌肉、肛门括约肌张力的锻炼。

（2）心理护理：该病患者由于长期受疾病折磨，往往情绪低落，且容易烦躁，因此护士要注意说话语气温和，在治疗操作过程中理解、关心患者，同时做好疾病相关知识的宣教工作，让患者及家属了解治疗的必要性，向他们讲解手术方法和术后注意事项，消除紧张情绪，建立治疗信心，积极配合治疗。

（3）手术护理：围手术期护理同阴式手术护理，行阴道前壁修补术后一般需保留尿管 3 日。

3.健康宣教

患者应加强营养，适当安排休息和工作，避免重体力劳动及提重物。

（六）护理评价

患者能说出减轻焦虑的措施，并能积极应对。患者主诉疼痛消失。患者自述无排尿困难及泌尿刺激症状。

三、阴道后壁膨出患者的护理

（一）概述

阴道后壁膨出常伴有直肠膨出。后壁膨出可单独存在，也可合并前壁膨出。

（二）病因

阴道分娩时损伤是其主要原因。分娩后，若受损的耻尾肌、直肠、阴道筋膜或尿生殖膈等盆底支持组织未能修复，直肠向阴道后壁中段逐渐膨出，在阴道口能见到膨出的阴道后壁黏膜，称直肠膨出。便秘、排便时用力屏气、某些手术如痔切除、瘘切除修补术后及老年女性盆底肌肉及肛门内括约肌肌力弱均可导致或加重直肠膨出。耻尾肌纤维损伤严重可形成直肠子宫陷凹疝，阴道后穹隆向阴道内脱出，甚至脱出至阴道口外，内有小肠，称肠膨出。

（三）护理评估

1.健康史询问

患者病史及起病原因 询问患者分娩情况，有无慢性疾病如慢性咳嗽或长期便秘，是否某些手术史如痔切除、瘘切除修补术。

2.临床表现

阴道后壁黏膜在阴道口刚能看到者,多无不适。阴道后壁明显凸出于阴道口有外阴异物感(脱出物与衣服摩擦)。重者有下坠感、腰酸痛、便秘和排便困难。

3.辅助检查

体征检查:可见阴道后壁黏膜呈球状物膨出,阴道松弛,多伴有陈旧性会阴裂伤。肛门检查手指向前方可触及向阴道凸出的直肠,呈盲袋;若无盲袋的感觉,可能仅为阴道后壁黏膜膨出。阴道后壁有两个球状突出时,位于阴道中段的球形膨出为直肠膨出,而位于后穹隆部的球形突出是肠膨出,指诊可触及疝囊内的小肠。肠膨出患者必要时可行钡灌肠等检查。

4.临床分度

分为3度,以屏气下膨出最大程度来判定。

Ⅰ度:阴道后壁达处女膜缘,但仍在阴道内。

Ⅱ度:阴道后壁部分脱出阴道口。

Ⅲ度:阴道后壁全部脱出阴道口外。

Baden-Walker 的盆腔器官膨出的阴道半程系统分级法(halfway system)分度如下。

Ⅰ度:阴道后壁的突出部下降到了距处女膜的半程处。

Ⅱ度:阴道后壁突出部位到达处女膜。

Ⅲ度:阴道后壁突出部位达处女膜以外。

5.治疗原则

仅有阴道后壁膨出而无症状者,不需治疗。有症状的阴道后壁膨出伴会阴陈旧性裂伤者,应行阴道后壁及会阴修补术。修补阴道后壁,应将肛提肌裂隙及直肠筋膜缝合于直肠前,以缩紧肛提肌裂隙。阴道后壁裂伤严重者,应多游离阴道后壁,将两宫骶韧带缝合,缩窄阴道。

(四)护理诊断和医护合作问题

排便困难与疾病有关。

(五)计划与实施

1.预期目标

患者经治疗后,排便困难消失。

2.护理措施

(1)一般护理:加强患者营养,注意多卧床休息,教会患者做增强盆底肌肉、肛门括约肌张力的锻炼。

(2)手术护理:围手术期护理同阴式手术护理。

3.健康宣教

患者应加强营养,适当安排休息和工作,避免重体力劳动及提重物。

(六)护理评价

患者自述无排便困难。

第二节　压力性尿失禁

一、概述

压力性尿失禁是指当腹压突然增加时(如咳嗽、喷嚏、大笑、提取重物或体位改变时),排尿失去控制,尿液不自主地溢出。国内统计有 10%～40% 的妇女有不同程度的尿失禁现象,并随年龄的增长发病率不断升高,近年来发病年龄有年轻化趋势。压力性尿失禁的主要原因为盆底解剖结构及位置的改变,即内括约肌功能缺陷和尿道高度移动性。

二、病因

尚未明确,包括妊娠、阴道分娩及分娩损伤、年龄、运动、盆腔内肿物、妇科手术史等因素。此外,增加尿失禁的危险因素包括体重指数过高、家族史、慢性便秘、吸烟等。

三、护理评估

(一)健康史

仔细了解患者的怀孕分娩史、生育次数、难产史、阴道尿道手术外伤史、骨盆内手术史、脑血管病史等。

(二)临床表现

评估患者的溢尿程度评估患者白天和晚上的排尿次数、有无尿路感染史,溢尿史,根据患者的症状压力性尿失禁可分为轻、中、重度。轻度为仅发生在咳嗽和打喷嚏时,中度为发生在日常活动时,重度为站立时即发生尿失禁。

(三)辅助检查评估

1.压力试验

患者膀胱充盈时,取膀胱截石位检查。嘱患者咳嗽的同时,观察尿道口。如果每次咳嗽时尿液不自主溢出,则可提示压力性尿失禁。进一步进行指压试验,检查者中食指放入阴道前壁的尿道两侧,指尖位于膀胱与尿道交接处,向前上抬高膀胱颈,再行诱发压力试验,如压力性尿失禁现象消失,则为阳性。

2.超声检查

可出现尿潴留,输尿管肾盂积水,膀胱容量增大,膀胱结石膀胱肿瘤等。

3.棉签试验

患者仰卧位,将涂有利多卡因凝胶的棉签置入尿道,使棉签头处于尿道膀胱交界处,分别测量患者在静息时和 Valsalva 动作(紧闭声门的屏气)时棉签棒与地面之间形成的角度。在静息时和做 Valsalva 动作时该角度差小于 15° 为良好结果,说明有良好的解剖学支持;如角度差大于 30°,说明解剖学支持薄弱;15°～30° 之间,结果不能确定。

4.X 线透视下排尿期膀胱尿道造影

根据造影可将压力性尿失禁分为三型:Ⅰ型者尿道后角消失,尿道倾斜角正常;Ⅱ型者尿道后角消失,尿道倾斜角增大;Ⅲ型者腹压增加时膀胱颈部及后尿道开放,并下降。

5.尿动力学检查

尿动力学检查包括尿流率测定、膀胱测压(膀胱内压、尿道内压、逼尿肌压)、尿道关闭测压,同时可嘱患者咳嗽、改变体位、终止排尿等不同情况进行各种参数测定及图形描述。

6.妇科检查评估

多数阴道及肛门括约肌较松,可合并膀胱膨出、子宫脱垂及直肠脱垂等。

(四)心理社会评估

压力性尿失禁患者由于长期被疾病侵扰,使其生活质量降低,心理压力增加,且症状随着年龄的增加而增加。生活中控制饮水;睡眠、性生活受到影响;担心咳嗽或打喷嚏时引起尿失禁;外出时最关心的是厕所位置,常消沉压抑、丧失自信、甚至不能胜任家务,引发家庭矛盾。

(五)治疗原则

包括非手术治疗和手术治疗

1.非手术治疗

用于轻、中度压力性尿失禁治疗和手术治疗前后的辅助治疗。非手术治疗包括盆底肌肉锻炼、盆底电刺激、膀胱训练、尿道周围填充物注射、α-肾上腺素能激动剂和雌激素替代药物治疗。非手术治疗患者有30％~60％可改善症状。

2.手术治疗

经过非手术治疗无效的患者及严重压力性尿失禁患者均可采用手术治疗。手术的目的是提升膀胱颈的位置,支撑尿中段,增加尿道阻力,手术方法有100种以上,一般来说首次手术的疗效优于反复手术的疗效。目前常用的手术方法主要分三类:阴道耻骨后尿道固定悬吊术、无张力阴道带尿道悬吊术和耻骨阴道吊带术。

四、护理诊断与医护合作问题

1.焦虑

与疾病造成的生活质量下降有关。

2.自尊紊乱

与溢尿带来的异味有关。

3.排尿型态异常

与疾病及手术有关。

4.有皮肤完整性受损的危险

与溢尿时尿液刺激皮肤有关。

5.有感染的危险

与长期溢尿及手术有关。

6.知识缺乏

缺乏疾病及术后相关知识。

五、计划与实施

(一)预期目标

(1)患者压力得到缓解,积极治疗,生活质量得到改善。

(2)患者学会应对方式,情绪稳定,配合治疗。

（3）患者通过训练，控尿能力得到改善。

（4）治疗期间患者皮肤完好，无破损出现。

（5）治疗期间患者未出现感染症状，表现为生命体征及血白细胞均正常。

（6）患者了解相关知识，能充分配合治疗。

（二）护理措施

1.心理护理

由于长期以来对生活质量的影响，她们渴望手术的成功，但又非常担心手术效果不满意。护理人员在主动接近患者的同时，对她们给予理解，获得她们的信任。使用温和的语言，耐心地让患者充分述说自己的担忧、感知、心情。在舒适、温馨的环境里对患者进行行为、心理的健康指导，安抚患者的情绪，缓解患者压力。指导患者有病及早就医，轻、中度时可行非手术治疗，改善症状，提高生活质量。

2.加强盆底锻炼

做肛门及会阴收紧后放松的动作，加强盆底肌肉及尿道肌肉的张力，使尿道伸长，尿道阻力增加膀胱颈部上升，增加控制尿液的能力。目的在于加强盆底肌肉及尿道周围肌肉的张力，改善近端尿道及膀胱颈周围的支撑，适应于轻、中度患者。目前治疗方法包括：盆底肌肉锻炼、生物反馈、电刺激治疗、磁场刺激、药物治疗等。

（1）盆底肌肉锻炼：让患者有意识地对盆底肌肉进行重复、选择性地自主收缩和放松，以恢复衰弱的盆底肌，加强控制排尿的能力。每次进行 3 秒钟后放松，连续 15 分钟，4～6 周 1 个疗程。

（2）生物反馈：是一种行为训练技术，通过不易被觉察的肌肉生理活动给视觉或听觉信号，并反馈给患者，使者确实感觉到肌肉运动，并学会如何改变和控制生理过程。使用中应对被监测的生理参数（如压力、流速、肌电图）、测量方法及信号显示方式（如光、声、电刺激）加以说明。对患者体位、每次训练的时间、间隔、每疗程的训练次数及疗程的长度等加以说明。

（3）电刺激治疗：通过放置在肛门或阴道内的探头传递不同的电流，刺激盆底肌肉和神经，增加盆底肌强度及力量，加强对尿道和膀胱颈的支撑，增加尿道关闭压，改善症状。每日 2 次，共 12 周。方法简便，有一定疗效。

（4）磁场刺激治疗：通过磁脉冲刺激会阴周围组织，引起盆底肌肉收缩达到治疗目的。

（5）雌激素：雌激素可增加尿道平滑肌对 α-肾上腺素能刺激的敏感性，提高尿道括约肌的作用，增强尿道黏膜与黏膜下血管的密闭作用。绝经后出现症状者可使用，以阴道用药为主。

3.围手术期护理（同妇科常规手术）

（1）术前护理：与医生配合完善术前相关检查及化验尿失禁的种类很多，因此术前确诊对手术方式选择及治疗效果很重要。因此要向患者及家属交代检查的项目及相关注意事项。

（2）术后护理

1）因老年患者居多，术后应严密监测生命体征及做好内科并发症的护理。

2）术后第 2 日晨拔除尿管，但行阴道前壁修补术者需保留尿管 48～72 小时。

3）拔除尿管后，嘱患者适量饮水，尽早排小便。4 小时仍未排便者需评估原因并通知医生，遵医嘱插尿管。排出小便者，于当日下午 B 超下测残余尿量，小于 100ml 为合格。不合格者需重置尿管。排尿不畅者可口服尿感宁或加以针灸治疗。

4）预防感染：遵医嘱使用抗生素，每日冲洗会阴 2 次。

5）使用生物合成吊带的患者注意排异反应。

（三）健康指导

术后，压力性尿失禁患者术后据统计，随诊 3 个月～1 年，以患者主观感觉为评判标准，（治愈：强腹压增加下无不自主溢尿；改善：腹压下不自主漏尿减少 50% 以上；无效：症状同于以往）无论何种手术方式均存在不同的治愈率、改善率，且随时间的推移而降低。因此，术后仍要注意预防，避免复发。

六、护理评价

患者压力得到缓解，积极治疗，生活质量得到改善。患者学会应对方式，稳定情绪，配合治疗。患者通过训练，控尿能力得到改善。治疗期间患者皮肤完好，无破损出现，患者未出现感染症状，表现为生命体征及血白细胞均正常。

第三节　生殖道瘘

生殖道瘘指由于各种原因导致生殖器官与其毗邻器官之间形成的异常通道。临床上以尿瘘最常见，其次为粪瘘。

一、尿瘘

（一）概述

指生殖道与泌尿道之间有异常通道，尿液自阴道排出，不能控制，尿瘘可以发生在生殖道与泌尿道之间的任何部位，最常见为膀胱阴道瘘、尿道阴道瘘、膀胱尿道阴道瘘、膀胱宫颈瘘、膀胱宫颈阴道瘘及输尿管阴道瘘。

（二）病因和发病机制

导致泌尿生殖道瘘的原因很多，多为损伤所致。常见病因为产伤和盆腔手术损伤。

1.产伤

多发生在经济、医疗条件落后的地区。根据发病机制分为①坏死型尿瘘：由于骨盆狭窄、胎儿过大或胎位异常所致头盆不称，产程延长，特别是第二产程延长者，阴道前壁、膀胱、尿道被挤压在胎头和耻骨联合之间.导致局部组织缺血坏死形成尿瘘；②损伤型尿瘘，产科助产手术直接损伤，应用缩宫素不当致宫缩过强，胎头明显受阻，发生子宫破裂并损伤膀胱等。

2.妇科手术

经腹手术和经阴道手术损伤均有可能导致尿瘘。通常是由于分离组织粘连时伤及输尿管或输尿管末端游离过度导致的输尿管阴道瘘。也可见术中误伤膀胱，造成膀胱阴道瘘。

3.其他病因

外伤、放射治疗后、膀胱结核、晚期生殖泌尿道肿瘤、子宫托安放不当，局部药物注射治疗等均能导致尿瘘。

(三)护理评估

1.健康史

了解患者既往史,尤其与肿瘤、结核、接受放射性治疗等相关病史。了解患者有无难产及盆腔手术史,找出患者尿瘘的原因。并了解患者漏尿的时间,评估目前存在的问题。

2.临床表现

(1)漏尿:为主要症状,尿液不能控制的自阴道流出。根据瘘孔的位置,患者可表现为持续性漏尿、体位性漏尿、压力性尿失禁或膀胱充盈性漏尿等,如较高位的膀胱瘘孔患者在站立时无漏尿,而平卧时则漏尿不止。瘘孔极小者在膀胱充盈时方漏尿。一侧输尿管阴道瘘由于健侧输尿管的尿液进入膀胱,因此在漏尿同时仍有自主排尿。漏尿发生的时间也因病因不同而有区别,坏死型尿瘘多在产后及手术后 3～7 日开始漏尿。手术直接损伤者术后即开始漏尿。放射损伤所致漏尿发生时间晚且常合并粪瘘。

(2)外阴部不适:局部刺激、组织炎症增生及感染和尿液刺激和浸渍,可引起外阴部痒和烧灼痛。外阴呈湿疹、丘疹样皮炎改变,继发感染后疼痛明显,影响日常生活。如为一侧输尿管下段断裂而致阴道漏尿,由于尿液刺激阴道一侧顶端,周围组织引起增生,盆腔检查可触及局部增厚。

(3)尿路感染:合并尿路感染者有尿频、尿急、尿痛及下腹部不适等症状。

(4)闭经:约 15% 的尿瘘患者闭经或月经失调,可能与精神创伤有关。

(5)复杂巨大的膀胱尿道阴道瘘,特别是有性生活者,膀胱被用作性交器官,会导致膀胱慢性炎症,炎症向上蔓延至输尿管或肾脏,可有腰痛、肾区叩痛。

3.辅助检查

(1)亚甲蓝试验:可明确漏孔位置和辨认较小的瘘孔。将 200ml 亚甲蓝稀释液经尿道注入膀胱,若蓝色液体经阴道壁小孔流出为膀胱阴道瘘,白宫颈口流出为膀胱宫颈瘘,阴道内为清亮尿液则为输尿管阴道瘘。

(2)靛胭脂试验:静脉推注靛胭脂 5ml,5～10 分钟见蓝色液体自阴道顶端流出者为输尿管阴道瘘。

(3)膀胱镜、输尿管镜检查:了解膀胱容积,黏膜情况,有无炎症、结石、憩室,明确瘘孔的位置,大小、数目及瘘孔和膀胱三角的关系等。由膀胱向输尿管插入输尿管导管或行输尿管镜检查,可以明确输尿管受阻的位置。

(4)静脉肾盂造影:静脉注入 76% 泛影葡胺 20ml,分别于注射后 5、15、30、45 分钟摄片,根据肾盂、输尿管显影的情况,了解肾脏功能、输尿管通常情况,用于输尿管阴道瘘、结核性尿瘘及先天性输尿管异常的诊断。

(5)肾图:能了解肾功能和输尿管功能情况。

4.心理社会评估

患者由于漏尿,对生活质量造成严重影响,主要表现为不愿出门及与他人交往,常有无助、自卑和情绪低落,与家人的交流也减少。

5.治疗原则

手术修补为主要治疗方法。非手术治疗仅限于分娩或手术后 1 周内发生的膀胱阴道瘘和输尿管小瘘孔,留置导尿管于膀胱内或在膀胱镜下插入输尿管导管,4 周至 3 个月有愈合可能。年老体弱不能耐受手术者,可使用尿收集器。手术治疗要注意时间的选择。直接损伤的尿瘘应尽早手术修补。其他原因所致尿瘘应等 3～6 个月,待组织水肿消退、局部血液供应恢复正常再行手术。瘘修补失败后至少应等待 3 个月后再次手术。手术首选经阴道手术,不能经阴道手术或复杂尿瘘者,应选择经腹或经腹—阴道联合手术。

(四)护理诊断和医护合作问题

1.皮肤完整性受损

与尿液刺激所致外阴皮炎有关。

2.社交孤立

与长期漏尿,不愿与人交往有关。

3.身体形象紊乱

与长期漏尿引起精神压力有关。

(五)计划与实施

1.预期目标

(1)住院期间,患者外阴皮炎得到控制。

(2)患者逐渐恢复正常的人际交往。

(3)患者理解漏尿引起的身体变化,增强治愈的信心。

2.护理措施

(1)心理护理:护士应了解患者的心理感受,不能因异常的气味而疏远患者;用亲切的言语使患者体会到关爱;避免使用批评和责备的口吻,耐心解释和安慰患者,告诉患者和家属通过手术能使该病痊愈,让患者和家属对治疗充满信心,配合手术;指导家属如何关心、理解患者的感受;让患者感觉到她正与家属、医护人员一起战胜疾病。

(2)适当体位:对有些妇科手术后所致小漏孔的尿瘘患者应留置尿管,并保持正确的体位,使小瘘孔自行愈合。一般采取使瘘孔高于尿液面的卧位。

(3)鼓励患者饮水:由于漏尿,患者往往自己限制饮水量,甚至不饮水,造成酸性尿液,对皮肤的刺激更大。应向患者解释限制饮水的危害,并指出多饮水可以达到稀释尿液,冲洗膀胱的目的,从而减少酸性尿液对皮肤的刺激,缓解和预防外阴皮炎。一般每日饮水不少于 3000ml,必要时按医嘱静脉输液,以保证液体入量。

(4)做好术前准备:除按一般外阴阴道手术患者的准备外,应积极控制外阴炎症,为手术创造条件。方法有:术前 3～5 日每日用 1∶5000 的高锰酸钾或 0.2‰的碘伏液等坐浴;外阴部有湿疹者,可在坐浴后行红外线照射,然后涂氧化锌软膏,使局部干燥,待痊愈后再行手术;对老年妇女或闭经者按医嘱术前半个月给含雌激素的药物,如倍美力或阴道局部使用含雌激素的软膏等,促进阴道上皮增生,有利于术后伤口的愈合;有尿路感染者应先控制感染后再手术;必要时给予地塞米松促使瘢痕软化;按医嘱使用抗生素抗感染治疗;创伤型尿瘘手术应在发现后及时修补或术后 3～6 月进行;结核或肿瘤放疗所致的尿瘘应在病情稳定 1 年后择期手术。

(5)术后护理:术后护理是尿瘘修补手术成功的关键。术后必须留置导尿管或耻骨上膀胱造瘘 10～14 日,并注意避免尿管脱落,保持尿管的通畅,放置输尿管导管者,术后至少留置导尿管1个月。发现阻塞及时处理,以免膀胱过度充盈影响伤口的愈合。拔管前注意训练膀胱肌张力,拔管后协助患者每1~2小时排尿1次,然后逐步延长排尿时间。应根据患者瘘孔的位置决定体位,膀胱阴道瘘的瘘孔在膀胱后底部者,应取俯卧位;瘘孔在侧面者应健侧卧位,使瘘孔居于高位,减少尿液对修补伤口处的浸泡。术后患者每日补液不少于3000ml,目的是增加尿量,达到膀胱冲洗的目的,防止发生尿路感染。每日行会阴冲洗1次。由于腹压增加可导致尿管脱落,影响伤口的愈合,故应妥善固定尿管,积极预防咳嗽、便秘,并尽量避免下蹲等增加腹压的动作。术前1日应用抗生素预防感染。术后留置尿管10~14日,保持导尿管引流通畅。绝经患者术后继续服用雌激素1个月。术后3个月禁止性生活和再次妊娠。

3.健康指导

出院后按医嘱继续服用抗生素或雌激素药物;3个月内禁止性生活及重体力劳动;尿瘘修补手术成功者妊娠后应加强孕期保健,原则上行剖宫产结束分娩;如手术失败,应教会患者保持外阴清洁的方法,尽量避免外阴皮肤的刺激。同时,告之下次手术的时间,让患者有信心再次手术。

(六)护理评价

出院时,患者外阴、臀部的皮疹消失。患者能与其他人进行正常的沟通与交流。患者自我肯定,在治疗全过程能积极配合。

二、粪瘘

(一)概述

粪瘘是指肠道与生殖道之间的异常通道,致使粪便由阴道排出。最常见的粪瘘是直肠阴道瘘。

(二)病因

1.产伤

与尿瘘相同,可因胎头在阴道内滞留过久,直肠受压坏死而形成粪瘘。难产手术操作,手术损伤导致Ⅲ度会阴撕裂,修补后直肠未愈合及会阴撕裂后缝线穿直肠黏膜未发现也可导致直肠阴道瘘。

2.先天畸形

为非损伤性直肠阴道瘘,发育畸形出现先天直肠阴道瘘,常合并肛门闭锁。

3.盆腔手术损伤

行根治性子宫切除或左半结肠和直肠手术时,可直接损伤或使用吻合器不当等原因均可导致直肠阴道瘘,此种瘘孔位置一般在阴道穹隆处。

4.其他

长期安放子宫托不取、生殖器恶性肿瘤晚期浸润或放疗,均可导致粪瘘。

(三)护理评估

1.健康史

询问患者病因,有无产伤和盆腔手术史,有无子宫托治疗及肿瘤放疗史。

2.临床表现

阴道内排出粪便为主要症状。瘘孔大者,成形粪便可经阴道排出,稀便时呈持续外流。瘘孔小者,阴道内可无粪便污染,但肠内气体可自瘘孔经阴道排出,稀便时则从阴道流出。

3.辅助检查

(1)妇科检查:阴道检查时大的粪瘘显而易见,瘘孔小者在阴道后壁可见颜色鲜红的小肉芽组织。

(2)用食指行直肠指诊:可以触及瘘孔,如瘘孔极小,用一探针从阴道肉芽样处向直肠方向探查,直肠内手指可以触及探针。

(3)阴道穹隆处小的瘘孔、小肠和结肠阴道瘘需行钡剂灌肠检查方能确诊。

4.心理社会评估

患者因粪瘘心理压力增加,常有无助、自卑和情绪低落,与家人的交流也减少,对生活质量造成严重影响。

5.治疗原则

手术修补为主要治疗方法。手术损伤术中应立即修补。先天性粪瘘应在患者 15 岁左右月经来潮后再行手术,过早手术容易造成阴道狭窄。压迫坏死性粪瘘,应等待 3～6 个月再行手术修补。高位巨大直肠阴道瘘合并尿瘘者、前次手术失败阴道瘢痕严重者,应先行暂时性乙状结肠造瘘,一个月后再行修补手术。

(四)护理诊断和医护合作问题

1.皮肤完整性受损

与粪便刺激所致外阴皮炎有关。

2.社交孤立

与长期阴道流便,不愿与人交往有关。

3.身体形象紊乱

与长期阴道异味,引起精神压力有关。

(五)计划与实施

1.预期目标

(1)住院期间,患者外阴炎得到控制。

(2)患者逐渐恢复正常的人际交往。

(3)患者理解阴道流便引起的身体变化,增强治愈的信心。

2.护理措施

(1)心理护理:护士应常与患者接触,了解患者的心理感受,不能因异常的气味而疏远患者;用亲切的言语使患者体会到关爱;避免使用批评和责备的口吻,耐心解释和安慰患者,告诉患者和家属通过手术能使该病痊愈,让患者和家属对治疗充满信心,配合手术。

(2)术前护理:术前 3 日严格肠道准备:术前第 3 日半流食;术前第 2 日流食;术前 1 日禁食,并口服庆大霉素 8 万 U,每日 2 次,从流食起每日给予补液 2000ml,术前 1 日清洁灌肠。

(3)术后护理:术后 5 日内控制饮食及不排便,禁食 1～2 日后改少渣饮食,禁食期间注意营养摄入,以加强伤口愈合,一般给予静脉高营养(卡文 1920ml),16～18 小时内匀速输入。同时口服肠蠕动抑制药物,保持会阴清洁。第 5 日起,口服药物软化大便,逐渐使患者恢复正常排便。

3.健康指导

出院后按医嘱继续服用抗生素或雌激素药物;3个月内禁止性生活及重体力劳动;如手术失败者,应教会患者保持外阴清洁的方法,尽量避免对外阴皮肤的刺激。同时,告之下次手术的时间,让患者有信心再次手术。

(六)护理评价

出院时,患者外阴、臀部的皮疹消失。患者能与他人进行正常的沟通与交流。患者自我肯定,在治疗全过程能积极配合。

参考文献

[1]郑修霞.妇产科护理学.第 5 版.北京:人民卫生出版社,2012.

[2]郑修霞.妇产科护理学.第 4 版.北京:人民卫生出版社,2006.

[3]乐杰.妇产科学.第 7 版.北京:人民卫生出版社,2008.

[4]谢幸,苟文丽.妇产科学.第 8 版.北京:人民卫生出版社,2013.

[5]丰有吉,沈铿.妇产科学.第 2 版.北京:人民卫生出版社,2010.

[6]何仲.临床护理学:生殖.北京:中国协和医科大学出版社,2002.

[7]何仲.妇产科护理学.北京:北京大学医学出版社,2011.

[8]王立新,姜梅.实用产科护理及技术.北京:科学技术出版社,2008.